中文翻译版

产科心脏病学
妊娠期心脏病患者临床管理实用指南

Cardio-Obstetrics
A Practical Guide To Care For Pregnant Cardiac Patients

主　编　〔美〕A. B. 哈米德（Afshan B. Hameed）
　　　　〔美〕D. S. 沃尔夫（Diana S. Wolfe）
主　译　杨　清　牛建民　周　欣

科 学 出 版 社
北 京

图字：01-2020-7132

内 容 简 介

本书从产科学与心血管病学相结合的视角出发，以实用性为宗旨，深入浅出地分析了全球心血管疾病负担以及成立孕心团队的必要性及实施策略；结合多学科专家的临床经验和交叉领域的新进展，系统介绍了妊娠前期、中期前及后期的心血管、麻醉、儿科及护理相关管理：从妊娠合并心血管疾病的筛查及干预（先天性心脏病、心脏瓣膜病、心肌病、血管夹层、急性冠脉综合征、肺动脉高压、心律失常、心内膜炎，血栓栓塞和羊水栓塞等），妊娠风险评估及干预（心血管风险的分层、心血管疾病患者终止妊娠和避孕方法的选择等），妊娠期心血管疾病处理（用药、手术、心肺复苏等）及多学科团队（母胎医学、心血管医学、麻醉、新生儿科、分娩和重症医学、护理人员等）协作管理妊娠合并心血管疾病的孕产妇，最大程度降低相关妊娠风险。

本书内容翔实、全面，适用于产科医师、心血管内外科医师、儿科医师、麻醉科医师及护师阅读参考。

图书在版编目 (CIP) 数据

产科心脏病学：妊娠期心脏病患者临床管理实用指南 / （美）A.B.哈米德（Afshan B. Hameed），（美）D.S. 沃尔夫（Diana S. Wolfe）主编；杨清主译 . —北京：科学出版社，2021.6

书名原文：Cardio-Obstetrics: A Practical Guide to Care for Pregnant Cardiac Patients

ISBN 978-7-03-069260-3

Ⅰ . ①产… Ⅱ . ① A… ② D…③杨… Ⅲ . ①妊娠期－心脏病－研究 Ⅳ . ① R541

中国版本图书馆 CIP 数据核字（2021）第 119796 号

责任编辑：路 弘 / 责任校对：张 娟
责任印制：赵 博 / 封面设计：吴朝洪

科 学 出 版 社 出版

北京东黄城根北街 16 号
邮政编码：100717
http://www.sciencep.com

中国科学院印刷厂 印刷

科学出版社发行 各地新华书店经销

＊

2021 年 6 月第 一 版 开本：787×1092 1/16
2021 年 6 月第一次印刷 印张：19 1/2
字数：430 000

定价：150.00 元
（如有印装质量问题，我社负责调换）

译者名单

主　　译　杨　清　牛建民　周　欣

副 主 译　林建华　赵扬玉　李增彦

译　　者　（以姓氏笔画为序）

王志家　天津医科大学总医院

牛建民　南方医科大学附属深圳妇幼保健院

申悦竹　天津医科大学总医院

田轶魁　天津医科大学总医院

刘航宽　天津医科大学总医院

孙浩楠　天津医科大学总医院

李　治　天津医科大学总医院

李　洁　天津医科大学总医院

李　遥　空军特色医学中心

李子平　天津医科大学总医院

李林杰　天津医科大学总医院

李增彦　天津医科大学总医院

李璐瑶　北京大学第三医院

杨　清　天津医科大学总医院

杨静博　天津医科大学总医院

吴晓霞　南方医科大学附属深圳妇幼保健院

吴琳琳　南方医科大学附属深圳妇幼保健院

宋习文　天津医科大学总医院

张　崇　天津医科大学总医院

张　璐　天津医科大学总医院

张海涛　空军特色医学中心

阿哥铷　天津医科大学总医院

陈艺璇　南方医科大学附属深圳妇幼保健院

林建华　上海交通大学附属仁济医院

金正扬　天津医科大学总医院

周　欣　天津医科大学总医院

郑红梅　天津医科大学总医院

赵扬玉　北京大学第三医院

贾　杰　广东省妇幼保健院

韩　姹　天津医科大学总医院

童嘉宁　南方医科大学附属深圳妇幼保健院

雷　琼　广东省妇幼保健院

缪慧娴　上海交通大学附属仁济医院

编 著 者

Katherine W.Arendt
Department of Anesthesiology and Perioperative Medicine
Mayo Clinic
Rochester, Minnesota

Dana Senderoff Berger
Department of Obstetrics & Gynecology
University of California, Irvine
Irvine, California

Anna E.Bortnick
Department of Medicine
Division of Cardiology
Einstein/Montefiore Medical Center
Bronx, New York

Thomas Boucher
Department of Medicine
Division of Cardiology
Einstein/Montefiore Medical Center
Bronx, New York

Joan Briller
Department of Medicine
Division of Cardiology
The University of Illinois
Chicago, Illinois

Mary M.Canobbio
Department of Nursing
Division of Pediatric Cardiology
University of California, Los Angeles
Los Angeles, California

Alice Chan
Department of Nursing
Icahn School of Medicine at Mount Sinai
New York, New York

Judith H.Chung
Department of Obstetrics & Gynecology
Division of Maternal Fetal Medicine
University of California, Irvine
Irvine, California

Melinda B.Davis
Department of Medicine
Division of Cardiovascular Medicine
University of Michigan
Ann Arbor, Michigan

Uri Elkayam
Department of Medicine
Division of Cardiology
Keck School of Medicine of the University of Southern California
Los Angeles, California

Nisha Garg
Department of Obstetrics and Gynecology
University of California, Irvine
Irvine, California

Dena Goffman
Department of Obstetrics and Gynecology
Division of Maternal Fetal Medicine
Columbia University Irving Medical Center
New York, New York

Tanush Gupta
Department of Medicine
Division of Cardiology
Einstein/Montefiore Medical Center
Bronx, New York

Afshan B.Hameed
Department of Obstetrics & Gynecology
Division of Maternal Fetal Medicine
University of California, Irvine
Irvine, California

Jennifer Haythe
Department of Medicine
Division of Cardiology
Columbia University Irving Medical Center
New York, New York

Ann K.Lal
Department of Obstetrics & Gynecology
Division of Maternal Fetal Medicine
Loyola University Medical Center
Maywood, Illinois

Jeannette P.Lin
Department of Medicine
Division of Cardiology
University of California, Los Angeles
Los Angeles, California

Kathryn Lindley
Department of Medicine
Division of Cardiology
Washington University School of Medicine in St Louis
St Louis, Missouri

Elliott Main
Department of Obstetrics & Gynecology
Stanford University
Palo Alto, California

Stephanie Martin
Clinical Concepts in Obstetrics
Maternal Fetal Medicine
Colorado Springs, Colorado

Ather Mehboob
Department of Medicine
Division of Hematology and Oncology
Adventist Health AIS Cancer Center
Bakersfield, California

Marie-Louise Meng
Department of Anesthesiology
Columbia University Irving Medical Center
New York, New York

Gassan Moady
Department of Medicine
Division of Cardiology
Keck School of Medicine of the University of Southern
    California
Los Angeles, California

Rachel A.Newman
Department of Obstetrics & Gynecology
University of California, Irvine
Irvine, California

Lee Brian Padove
Department of Medicine
Division of Cardiology
Atlanta, Georgia

Melissa Perez
Department of Obstetrics & Gynecology
University of California, Irvine
Irvine, California

Rachel Perry
Department of Obstetrics & Gynecology
University of California, Irvine
Irvine, California

Lauren A.Plante
Department of Obstetrics and Gynecology
Division of Maternal Fetal Medicine
Drexel University College of Medicine
Philadelphia, Pennsylvania

Pavan Reddy
Department of Medicine
Division of Cardiology
Keck School of Medicine of the University of Southern
    California
Los Angeles, California

Jessica Spiegelman
Department of Obstetrics and Gynecology
Division of Maternal Fetal Medicine
Columbia University Irving Medical Center
New York, New York

Edlira Tam
Department of Medicine
Division of Cardiology
Einstein/Montefiore Medical Center
Bronx, New York

Cynthia Taub
Department of Medicine
Division of Cardiology
Einstein/Montefiore Medical Center
Bronx, New York

Arthur J.Vaught
Department of Obstetrics and Gynecology
Division of Maternal Fetal Medicine
Johns Hopkins University Medical Center
Baltimore, Maryland

Thaddeus P.Waters
Department of Obstetrics and Gynecology
Division of Maternal Fetal Medicine
Loyola University Medical Center
Maywood, Illinois

Diana S.Wolfe
Department of Obstetrics & Gynecology and Women's
    Health

Division of Maternal Fetal Medicine
Einstein/Montefiore Medical Center
Bronx, New York

Ali N.Zaidi
Department of Medicine & Pediatrics
Division of Adult Congenital Heart Disease
Icahn School of Medicine at Mount Sinai
New York, New York

Blake Zwerling
Department of Obstetrics & Gynecology
University of California, Irvine
Irvine, California

致　词

致过去：向教导我追求卓越的伟大母亲致敬，感谢她的爱和指引。
致现在：向所有即将开启母亲之旅的心脏病患者致敬。
致未来：向我的丈夫和渴望世界变得更美好的三位女儿致敬。

——Afshan B. Hameed教授

谨以此书献给抚养及培育我的父母；
谨以此书献给所有经历产子之痛或渴望成为母亲的心脏病患者；
谨以此书献给每日赐予我灵感的丈夫和女儿。

——Diana S. Wolfe教授

Afshan B. Hameed，医学博士，美国心脏病学会会士，美国妇产科学会会士，加州大学尔湾分校母胎医学和心脏病学教授

Diana S. Wolfe，医学博士，公共卫生学硕士，美国妇产科学会会士，纽约爱因斯坦医学院/孟特菲奥医学中心母胎医学副教授

译者前言

  随着全球医疗水平发展，孕产妇的医疗管理模式越来越规范化，孕产妇死亡率整体呈现明显的下降趋势。然而，由于患有高血压、糖尿病和慢性心脏病等慢性疾病的妊娠妇女的数量明显增多，尤其是高龄产妇和合并症的存在（包括先天性心脏病），心血管疾病目前已成为全球范围内孕产妇致残致死的首位原因。

  产科心脏病学（Cardio-Obsterics）已经成为一个重要的多学科领域，妊娠期心血管疾病需要团队协作来管理。妊娠期心血管疾病包括高血压疾病、心肌梗死、心肌病、心律失常、瓣膜病、血栓栓塞、主动脉疾病和脑血管疾病。孕心团队（the Cardio-Obstetric Team）的概念也应运而生，完善并发展产科心脏病学是刻不容缓的。为满足这一时代的医疗需求及产科心脏病学的发展需求，天津医科大学总医院心血管内外科及产科专家联合中山大学第八医院、南方医科大学深圳妇幼保健院、上海交通大学医学院附属仁济医院、北京大学第三医院、广东省妇幼保健院、空军特色医学中心的多位专家共同翻译《产科心脏病学：妊娠期心脏病患者临床管理实用指南》（*Cardio-Obstetrics: A Practical Guide to Care for Pregnant Cardiac Patients*）。翻译过程不乏多学科间的互动交流和协作互助，也碰撞了思维的火花，促进了产科心脏病学的蓬勃发展，逐步缩小交叉学科间的鸿沟。由于译者的翻译无法达到与原著的完全契合，恳请同道及读者在阅读过程中不吝赐教。

  本书从产科学与心血管病学相结合的视角出发，以实用性作为首要宗旨，深入浅出地分析了全球心血管疾病负担以及成立孕心团队的必要性及实施策略。孕前咨询和孕心团队的早期介入，为全面评估孕妇和胎儿的妊娠相关风险提供了保障。在高危妊娠女性中，孕心团队是预防妊娠期和产后的并发症出现并避免孕产妇死亡的重要保障。

  本书作者结合多学科专家的临床经验和交叉领域的新进展，系统介绍了妊娠早期、中期及后期的心血管、麻醉、儿科及护理相关临床管理：从妊娠合并心血管疾病的筛查及干预（先心病、心脏瓣膜病、心肌病、血管夹层、急性冠脉综合征、肺动脉高压、心律失常、心内膜炎，血栓栓塞和羊水栓塞等），妊娠风险评估及干预（心血管风险的分层，心血管疾病患者终止妊娠和避孕方法的选择等），妊娠期心血管疾病处理（用药、手术、心肺复苏等）及多学科团队（母胎医学、心血管医学、麻醉、新生儿科、分娩和重症医学、护理人员等）协作管理妊娠合并心血管疾病的孕产妇，最大程度降低相关妊娠风险。

  愿以本书为起点，促进广大产科医师、心血管内外科医师、儿科医师、麻醉科医师及护师等群体的深入沟通合作，从实践角度落实对于妊娠合并心血管疾病患者的综合管理。望各位同道在产科心脏病学的交叉领域上共同努力，通过规范化的临床管理为母胎安全和健康保驾护航；并以此为契机，开展新的临床研究、探索新的干预模式、填补临床实践和理论体系的空白。

杨　清　牛建民　周　欣

2021年7月3日

目　　录

第1章

心血管疾病负担

要　点

- 美国是世界上孕产妇死亡率不断上升的八个国家之一
- 心血管疾病是美国孕产妇间接死亡的主要原因
- 除了人口统计数据外，孕产妇死亡率定性审查对于了解孕产妇死亡率也至关重要
- 质量管理工具包、改进项目和安全包的应用已被证明可以降低加州孕产妇死亡率
- 围生期质量协作的实质是将病情相关团队聚集在一起，以实现改善孕产妇发病率和死亡率的共同目标

引言

　　一直以来，全世界为了取得可靠的孕产妇死亡率数据做出了巨大努力。虽然报告制度的不同增加了统计难度，但是，最近世界卫生组织（World Health Organization，WHO）、联合国国际儿童紧急基金（United Nations International Children's Emergency Fun，UNICEF）、联合国人口活动基金（United Nations Fund for Population Activities，UNFPA）、世界银行集团和联合国人口司等仍发表了关于1990—2015年死亡率统计的执行摘要。他们的目标之一是建立精确的、国际统一的孕产妇死亡率的衡量标准，以帮助联合国实现2015年降低孕产妇死亡率的新千年目标。这一精确的衡量标准可用于不同国家地区的水平比较，并为估算值不确定的特定国家或地区提供参考。数据显示，全球孕产妇死亡率已较前下降了44%，然而一些资源相对匮乏的国家医疗负担依然沉重，2015年全球99%的孕产妇死亡事件源自这些地区。调查显示撒哈拉以南非洲地区的孕产妇死亡占全球的大多数，高达66%。

　　编者结合2003—2009年的数据分析了WHO对全球孕产妇死因的系列研究：73%的死亡病例是由产科直接原因造成的，其中出血占27%，高血压占14%，栓塞占2%，脓毒血症占10%，流产占9%，其他直接原因占24%；其余约27%由产科间接原因造成。在国际上，艾滋病病毒/艾滋病仅占据孕产妇死亡原因中的一小部分（1.6%）。

　　与所有其他资源丰富的国家不同，美国的孕产妇死亡率上升惊人，使其最近受到关注。美国每年约有700名妇女死于妊娠或相关并发症，并且存在明显的种族和人种差异，黑种人与印第安妇女的孕产妇死亡率是白种人或亚洲妇女的2～4倍（图1.1）。孕产妇死亡率的种族差异是所有公共卫生指标中最显著的差异，这促使诸多组织动员地方乃至国家尽力消除这种差异。孕产妇死亡率数据由疾病预防控制中心（Centers for Disease Control and Prevention，CDC）的两个分支部门提供，美国国家卫生统计中心（National Center for Health Statistics，NCHS）提供数据用于计算WHO定义的孕产妇死

亡率（妊娠或终止妊娠后42天之内死于妊娠或相关治疗），该定义是根据死亡证明书上的国际疾病分类代码确定的。死亡证明记载的死因可从CDC公开获得，但人们对数据质量表示怀疑并认为42天的时间界限有一定局限性。因此，自2007年以来NCHS官方就没有公布过美国孕产妇死亡率。

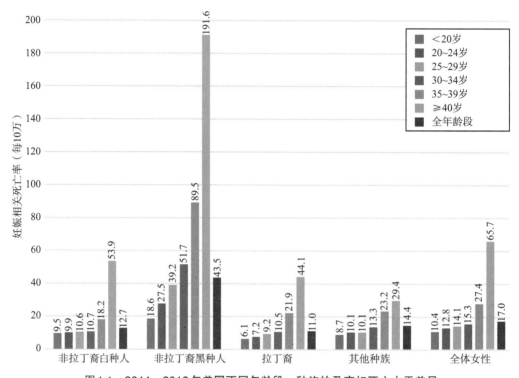

图1.1　2011—2013年美国不同年龄段、种族的孕产妇死亡水平差异

　　CDC的生殖卫生部门与美国妇产医师学会合作，于1986年建立了孕产妇死亡监测系统（Pregnancy Mortality Surveillance System，PMSS）以明确孕产妇死因及危险因素，从而对其进行更全面评估。从分娩/流产期间及之后12个月内任何原因导致的孕产妇死亡（妊娠相关死亡人群）着手，对死亡证明及最近的相关出生证明的所有数据进行审核，以确定死因是否与妊娠或妊娠期健康管理有关（妊娠相关死亡率）（框1.1）。

　　最新美国妊娠相关死亡率报告统计了2007—2016年的相关数据，孕产妇死亡率为16.7/10万。心血管疾病是造成孕产妇死亡的首位原因（26.5%），包括心血管疾病程度（cardiovascular conditions）（15.5%）及心肌病（11.0%）（图1.2）。死因前五位的疾病还有既往疾病（14.5%）、感染（12.7%）和出血（11.4%）。与2006—2010年的数据相比，出血、妊娠高血压和麻醉并发症在死因构成中所占比例下降，而心血管疾病和其他疾病在死因构成中所占比例则显著增加（图1.2）。

框1.1 如何在您的医院启动孕产妇发病率/死亡率审核程序

- 建立一项多学科孕产妇严重致残性疾病（severe maternal morbidity，SMM）评审委员会
- 识别潜在的SMM病例并确认其真实性
- 确定发病率
- 提取并总结数据
- 将病例提交审查委员会讨论
- 确定死因
- 确定改善预后的机会
- 评估系统和患者因素以改善预后
- 提出建议
- 效果变化并对改进做出评估

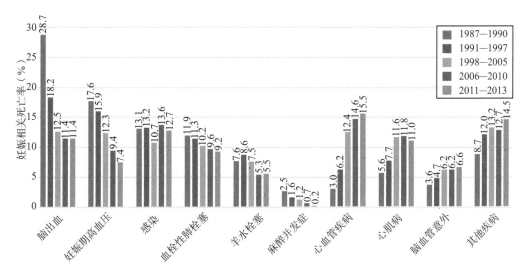

图1.2 美国五个时期的孕产妇死亡原因［引自Creanga AA，et al.*Obstet Gynecol*.2015；125（1）：5-12.引用已经过许可］

孕产妇死亡评审

目前的重点是在美国各州重建以州为单位的孕产妇死亡评审委员会（Maternal Mortality Review Committees，MMRCs），纽约市与华盛顿特区独立的MMRC也包括在内，其目的是核查美国所有孕产妇死亡的原因、预防及可改进之处。目前约2/3的州已经建立了MMRCs，由多学科委员会组成，利用所有可用的数据来源而非仅凭死亡证明来鉴定、审核并分析孕产妇死亡率数据（如医疗记录、尸检报告和社区信息）。

对育龄期女性的影响

全球孕产妇间接死因主要集中在心血管系统、呼吸系统疾病、糖尿病及肿瘤，这种疾病负担是医疗人员需要解决的一项重大挑战。也就是说，需要协调各专业专家的治疗方案，使得大多数病例达到最佳结局。研究表明，在美国国家层面，患有高血压、糖尿

病和慢性心脏病等慢性疾病的妊娠妇女数量明显增多，专业团体呼吁积极采取行动，以确定美国因分娩死亡妇女的潜在特征。在美国，已被列入与孕产妇死亡相关的主要特征，包括黑种人、年龄超过35岁和产前保健缺失。

相较于国家人口动态统计数据分析，MMRC可进行调查研究并最终采取行动以预防孕产妇死亡事件。这种可将审查转化为行动的能力已经致力于发展多维度围生期质量协作，这代表了公共卫生机构、专业团体、医院联盟和患者主张之间的多级合作关系。2014年成立的国家孕产妇安全协会借鉴了MMRCs的经验教训，并开发了针对导致孕产妇死亡最可预防原因（包括出血、高血压和静脉血栓栓塞等）的国家安全包（national safety bundles）。加州孕产妇质量保健合作协会（见www.CMQCC.org）在全国率先广泛采用安全包（框1.2）并发表关键实施工具包（key implementation toolkits），加利福尼亚州的孕产妇死亡率则从2006年的16.9/10万明显下降到2013年的7.3/10万，紧接着CMQCC又启动了妊娠心血管疾病工具包（另请参阅：加州孕产妇优质护理合作组织，加利福尼亚州，公共卫生部，加利福尼亚州出生与死亡统计主卷，1999—2013；www.cmqcc.org）。心血管疾病工具箱的细节将在第6章讨论。

框1.2　使用安全包的基本步骤：示例

就妇女保健中的患者安全问题提供咨询
- 团队组成：技术主管，临床专家，日常领导，项目发起人
- 目标设定：改善目标，由谁实施，改善程度，何时开始
- SMART（具体的Specific，可衡量的Measurable，可实现的Attainable，相关的Relevant，有时间限制的Time-bound）目标
- 驱动程序
- PDSA（计划Plan，执行Do，研究Study，行动Act）循环系统
- 具体举措
- 模型变化
- 建立可持续性和鼓励性传播机制

虽然许多州已经成立了围生期质量协作组（Perinatal Quality Collaboratives，PQCs），但多个团体和规程的同时运转也面临诸多潜在挑战。在加利福尼亚州，州立孕产妇死亡评审委员会不仅通过数据驱动显示工作进展，并针对产科出血和子痫前期等直接病例制订了质量改进（quality improvement，QI）教材和QI协作方案，PQC应当有支持快速数据循环的系统来测量QI措施的进展。加利福尼亚州已经建立了基于网络的系统，即CMQCC孕产妇数据中心，出生证明与出院诊断文件和病例审查等其他病历秘密链接。另外，数据中心允许整个州的QI项目进行交互式分析。整个过程由机构审查委员会批准并接受其持续监督，加利福尼亚州公共卫生部（California Department of Public Health，CDPH）卫生统计与信息中心也将每月向CMQCC提供部分去识别化的信息。CMQCC接收了加利福尼亚州96%以上的产科母婴出院数据文件，这些文件可与出生证明自动链接（框1.3）。

框1.3 在医院开展并维持QI的基本步骤

- 宣传公共卫生负担及人口问题的负面影响
- 临床医师自身的热情及政策拥护者的支持不可或缺
- 专项资金的支持
- 与州和国家优先级保持一致
- 为最佳实践行动建立基准
- 出台有循证及证据支持的可行干预措施
- 及时记载患者病情及结局变化
- 借鉴优秀试点单位的成功经验
- 评估实施QI的可行性

总之，为了应对美国孕产妇死亡率升高的局面，MMRCs已经重新建立，其任务是通过州立围生期质量合作协会将其发现转化为行动。尽管这一模式在许多州仍处于初期阶段，但加州、伊利诺伊州、密歇根州和北卡罗来纳州等已建立MMRCs的州正逐步呈现出令人鼓舞的成果。

（孙浩楠 李林杰 杨 清 译）

参 考 文 献

1. Say L et al. Global causes of maternal death: A WHO systematic analysis. *Lancet Glob Health*. 2014; 2（6）: e323-e333.
2. Creanga AA et al. Pregnancy-related mortality in the United States, 2006-2010. *Obstet Gynecol*. 2015; 125（1）: 5-12.
3. Creanga AA. Maternal mortality in the United States: A review of contemporary data and their limitations. *Clin Obstet Gynecol*. 2018; 61（2）: 296-306.
4. Main EK. Reducing maternal mortality and severe maternal morbidity through state-based quality improvement initiatives. *Clin Obstet Gynecol*. 2018; 61（2）: 319-31.
5. Henderson ZT et al. The National Network of State Perinatal Quality Collaboratives: A growing movement to improve maternal and infant health. *J Womens Health (Larchmt)*. 2018; 27（3）: 221-26.
6. Waiswa P et al. Status of birth and pregnancy outcome capture in health demographic surveillance sites in 13 countries. *Int J Public Health*. 2019; 64（6）: 909-20.
7. Petersen EE et al. Vital signs: Pregnancy-Related Deaths, United States, 2011-2015, and Strategies for Prevention, 13 States, 2013-2017. *MMWR Morb Mortal Wkly Rep*. 2019; 68（18）: 423-29.
8. Petersen EE et al. Racial/ethnic disparities in pregnancy-related deaths—United States, 2007-2016. *MMWR Morb Mortal Wkly Rep*. 2019; 68（35）: 762-65.
9. MacDorman MF, Declercq E, Thoma ME. Trends in maternal mortality by sociodemographic characteristics and cause of death in 27 states and the District of Columbia. *Obstet Gynecol*. 2017; 129（5）: 811-18.
10. Creanga AA. Maternal mortality in the developed world: A review of surveillance methods, levels and causes of maternal deaths during 2006-2010. *Minerva Ginecol*. 2017; 69（6）: 608-17.
11. Creanga AA et al. Pregnancy-related mortality in the United States, 2011-2013. *Obstet Gynecol*. 2017; 130（2）: 366-73.

12. Main EK，Markow C，Gould J. Addressing maternal mortality and morbidity in California through public-private partnerships. *Health Aff*. 2018；37（9）：1484-93.

13. Kilpatrick SJ. Understanding severe maternal morbidity：Hospital-based review. *Clin Obstet Gynecol*. 2018；61（2）：340-46.

14. Kilpatrick SJ，et al. Standardized severe maternal morbidity review：Rationale and process. *J Obstet Gynecol Neonatal Nurs*. 2014；43（4）：403-8.

15. WHO，UNICEF，UNFPA，World Bank Group，and the United Nations Population Division. *Trends in Maternal Mortality：1990 to 2015*. Geneva：WHO；2015.

16. American College of Obstetricians and Gynecologists. Obstetric care Consensus no. 5. *Obstet Gynecol*. 2016；128：e54-e60.

17. https://www.who.int /reproductivehealth/publications/ monitoring/maternal-mortality-2015/en/.

第2章

孕心团队

要 点

- 对患心脏病孕妇的医疗管理工作需要各学科间的合作
- 多学科团队弥合了沟通的鸿沟，促进妊娠心脏病患者的适当护理
- 在特定机构创建孕心团队需要学术、行政和后勤的支持
- 为改善产妇由于心血管疾病导致的死亡率而提出的"三位一体"方案，包括患者教育、常见心血管疾病筛查和多学科团队方法
- 应在地方和国家层面继续倡导孕心团队的建设

引言

当存在较高发病率和死亡率风险时，以团队协作的方式对患者进行健康管理并不是新颖的概念。其目的是将母胎医学（maternal-fetal medicine，MFM）、心脏病学、麻醉学、新生儿学和其他附属专业的技能整合到一起，从而实现患者医疗管理的优化。在美国，妊娠期间的心血管疾病是妊娠相关死亡率的头号间接产科原因，2006—2010年的妊娠相关死亡率为16.0/10万活产儿：其中14.6%与心血管疾病程度（cardiovascular conditons）相关，11.8%与心肌病相关。孕产妇危重症/危重孕产妇（severe maternal morbidity and maternal near-miss，SMM/MNM）的改善数据收集已经说明，心脏病在美国是重要的贡献指标，在最初WHO制定SMM/MNM定义（建立各机构间可通用的SMM/MNM标准）的基础上进一步强调了其对与卫生质量提高的作用和意义。2011年SMM/MNM定义包括5个疾病特异性标准，4个管理标准和7个器官功能障碍标准（包括心血管功能障碍）。美国疾病预防控制中心（Centers for Disease Control and Prevention，CDC）使用大型全付费医院住院医疗数据库来实现SMM/MNM监督。这些指标基于以下三个指导原则：

1. 大多数州、地区和大城市地区的州级数据可用性。
2. 文献中已建立的证据基础的存在。
3. 该指标的质量足以用于人口水平监测和公共卫生干预措施的规划和评价。

一项关于CDC SMM/MNM指数的效度研究已经应用于加利福尼亚州16家医院的67 468例分娩案例，灵敏度为0.99，阳性预测值为0.44。美国妇产科医师协会（American College of Obstetricians and Gynecologists，ACOG）和孕产妇保健创新联盟更新了2009版的25个CDC SMM/MNM指标，根据修订后的21个指标指数计算发现，1993—2014年美国主要SMM/MNM指标的比率有所上升，急性心肌梗死亦包括其中。这些信息意味着有必要进行公共卫生监测和临床审核，最终改善产科医疗的质量，同时，也需要建立一个

专家小组来为病情复杂的产科患者（包括心脏病妊娠患者）提供医疗精确服务。

第一节　多学科团队

心脏-产科团队（the cardio-obstetric team，即"孕心团队"）是一个由患者、医师、护师及行政部门共同组成的多学科团队。其中医师团体至少应包括MFM、心脏病学、麻醉、新生儿科、分娩（labor and delivery，L&D）和重症医学人员。这种方法模仿了"心脏团队"的模式，即由心脏病专家和心胸外科医师组成的团队，共同管理大多数高危心脏手术患者。目前孕心团队已获得国际医学协会的承认，并记录在最新欧洲心脏病学会指南中。推动这一模式的源动力来自近年来心脏病是美国孕产妇居高不下的死亡率的首要原因。鉴于妊娠状态下心脏病患者的复杂性和特殊性，强烈建议包括MFM和心脏病学医师在内的专家团队加强专业知识和技能的交流合作，以改善母婴结局。

第二节　我们的经验

2015年2月，我们在纽约布朗克斯区的爱因斯坦-蒙特菲奥雷机构（Einstein-Montefiore）创建了MFM-心脏科门诊联合项目，以应对心血管疾病对妊娠相关发病率和死亡率日益增长的影响。其目的是建立一个多学科规划系统，以优化对患有已知或疑似心脏病高危孕妇的医疗管理工作。在某些情况下，当专家在不同时间、地点和（或）卫生系统单独为患者诊治时，就有潜在的沟通屏障或护理差距。孕心团队的建立需要来自不同部门的行政和学术支持，比如妇产科和心脏科。患者的诊疗空间是一个关键组成部分，因为必须将其设计为能同时进行孕产妇和胎儿检查。对于包括财务在内的后勤部门同样充满挑战，因为每个专科的工作人员均有其特定的仪器需求和工作环境。但是，在这两个专业的行政部门支持下，仍可以建立协作环境。学员的参与是实现这项多学科工作目标的关键，因此对研究人员所需的轮岗提供学术支持至关重要。除了上文描述的门诊建设外，住院团队对妊娠心脏病患者的管理也是必不可少的。

在爱因斯坦-蒙特菲奥雷机构，我们已经建立了一支由MFM和心脏科主治医师组成的门诊孕心团队，以及每月至少3次参与患者诊治工作的研究员。心脏病专家包括介入心脏病学、非侵入性成像和先天性心脏病专家，团队中心脏病学专家涉及的领域包括肺动脉高压、心力衰竭、电生理学等。门诊系统则能够通过母体和胎儿检查信息提供风险评估，可提供现成的心血管影像学检查，包括超声心动图、心电图、起搏器程控询问及其他血管检查，包括下肢多普勒检查。我们使用超声波和多普勒音来评估胎儿的健康状况，并在同一空间内进行胎儿超声心动图研究。机构内的检查室放置一张妇科手术台，配有适当的照明和检查工具为孕妇、产后和孕前患者服务。作为一个团队，我们有能力在这样的环境下每3个月建立一次新的风险评估（表2.1）并且制订分娩计划，同时应告诉产后和孕前患者制订生育计划和进行计划生产咨询的重要性。该团队向患者展示了他们的合作优势，可以解决患者在单独咨询MFM或心脏病学医师时的困惑。除了门诊团队之外，我们还有一个驻扎在住院病房的孕心团队来落实分娩计划。团队成员每月都在心脏重症监护室的会议室开会，各领域的代表成员会去审查患者目前的主要问题，并交换关于心脏和产科风险的意见（图2.1）。我们采用相应的模板（图2.2）和回顾清单去展示病例基本情况并对产时和围生期的各方面处理做出提示。

表2.1 妊娠随访核对表（示例）

	随访频率		
	心脏科	实验室	诊断测试
早期妊娠	□1次	□BNP	□ECG
	□每4周	□CBC	□超声心动图
	□每2周	□TSH	□动态心电监护
	□每周	□INR	□运动负荷试验
		□其他	□其他
□终止妊娠			
中期妊娠	□1次	□BNP	□ECG
	□每4周	□CBC	□超声心动图
	□每2周	□TSH	□动态心电监护
	□每周	□INR	□运动负荷试验
		□其他	□其他
□麻醉科会诊			
□多学科会议			
□分娩计划			
□避孕计划			
晚期妊娠	□1次	□BNP	□ECG
	□每4周	□CBC	□超声心动图
	□每2周	□TSH	□动态心电监护
	□每周	□INR	□其他
		□其他	
□避孕			
□用药回顾			
□心脏病随访计划			
	□1周	□BNP	□ECG
	□2周	□CBC	□超声心动图
	□4周	□TSH	□动态心电监护
		□INR	□其他
		□其他	

缩写：BNP＝脑钠肽；CBC＝全血细胞计数；TSH＝促甲状腺激素；INR＝国际标准化比率；ECG＝心电图

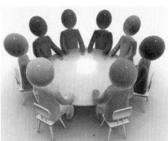

<table>
<tr><td>　　　　　　母胎医学　　　　心脏病学专家</td></tr>
</table>

新生儿重症监护室　　　　　　　　　　　　　　　血库

阵痛和分娩产科　　　　　　　　　　　　　　阵痛和分娩护士

心脏和产科麻醉　　　　　　　　　　　　产房护士

心胸外科　　　　　　　　　　　　灌注专家

a

团队成员	职责
母胎医学（MFM）	1.介绍患者 2.介绍产科关注点 3.确定分娩和产后的安全管理
心脏病学	1.介绍心脏病理生理学 2.与团队回顾心脏病学资料 3.确定分娩和产后的安全管理
新生儿学	负责分娩时胎儿的接收
血库	所有可供选择的血液产品
阵痛和分娩的产科医师	负责助产
阵痛和分娩的产科护士	分娩和产后护理调整为1∶1
心脏和产科麻醉	量身定做安全麻醉计划，心脏监测
产房护士	协调分娩和心脏监护
心胸外科	应对心胸外手术风险
灌注专家	应对心力衰竭风险的上升

b

图2.1　孕心团队：a.全体人员；b.职责

　　清单以患者的病理生理学特征开始，并回顾包括手术和任何合并症在内的心脏相关病史，第二步是审查患者以往所有的影像学资料。这样全面而精准的病情调查无疑会引起巨大的关注度，并将来自MFM、心脏病学、麻醉学和L&D成员的头脑风暴推至高潮，加深对患者阵痛和分娩过程中可能出现的意外情况的思考和理解，并决定了下一步包括分娩时间和地点的选择。在爱因斯坦-蒙特菲奥雷机构，患者大多在妊娠39周分娩，分娩地点会有心脏重症监护病房（cardiac intensive care unit，CICU），可以提供全天候的心脏咨询，非常少的患者需要在L&D之外的主要手术室或CICU进行分娩。其他机构应该为这些患者评估最安全的分娩地点，并考虑何时何地可以随时获得充分的设备和专家支持。由于需要提前预定分娩时间，以便获得对与特定心脏病理改变最有经验的专家（包括护理团队）的支持，患者可能在妊娠39周或更早的时候分娩。机构中的L&D护士不常规接受遥测技术培训，因此经常有两名护士（分别来自产科和CICU）负责监测患者。例如，L&D拥有管理留置心脏起搏器和植入式除颤器的设备。对于极少数需要在L&D以外进行分娩的情况，剖宫产和新生儿托盘放置在患者房间的旁边或里面，以备任何不

参会者：学科代表

☐MFM ☐心脏病学 ☐L&D Alt ☐L&D主管 ☐患者安全
☐麻醉 ☐儿科 ☐L&D护理 ☐血库 ☐其他____

患者信息

姓名：________ MRN：________
年龄：____ EDC：____ BMI：____ 胎次：____
医疗保险代理：________
主要的共患病：________
____
既往心脏手术：________
既往心脏疾病：________
生育控制建议：________
生育控制计划：________
未来生育需求？ ☐是 ☐否
BLT签署？ ☐是 ☐否

心脏资料

结构性心脏病？ ☐是 ☐否
心律失常？ ☐是 ☐否
孕产妇超声心动：________
____
____
动态心电图（Holter）：________
____
胎儿超声：________

IOL或CD的日期和时间（检查单侧） 分娩地点：
☐日期________ ☐时间________ ☐Weiler ☐Wakefield

分娩时计划：	☐是	☐否	如果是：脉搏 血氧 其他________
CCU	☐是	☐否	如果是 ☐遥测 ☐心脏
Lines	☐是	☐否	如果是 ☐CVP ☐A-line ☐其他______
液体监测	☐是	☐否	如果是 ☐精确的I/O ☐其他________

产后计划：	☐是	☐否	如果是：脉搏 血氧 其他________
CCU	☐是	☐否	如果是 ☐遥测 ☐心脏
Lines	☐是	☐否	如果是 ☐CVP ☐A-line ☐其他______
液体监测	☐是	☐否	如果是 ☐精确的I/O ☐其他________

分娩计划总结

死亡总风险： ☐高 ☐中 ☐低
分娩模式： ☐自然分娩 ☐剖宫产 ☐协助第二产程
特殊情况： 子痫前期________
出血________
避免的药物________
麻醉： ☐局麻 ☐全麻 ☐其他________

紧急计划

援助
☐心脏病学专家：________
☐重症医学：________
☐麻醉：________
☐其他：________

免责声明：以上仅供参考，不作为医疗标准。医疗工作应基于医师根据患者的具体情况做出判断

图2.2 多学科阵痛和分娩计划规划清单

可预见的紧急情况。在与药学专家和新生儿团队的合作下，心脏药物和L&D中使用药物的各种适应证由团队审核并对孕产妇和新生儿的安全性做出专业评估。产后心脏药物的需求应根据母乳喂养的适应证和相容性，因此会为哺乳母亲制订个体化治疗方案。

作者建议在社区中成立孕心团队，以增加到机构的就诊率，并最终建立安全的母亲保障机制；建议在您的母校（home institution）以及所在城市和地区进行大查房时发表演讲；在您的社区内创建继续医学教育课程能吸引供应商的注意并促成积极的合作。强调患者教育的重要程度，以及为什么心血管疾病筛查应该普及到所有孕妇和产后患者中显然大有裨益，患者教育应该包括回顾妊娠期间发生的正常生理变化和症状，以及对心脏的影响。因为妊娠时期表现出的良性症状可能与心脏病相仿，所以心脏病患者需要得到有关促使他们寻求医疗帮助的警告信号的医学建议。此外，患者需要明白，剖宫产分娩并不一定适合所有妊娠心脏病患者，有时常规自然阴道分娩和产后母乳喂养可能是最好的选择。

第三节 "三位一体"方案

涵盖患者教育、心血管疾病筛查和跨学科团队的"三位一体"方案（**图2.3**）已被提议，用于解决与妊娠心血管疾病相关的孕产妇死亡率和发病率问题。我们应该为所有患有已知心脏病的女性提供孕前咨询，审查她们的生育目标，并了解她们的疾病和未来妊娠期间潜在的生理性心脏变化。避孕计划对于优化妊娠计划和生育间隔至关重要。这些可以在多学科环境中进行，由心脏病和MFM专家一起评估患者的选择。"三位一体"的第三个方面是由美国加州孕产妇质量护理合作组织基于对围生期心肌病死亡病例的回顾性研究而提出的心血管筛查工具包。该筛查工具用于识别有心血管疾病风险的孕妇和产后患者，为将患者转诊至孕心团队提供帮助。大家公认的是妊娠期许多生理症状与心脏病的常见症状存在重叠。区别二者的特征将在**表6.1**中得到详细阐述（引自ACOG的妊娠与心脏病实践简报，参阅本书**第6章**）。

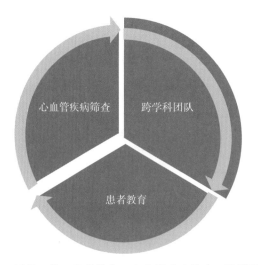

图2.3 三位一体：患者教育、心血管疾病筛查、跨学科团队

总结

　　考虑妊娠或已处于妊娠期高危心脏病患者应该由心脏科和MFM专家进行快速、精简的评估。由ACC/AHA指南支持的团队组成途径是指心脏科、MFM/产科医师、麻醉师、心胸外科医师通力合作，并根据需要增加专科医师。孕心团队（**图2.1**）和多学科规划清单（**图2.2**）提供创建心脏-产科团队所需的关键因素，并最大程度地利用现有医疗资源为妊娠心脏病患者提供适当水平的医疗服务。

（刘航宽　杨静博　杨　清　译）

参 考 文 献

1. Creanga AA et al. Pregnancy-related mortality in the United States，2006-2010. *Obstet Gynecol*. 2015；125（1）：5-12.

2. Kuklina EV，Goodman DA. Severe maternal or near miss morbidity：Implications for public health surveillance and clinical audit. *Clin Obstet Gynecol*. 2018；61（2）：307-18.

3. Callaghan WM，Creanga AA，Kuklina EV. Severe maternal morbidity among delivery and postpartum hospitalizations in the United States. *Obstet Gynecol*. 2012；120（5）：1029-36.

4. Main EK et al. Measuring severe maternal morbidity：Validation of potential measures. *Am J Obstet Gynecol*. 2016；214（5）：643 e1-10.

5. European Society of Gynecology（ESG）et al. ESC guidelines on the management of cardiovascular diseases during pregnancy：The Task Force on the Management of Cardiovascular Diseases during Pregnancy of the European Society of Cardiology（ESC）. *Eur Heart J*. 2011；32（24）：3147-97.

6. Regitz-Zagrosek V et al. 2018 ESC Guidelines for the management of cardiovascular diseases during pregnancy. *Eur Heart J*. 2018；39（34）：3165-241.

7. Wolfe DS et al. Addressing maternal mortality：The pregnant cardiac patient. *Am J Obstet Gynecol*. 2019；220（2）：167 e1-8.

8. Ladouceur M et al. Educational needs of adolescents with congenital heart disease：Impact of a transition intervention programme. *Arch Cardiovasc Dis*. 2017；110（5）：317-24.

9. Mittal P，Dandekar A，Hessler D. Use of a modified reproductive life plan to improve awareness of preconception health in women with chronic disease. *Perm J*. 2014；18（2）：28-32.

10. Roos-Hesselink JW et al. Contraception and cardiovascular disease. *Eur Heart J*. 2015；36（27）：1728-34，1734a-b.

11. Hameed AB et al. Pregnancy-related cardiovascular deaths in California：Beyond peripartum cardiomyopathy. *Am J Obstet Gynecol*. 2015；213（3）：379 e1-10.

12. ACOG Practice Bulletin No. 212：Pregnancy and Heart Disease. *Obstet Gynecol*. 2019；133（5）：e320-56.

13. WHO，Department of Reproductive Health and Research. *Evaluating the Quality of Care for Severe Pregnancy Complications：The WHO Near-miss Approach for Maternal Health*. Geneva：WHO；2011.

第3章

妊娠心血管生理学及其临床意义

要 点

- 妊娠可能暴露出那些未曾确诊过的心脏病变，也可能使那些既往健康的妇女出现心脏病变
- 妊娠期心率、血容量和心输出量（心排血量）均增加，而外周血管阻力和血压下降
- 除非有其他证据加以排除，妊娠期间心率＞100次／分应被视为异常
- 正常妊娠的许多表现与心脏疾病的症状十分相似
- 需要用系统的方法来对任何疑似心血管疾病的孕产妇或分娩后的患者进行评估，以便将生理变化与病理过程区分开来

引言

妊娠的独特性在于它是唯一一种能引起生理上剧烈变化的非病理状态。心血管系统的适应性是以促进胎儿生长发育为研究目的的妊娠生理学中不可或缺的组成部分。妊娠后不久，母亲的心脏经历了显著的结构和功能变化，随着妊娠的进展而变化，以满足发育中胎儿需求的不断变化和减少分娩时可能的失血。这种生理系统的稳态破坏可能会导致孕产妇和胎儿在妊娠各个阶段心血管系统疾病发病率增加。分娩时，子宫血液灌注的增加、与疼痛相关的心动过速和体液转移会进一步导致血流动力学改变。这些妊娠期间的心血管系统适应改变大多在分娩后回到基线水平；然而，有些变化可能在分娩后持续时间长达6个月，因而强调在"第四产程"中的产妇护理。

妊娠期间的许多心血管适应性改变明显偏离了非妊娠期间的生理状态，妊娠可能会暴露出以前未被认识到的心脏疾患，如风湿性二尖瓣狭窄，这可导致其发病率和死亡率显著提高。不出所料，心血管疾病仍然是美国孕产妇死亡的主要原因，正常妊娠的表现可能与心血管疾病的症状相重叠。对于任何一个产科医师来说，了解可能引发或加重心血管疾病的母体妊娠心血管适应性改变是至关重要的。适当的分诊和随访对妊娠期和分娩后患有心血管疾病的女性来说至关重要。

第一节 心血管生理性适应

妊娠期间反映心血管生理性适应的血流动力学指标包括心率（heart rate，HR）、外周血管阻力（systemic vascular resistance，SVR）、血容量、心排血量（cardiac output，CO）和血压（blood pressure，BP）（框3.1）。每个指标和它们之间的相互关系如图3.1所示。这些指标大多数变化开始于妊娠早期，在妊娠中晚期或妊娠晚期达到峰值，然后

在妊娠的剩余时间内趋于平稳，在分娩后恢复到妊娠前基线值。

一、心率

孕妇的心率（HR）在整个妊娠过程中逐渐增加，并且一些研究显示，妊娠5周后，HR是第一个发生变化的血流动力学指标。与大多数其他在妊娠中期快速变化直至稳定的血流动力学指标不同，HR在整个妊娠期间逐步提高。HR的峰值通常在每分钟10～20次，或比妊娠前高出20%～25%。妊娠期间正常HR的上限为95次/分，因此，除非有其他证据加以排除，HR＞100次/分应被视为异常。妊娠后期，HR的提高是心排血量（CO）增加的主要原因。产妇的体位也可能导致HR的变化，左侧体位的HR略低于仰卧位时，这很可能是体位改变导致前负荷变化所致。HR通常会在分娩后立即恢复到孕前值，即分娩后6小时内。

框3.1	无并发症妊娠的血流动力学：分娩前、分娩时和分娩后变化					
	心率	外周血管阻力	血容量	血细胞比容	心排血量	血压
妊娠早期	增加	减小	增加	增加	急剧增加	下降
妊娠中期	稳定增加	快速减小	快速增加	稳定增加	缓慢增加	持续下降，最低点
妊娠晚期	稳定增加	32周后轻微增加	28周后缓慢增加	稳定增加	平稳	升高
分娩期	持续增加	无显著变化	因失血减少	因失血减少	增加	升高
分娩后	在6～48小时恢复至孕前值	分娩后不久恢复至孕前值	阴道分娩：减少超过10天剖宫产：无变化	阴道分娩：减少超过10天剖宫产：无变化	前2周快速下降，最长6个月缓慢下降	回到孕前状态，时间点未知
早期改变	5周	5周	6周	8～10周	前8周	7周
妊娠前以上/以下的峰值/最低值	＋20%～25%	-30%	＋45%	＋20%～30%（含铁），＋15%～20%（不含铁）	＋30%～50%	-5～10 mmHg（收缩压）；至-15 mmHg（舒张压）
高峰/最低值时的GA	分娩期	32周	32周	时期	25～35周	20～24周

二、外周血管阻力

在妊娠5周和胎盘完全发育之前，外周血管阻力（SVR）开始减小。在妊娠前期，SVR下降约10%，主要是由于孕激素、雌激素、前列腺素和松弛素的血管舒张作用。妊娠期间一氧化氮生成增加也可能在SVR减小中起到作用。随着胎盘的发育，它通过给母体循环增加高流量、低阻力的成分，进一步降低了SVR。SVR的减小导致血压降低，更具体地说是舒张压降低，脉压增大。

肾血管SVR的减小激活了肾素-血管紧张素-醛固酮系统（renin-angiotensin-aldosterone system，RAAS）。血管紧张素的增加导致盐和水在肾脏潴留，从而增加血容量，维持血压。因此，SVR的减小是导致血容量和搏出量增加的部分原因。SVR的降低和HR的增加共同导致CO的增加（图3.1），而在妊娠后期，HR增加所起到的作用更大。在妊娠中期，SVR最低值比基线低了30%左右，约在妊娠32周趋向稳定，之后略有增加。足月时，SVR仍比孕前基线值低21%。妊娠期SVR的变化模式通常与CO的变化模式相反，这导致平均动脉压的变化很小。

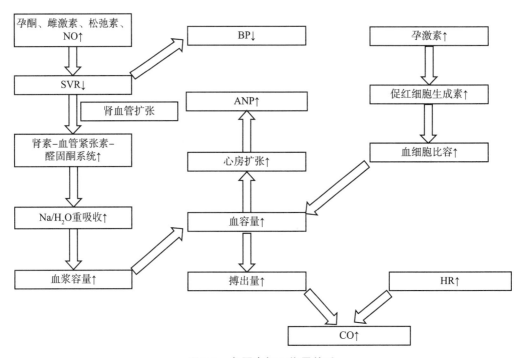

图3.1　各因素相互作用关系

三、血容量

早在20世纪30年代的研究中就已经发现妊娠期的血容量增加。血浆和红细胞的增多都有助于妊娠时血液总量的增加。血浆容量的增加主要是由RAA系统上调介导的，该系统最早在妊娠6周开始，并在整个妊娠过程中持续快速增加，在妊娠中期增加最快。28周后，血浆容量增加速度减慢；血浆容量在妊娠32周左右达到峰值。为了量化妊娠期间的血浆量增加，2017年，对30项研究荟萃分析显示，妊娠前3个月血浆量增加了180 ml，妊娠中期增加了570 ml，妊娠35周增加了1090 ml。妊娠41周时，血浆总体积比孕前基线值高1130 ml。红细胞增多部分是孕激素驱动红细胞生成素增加的结果，并有助于满足妊娠期间氧气需求的增加。红细胞质量从妊娠8 ～ 10周开始增加，并稳步上升，在服用铁补充剂的女性中，到妊娠结束时可增加20% ～ 30%，而在不服用铁补充剂的女性中可增加15% ～ 20%。虽然血浆和红细胞体积在妊娠期间都增加，但血浆体积的增加比红细胞体积的增加更快，导致妊娠稀释性贫血。根据一项研究结论，母体血红蛋白的正常参考范围在妊娠早期为11.6 ～ 13.9 g/dl，妊娠中期为9.7 ～ 14.8 g/dl，妊娠晚期为9.5 ～ 15 g/dl。而12 ～ 15.8 g/dl被认为是非妊娠女性的参考范围。虽然某种程度的"贫血"在妊娠期间被认为是正常的，但是低于这个值的母体血红蛋白水平可能是铁摄入不足，而难以满足红细胞生成增加的需要。这种妊娠相关贫血对补铁治疗反应性良好。同时也应该排除导致贫血的其他原因。

临床意义

1.贫血可能导致不良产科后果的产生，包括胎儿低出生体重，因此在妊娠期间应谨慎观察血红蛋白水平以预防母体和胎儿心血管疾病的发生。

2.相反，缺乏生理性贫血也可能是有害的。妊娠早期血红蛋白水平高于14.6 g/dl 与宫内胎儿死亡风险增加相关。

血容量增加可导致心房收缩时释放的心房钠尿肽（atrial natriuretic peptide，ANP）增加。心房钠尿肽起着扩张外周血管和利尿的作用，进而抑制容量扩张，并有助于SVR的进一步降低，以补偿血容量的增加。妊娠期间血容量的增加有以下几个目的：①满足妊娠子宫及其增大的脉管系统所增加的代谢需求，在足月妊娠时，高达750 ml/min的血液流向子宫；②为分娩时产妇可能经历的失血做准备；③增加胎盘的血流量，为胎儿提供正常发育所需的氧气和营养。

临床意义

1.多项研究证明，血容量增加程度与胎儿出生体重成正比，血浆容量增加的不足与先兆子痫和生长受限有关。

2.在胎儿生长受限出现之前，血浆容量增加的不足早在妊娠8周时就可被发现。

四、心排血量

心排血量（CO）是搏出量和HR的乘积，反映了心脏对机体灌注需求的反应能力。CO一直是许多研究的焦点，通过对妊娠血流动力学的评估，普遍认为妊娠期间CO是上升的。测定CO的方法既可以是侵入性的，也可以是非侵入性的。而使用热稀释技术的侵入性方法仍然是测算CO的金标准。许多研究都顺理成章地把注意力放在能够最佳复制侵入性测定结果的非侵入性技术上，如2D或多普勒超声心动图。由于测定技术和获得测定值的可行性存在差异，CO增高的精确程度及其背后的机制还没有得到普遍认同。与CO变化相关的正常母体生理研究仍是未来研究的重要领域。

一般来说，妊娠第8周是CO上升最迅速的时刻，这种上升一直持续到妊娠中期，并在妊娠25～35周达到峰值。在一些研究中，CO在妊娠期间可增加50%，然而，关于CO变化的确切幅度和模式，文献中没有一致意见。2016年的一项荟萃分析对39项研究进行了评估，通过了评估无并发症单胎妊娠的CO数据，这些研究结果显示妊娠期CO增加了1.5 L/min，比非妊娠期高31%。这种增加是稳定的，尽管是非线性的，直到妊娠31周达到峰值，随后是平稳期。在妊娠早期，搏出量是CO增加的主要原因，而在妊娠晚期，HR则逐渐产生重要影响。

产妇的体位会影响CO，这对产科手术、影像学检查、镇痛和分娩过程都有影响。在仰卧位时，妊娠子宫压迫下腔静脉，减少静脉回心血量，导致CO显著减低。而这种减少的幅度与子宫的大小有关，这可以从关于双胎的研究中明显看出。有证据表明，双胎妊娠孕母的CO比单胎妊娠的高20%，而子宫对腔静脉的压迫也更为明显。CO与体重和身高直接相关，身高超过160cm的女性在体重增加时CO就会增加。CO也与年龄呈负相关，

25岁以下的女性CO较高。如果潜在的心脏结构和功能影响了CO的增加，那么在妊娠和分娩时机体增加CO的需求是导致有潜在心脏疾病女性出现失代偿的一个主要因素。

五、血压

传统认为，血压（BP）总体上在妊娠期呈下降趋势，但是，尽管血容量明显增加，孕妇在整个妊娠期的血压通常是保持正常水平的。来自纵向研究数据表明，类似SVR，动脉BP在妊娠早期（7周）开始下降，并在妊娠中期达到最低点，但大部分BP下降发生在妊娠6～8周。因此十分重要的是，可能的话，需要将妊娠BP与真正的孕前BP进行比较，因为早期妊娠的BP可能已经显示出妊娠对其的影响。收缩压、舒张压和平均动脉压均下降，但舒张压和平均动脉压下降幅度大于收缩压，导致脉压变宽。在妊娠晚期，BP开始升高。尽管BP恢复正常的精确时间尚不清楚，但大约在分娩后恢复到孕前基线值。

最近的一些研究对传统认知，即妊娠期间BP低于非妊娠状态这一观点提出了挑战。2016年，一项关于晚期妊娠BP的研究显示，与非妊娠女性相比，妊娠女性的收缩压和舒张压显著升高，分别升高了18 mmHg和12 mmHg。2002年，一项对1599名女性的回顾性研究表明，初始BP高的女性在妊娠期间BP会下降，而随着妊娠进行，那些初始BP低的女性的BP下降或上升幅度要小得多。此外，2011年的一项研究显示，妊娠期间BP逐渐升高。与此同时，Generation R研究表明，教育水平较低的女性在妊娠中期舒张压没有下降，这种差异不能用体重指数或妊娠期间的体重变化来解释。

在评估产妇BP时，应该考虑这些因素。在测量BP时，正确的患者体位、时机和袖带尺寸均非常重要。

- 应该在患者休息最好至少10分钟后测量BP。
- 患者应坐着，双腿不交叉，背部有支撑，上臂应位于心脏水平位置。
- 如果必须以平卧姿势测量BP（如分娩时），则应将患者置于左侧卧位，袖带应与右心房齐平。
- 适当尺寸的袖带长度为上臂周长的1.5倍，或者气囊至少环绕手臂的80%，宽度至少为手臂周长的40%。
- 坐位BP通常高于卧位，因为仰卧时妊娠子宫压迫腔静脉会导致静脉回流减少，从而导致CO减少。正常情况下，外周血管阻力有代偿性增加，有助于维持母体BP，然而，间断仰卧位可能导致HR增加和BP下降，这可能导致明显的头晕、恶心或晕厥。在对孕妇进行评估时，必须注意这些因体位而引起的血流动力学变化。

第二节　心　脏　结　构

妊娠和运动是已知导致心脏肥大的两种非病理状态。在病理性心脏肥大中，压力和容量超负荷可导致心室几何形状的同心或偏心变化。同心肥厚是指心室壁厚度增加，心室腔尺寸减小，可能导致心脏舒张功能障碍；偏心肥厚是指心室壁变薄，导致心室腔扩张，可能导致心脏收缩功能障碍。随着时间的推移，这些状态通常会导致心功能下降和心力衰竭。相比之下，运动和妊娠过程中，室壁厚度和心室大小成比例增加。妊娠时心脏肥大是由血容量增加和循环中的性激素水平共同调节的。特别是孕激素，其增加蛋白质合成的作用，可诱导心肌细胞肥大。妊娠结束时，左心室壁的厚度增加 28%，左心室壁的质量增加 52%。同样，右心室壁的质量增加了 40%。

妊娠对左心室功能的影响尚不清楚。根据文献报道，妊娠期间心室收缩功能可正常或降低。而根据一些报道，在正常妊娠或无并发症妊娠期间也有轻度左心室舒张功能障碍。然而，妊娠引起的心脏肥大与运动引起的肥大相似，与病理性肥大的不同之处在于它是可逆的，研究显示，这种心脏大小的变化从分娩后 7 ~ 14 天至 1 年开始正常化。

心脏瓣膜也会受到妊娠的影响。在动物实验中，所有 4 个心脏瓣膜在整个妊娠期都经历了重塑，包括小叶尺寸的增大和生化组成的改变（细胞密度和胶原蛋白的组成减少）。瓣膜面积可能显著增加，尤其是主动脉瓣和二尖瓣，通常继发于左心室血容量增加。瓣膜环面积的增加，无论是否伴有轻度小叶延长，都会导致轻度生理瓣膜功能不全或反流。

临床意义

1. 妊娠会暴露出未确诊的心脏病变，或者导致健康人出现心脏病变。

2. 虽然围生期心肌病的潜在病因仍是一个有待进一步研究的问题，不是本章的重点，但这种情况说明了妊娠作为心脏应激模型的作用程度。

3. 围生期心肌病，或妊娠末期或分娩后 5 个月内无任何其他可明确原因的心力衰竭，可能代表以前健康的心血管系统现在无法对妊娠的心脏负荷做出适应。此外，它可能反映了心脏潜在的功能不全，或妊娠激素失衡的结果。

第三节　分娩时和分娩后

临产和分娩期间的心血管变化由自主神经系统介导。这些变化发生得更快，比那些在妊娠期间逐渐产生的变化有着更明显的影响，它们的临床影响可能是显著的。分娩时经历的失血，以及剖宫产过程中的麻醉和手术应激，也对母体的血流动力学有着深远影响。过去认为，既往患有心脏病的女性在分娩时需要特别密切监护，但是，即使是那些风险较低的女性在此期间也可能出现不良心血管事件，因此，所有的产科医师都应对可能发生的并发症十分熟悉。

一、分娩时的血流动力学变化

早在 20 世纪 50 年代，文献中就有关于分娩时 CO 增加的报道。1956 年，Hendricks 和 Quilligan 研究了妊娠晚期、分娩时和分娩后早期 CO 的变化。他们的结论是：宫缩期间，在疼痛和焦虑的促进下，CO 可平均增加 30.9%。他们还描述了产程延长时，CO 可累计增加 35%。1958 年，Adams 和 Alexander 使用一种染料稀释技术，证明了 CO 在分娩期间和子宫排空后极短的时间内，随着每次子宫的收缩而增加，并与 HR 的增加相对应。他们还发现，HR 下降或行鞍区阻滞麻醉术（缓解骶部疼痛，可能导致 HR 增加较少）的患者，CO 是减少的。

基于各种 CO 测定技术进行的后续研究也得到了类似结论。1987 年，Robson 等的一项研究显示，分娩时 CO 在两次宫缩之间从临分娩前的 6.99 ~ 7.88 L/min 开始增加，这种变化完全依赖于搏出量的增加，因为这期间的HR没有增快。宫缩期间，CO增加得更多。随着产程的推进，CO增加逐渐变快，并在宫颈扩张的更晚期表现出更高的CO水平。宫缩时，从子宫血窦向体循环的自体输血可能对这种增加起了作用，因为这期间的疼痛和焦虑可能导致HR升高。然而，即使有良好的镇痛和无痛分娩技术，在临产和分娩过程中HR都会升高，这表明自体输血和前负荷增加可能是HR升高的主要原因。CO的增加还会导致每次宫缩时收缩压和舒张压的增加，因为分娩时SVR的变化很小。

与妊娠晚期一样，产妇的体位对分娩时的CO也有影响，侧卧位宫缩间期的CO高于仰卧位。麻醉在分娩时的血流动力学中也起着关键作用。与没有进行局部麻醉的孕妇相比，硬膜外麻醉的孕妇在两次宫缩之间CO的增加明显较少。宫缩期CO峰值不受硬膜外麻醉的影响。局部麻醉也有可能在分娩后引起远期低血压，反过来也会影响CO。

尽管过去的研究中有大量证据表明分娩时CO是增加的，但使用现代技术得到的新数据并没有一致产生相同的结果。LiDCO™plus监护仪①根据从动脉管路获得的动脉压波形计算搏出量，并使用热稀释法对其进行校准；因此，它可以连续计算CO。该方法已被证明在某些患者群体中利用肺动脉导管所测得的数据相当。Kuhn等在2017年进行的一项研究使用这种技术对20名健康妇女的母体血流动力学进行了连续监测，这些妇女在第一产程中出现了相互矛盾的结果。在第二产程，所有患者的CO和SVR降低，其余指标增加。

二、第二产程的变化

在第二产程，推挤时的屏气用力与Valsalva动作有着许多相似之处，后者在技术上被定义为完全吸气后对着闭合的声门呼气。Valsalva动作通常用于评估心血管疾病患者。它可以分为4个阶段。

- 第一阶段：最初的用力导致胸腔内压力增加，随后是全身血压的短暂增加，HR保持稳定。
- 第二阶段：静脉回流减少，导致右心室和左心室容积、平均动脉压、脉压和搏出量及反射性心动过速逐渐减少。
- 第三阶段：放松导致胸腔内压力突然降低，血液在扩张的肺毛细血管床聚集导致血压下降。HR保持稳定。
- 第四阶段：血压超过基线值，这可能是机体通过对左心室前负荷和反射性交感神经活性的调节，对第三阶段的低血压进行反馈。

在第二阶段，产妇在感到推挤时的用力会使BP和HR发生变化，这与上述Valsalva动作的4个阶段相似。推挤可以增加30%的HR和50%的CO，左侧卧位时的推挤会减弱这些反应。由此可见，在已知或以前未被发现的心脏病患者中，这些血流动力学变化可能会对心血管系统产生巨大打击，目前尚缺乏高质量证据支持这些理论。例如，在2016年的一项研究评估了73名患有心脏病女性的第二产程时间，有34%的女性推挤的时间

---

① LiDCO系统是由LiDCO™plus和LiDCOrapid两种不同监测原理的模式组成。LiDCO™plus是微创连续血流动力学监测方法，LiDCOrapid（CNAP）是无创连续血流动力学监测方法。

超过了推荐的时间，在整个队列中没有不良心脏事件报告。关于患者第二产程时是否应该被允许用力或应该接受辅助，相关建议必须是个体化的，在明确的指南制定出来之前，还需要更多的证据。

临床意义

在Valsalva动作过程中，心血管系统的变化有两个主要问题。

1.动脉切应力增加。

2.前负荷的波动。

从第三阶段到第四阶段BP的快速增加会导致瞬时动脉切应力的大幅增加，这对有动脉疾病患者是有害的。Valsalva动作期间心室前负荷的波动在有前负荷依赖性疾病女性中是十分令人担忧的。

三、分娩和分娩后

最显著的血流动力学变化发生在分娩时和分娩后即刻。分娩时CO增加高达80%，然后在分娩后约1小时内开始下降至分娩前的值。CO的增加可能是继发性的，因为血液供应从子宫回到体循环，从而导致搏出量增加。其他可能导致这种增加的因素包括妊娠子宫重量减轻后静脉回流的增加和子宫复旧后的自动输血。CO的增加可能有助于对抗分娩时的失血。分娩后的前两周CO迅速减低，在分娩后恢复到孕前值。分娩后CO的完全正常化可能需要6个月的时间。

HR在分娩后48小时内下降。分娩后2周，心率达到最低点，不再下降。在分娩后48小时内，搏出量增加了10%，然后稳步下降，直到分娩后6个月。在此期间，除了那些临床上大量失血的患者，产妇的BP是趋于稳定的。

分娩方式会对产妇血流动力学产生影响。例如，阴道分娩的女性在分娩后1～10小时血容量减少10%，而剖宫产的女性则减少17%～29%。这种差异的临床意义尚不清楚，因为两组患者术后的血细胞比容没有差异。在接下来的10天里，阴道分娩产妇的血容量持续下降，但剖宫产产妇在最初失血后，血容量保持稳定。分娩后3天，两组的总血量都比分娩前低10%。

最近的文献发现CO在整个剖宫产过程中增加，在分娩新生儿和胎盘后2分钟内达到峰值，并在术后24～36小时达到低于基线的水平。这可能是继发于胎儿和胎盘分娩后静脉回流和前负荷的快速增加。SVR和平均动脉压在分娩后立即达到最低点，并在筋膜闭合时回到基线水平。

镇痛（轻度感觉阻滞以减轻疼痛）和麻醉（重度感觉和运动阻滞以允许手术刺激）对母体血流动力学具有已知的、相对可预测的影响。剖宫产的脊髓麻醉会造成T_4水平的感觉和运动阻滞，由于SVR下降和CO代偿性增加，会导致严重的低血压；然而，麻醉科师通常使用血管升压药（最常见的是去氧肾上腺素）来增加SVR，以逆转这种交感神经阻滞。在硬膜外麻醉的情况下进行剖宫产的女性通常保持血流动力学稳定，BP略有下降，这可以用去氧肾上腺素补偿；HR和CO通常保持不变。应该注意的是，通过硬膜外导管进行的缓慢的神经轴麻醉为麻醉师提供了用血管升压药增加SVR时间的方法，以防止麻醉引起明显的母体血流动力学改变。

第四节　区别生理和病理变化

正常妊娠的许多症状可以与心血管疾病症状类似。对任何注意到有心脏症状的孕妇或分娩后妇女采取系统的检查方法是必要的，以便出现症状能及时进行适当的检查，而未发现不良症状也不会导致大量不必要的检查和程序。

一、症状

在正常妊娠和受心脏病影响的妊娠中可能出现的常见症状包括运动耐量下降、气短、疲劳、胸痛和外周水肿。

气短：孕妇通常会主诉呼吸困难及运动耐量下降。虽然传统上归因于子宫增大导致的横膈膜和胸壁的移位，一些女性在妊娠早期会出现呼吸困难。正常妊娠中出现的过度换气可能会被一些女性认为是气短。过去的研究发现，多达76%的女性在妊娠31周主诉呼吸困难。虽然孕妇进行日常活动和低强度的锻炼是毫无问题的，但低强度活动后疲劳和运动耐受性下降是非常常见的。应立即进行进一步检查的症状包括表3.1中列出的其他症状。

心悸：心悸是女性常见的症状，可能是由于HR、CO和搏出量的增加所致。

胸痛：多达15%的女性在妊娠前期自诉胸痛，这个比例到妊娠晚期可增加到75%。妊娠时常见的胃食管反流可表现为胸痛。胸痛应该有一个较低的检查门槛。

表3.1　生理性与病理性呼吸困难

倾向于生理性	倾向于病理性
逐渐出现	急性发作
无其他症状	存在其他症状：
	咳嗽
	胸痛
	发热
	咯血
	阵发性夜间呼吸困难
	端坐呼吸
	喘息
妊娠前期或中期	妊娠晚期
生命体征正常	生命体征异常
肺部听诊清晰	喘息或爆裂声
正常实验室或影像学结果	以下出现异常：
	BMP，LFTs，CBC
	BNP
	ECG
	超声心动图
	X线胸片
	CT血管造影

缩写：BMP＝基础代谢功能检查试验组合；BNP＝脑钠肽；CBC＝全血细胞计数；CT＝计算机断层扫描；ECG＝心电图；LFTs＝肝功能检查

二、查体

正常妊娠的一些体征与心脏病体征相似。

（1）肺底部啰音可因咳嗽或深呼吸而变得清晰，这在妊娠期间可能是一种正常现象。

（2）随着妊娠的进展，下肢水肿是普遍存在的，但急性起病的水肿应当可疑是病理过程。

（3）尽管颈静脉压力正常，但颈脉脉搏在妊娠20周后会变得更加明显。

（4）随着子宫增大，心脏将向前向左移位，搏动最显著点将移位到第4肋间和锁骨中线交点的外侧。由于CO和血容量的增加，左、右心室都可能是高动力的和可触及的。

（5）正常孕妇的听诊变化包括由于二尖瓣早期关闭引起的第一心音（S1）分裂、柔和的收缩期射血杂音或三尖瓣听诊区上方的"血流杂音"、第三心音（S3）和乳房脉管系统产生的连续杂音或称为"乳房杂音"。

（6）舒张期杂音在孕妇中并不常见，提示应对病理状况进行进一步评估。

三、诊断性检查

在正常妊娠中诊断性检查也可能出现异常情况。

（1）由于心脏向上和侧向移位以及循环血容量增加，胸部X线可能显示心脏肥大。肺血管显像清晰可能是妊娠晚期的正常表现。

（2）心电图变化也很常见，可能反映了心脏位置的变化、血容量的变化和激素的变化。心电轴左偏，ST段和T波变平坦，Ⅲ导联T波倒置，V_1、V_3及Ⅱ、Ⅲ导联和aVF中的显著Q波在妊娠期均有报道。

第五节　妊娠期间常见的心脏疾病

诊治妊娠期间任何心脏疾病基本系统的方法都是相似的：引出一个完整的病史，包括患者的基线功能和运动耐量、当前功能、症状以及产科和内科病史，进行一次有针对性的体格检查，并进行适当的影像学、心电图和实验室检查。如果怀疑有心脏病，应转诊给心脏科医师（见第6章）。

总结

妊娠本身就是一种应激状态，是唯一能引起生理上显著变化的非病理状态。研究妊娠生理学是为了促进胎儿的生长和发育，心血管系统的适应是这个过程的一个组成部分。由于许多心血管对妊娠的适应明显偏离了非妊娠生理变化范围，妊娠可能会暴露出以前未被认识到的心脏疾病，这些疾病会导致发病率和死亡率的显著升高。因此，产科医师必须能够认识妊娠的生理变化，以便在出现病理特征时能够识别，这些正常的发现不会导致大量不必要的检查和程序。

正常妊娠的许多症状可以与心脏病的症状相似；当患者自诉心血管症状时，必须进行有针对性的彻底检查，以排除原有疾病或新发疾病。心脏科医师的会诊不应该拖延。

需要对任何既往被诊断患有心血管疾病的孕妇进行多学科诊疗。为了将生理变化与病理过程区分开来，对任何疑似心血管疾病的患者进行系统评估是至关重要的。

（李子平　宋习文　周　欣　译）

参 考 文 献

1. Hall ME, George EM, Granger JP. The heart during pregnancy. *Resp Esp Cardiol*. 2011; 64（11）: 1045-50.

2. Mahendru AA et al. A longitudinal study of maternal cardiovascular function from preconception to the postpartum period. *J Hypertens*. 2014; 32: 849-56.

3. Creanga AA, Syverson C, Seed K, Callaghan WM. Pregnancy-related mortality in the United States, 2011-2013. *Obstet Gynecol*. 2017; 130（2）: 366-73.

4. Chapman AB et al. Temporal relationships between hormonal and hemodynamic changes in early human pregnancy. *Kidney Int*. 1998; 54（6）: 2056-63.

5. Hunter S, Robson SC. Adaptation of the maternal heart in pregnancy. *Br Heart J*. 1992; 68: 540-3.

6. Ouzounian JG, Elkayam U. Physiologic changes during normal pregnancy and delivery. *Cardiol Clin*. 2012; 30: 317-29.

7. Sanghavi M, Rutherford JD. Cardiovascular physiology of pregnancy. *Circulation*. 2014; 130: 1003-8.

8. Kinsella SM, Lohmann G. Supine hypotensive syndrome. *Obstet Gynecol*. 1994; 83（5 pt 1）: 774-88.

9. Samways JW et al. Maternal heart rate during the first 48 h postpartum: A retrospective cross sectional study. *Eur J Obst Gynecol Repro Bio*. 2016; 206: 41-7.

10. Debrah DO et al. Relaxin is essential for systemic vasodilation and increased global arterial compliance during early pregnancy in conscious rats. *Endocrinology*. 2006; 147（11）: 5126-31.

11. Weiner CP, Thompson LP. Maternal adaptations to pregnancy: Cardiovascular and hemodynamic changes. *Semin Perinatol*. 1997; 21（5）: 367.

12. Gomez YH, Hudda Z, Mahdi N. Pulse pressure amplification and arterial stiffness in low-risk, uncomplicated pregnancies. *Angiology*. 2016; 67（4）: 375-83.

13. O' Donnell E, Floras JS, Harvey PJ. Estrogen status and the renin angiotensin aldosterone system. *Am J Physiol Regul Integr Comp Physiol*. 2014; 307（5）: R498-500.

14. Meah VL et al. Cardiac output and related hemodynamics during pregnancy: A series of meta-analyses. *Heart*. 2016; 102: 518-26.

15. MacGillivray I, Rose GA, Rowe B. Blood pressure survey in pregnancy. *Clin Sci*. 1969; 37（2）: 395-407.

16. Stander HJ, Cadden JF. The cardiac output in pregnant women. *Am J Obstet Gynecol*. 1932: 24; 13.

17. Bernstein IM, Ziegler W, Badger GJ. Plasma volume expansion in early pregnancy. *Obstet Gynecol*. 2001; 97（5 Pt 1）: 669.

18. Vricella LK. Emerging understanding and measurement of plasma volume expansion in pregnancy. *Am J Clin Nutr*. 2017; 106（suppl 6）: 1620S-25S.

19. De Haas S et al. Physiological adaptation of maternal plasma volume during pregnancy: A systematic review and meta-analysis. *Ultrasound Obstet Gynecol*. 2017; 49: 177-87.

20. Lund CJ, Donovan JC. Blood volume during pregnancy. Significance of plasma and red cell volumes. *Am J Obstet Gynecol*. 1967; 98: 394-403.

21. Milman N et al. Serum erythropoietin during normal pregnancy: Relationship to hemoglobin and iron status markers and impact of iron supplementation in a longitudinal, placebo-controlled study on 118 women. *Int J Hematol*. 1997; 66 (2): 159.

22. Hytten FE, Lind T. Indices of cardiovascular function. In: Hytten FE, Lind T, editors. *Diagnostic Indices in Pregnancy*. Basel: Documenta Geigy; 1973.

23. Chesley LC. Plasma and red cell volumes during pregnancy. *Am J Obstet Gynecol*. 1972; 112: 440-50.

24. Abbassi-Ghanavati M, Greer LG, Cunningham FG. Pregnancy and laboratory studies: A reference table for clinicians. *Obstet Gynecol*. 2009; 114 (6): 1326-31.

25. Cao C, O'Brien KO. Pregnancy and iron homeostasis: An update. *Nutr Rev*. 2013; 71: 35-51.

26. Tabrizi FM, Barjasteh S. Maternal hemoglobin levels during pregnancy and their association with birth weight of neonates. *Iran J Ped Hematol Oncol*. 2015; 5 (4): 211-17.

27. Stephansson O et al. Maternal hemoglobin concentration during pregnancy and risk of stillbirth. *JAMA*. 2000; 284 (20): 2611.

28. Sala C et al. Atrial natriuretic peptide and hemodynamic changes during normal human pregnancy. *Hypertension*. 1995; 25 (4): 631-36.

29. Maternal physiology. In: Cunningham FG, Leveno KJ, Bloom SL et al. editors. *Williams Obstetrics*, 24th ed. McGraw-Hill Education; 2014. p. 47.

30. Suranyi JM et al. Maternal haematological parameters and placental and umbilical cord histopathology in intrauterine growth restriction. *Med Prin and Prac*. 2019; 28 (2): 101-108.

31. Duvekot JJ, Cheriex EC, Pieters FA. Maternal volume homeostasis in early pregnancy in relation to fetal growth restriction. *Obstet Gynecol*. 1995; 85 (3): 361-67.

32. Boer P et al. Measurement of cardiac output by impedance cardiography under various conditions. *Am J Physiol*. 1979; 237 (4): H491-6.

33. Folland ED et al. Assessment of left ventricular ejection fraction and volumes by real-time, two-dimensional echocardiography. A comparison of cineangiographic and radionuclide techniques. *Circulation*. 1979; 60 (4): 760-6.

34. Lee W, Rokey R, Cotton DB. Noninvasive maternal stroke volume and cardiac output determinations by pulsed Doppler echocardiography. *Am J Obstet Gynecol*. 1988; 158 (3 pt 1): 505-10.

35. Mabie WC et al. A longitudinal study of cardiac output in normal human pregnancy. *Am J Obstet Gynecol*. 1994; 170 (3): 849-56.

36. Robson SC et al. Serial study of factors influencing changes in cardiac output during human pregnancy. *Am J Physiol*. 1989; 256 (pt 2): H1060-65.

37. Kim YI, Chandra P, Marx GF. Successful management of severe aortocaval compression in twin pregnancy. *Obstet Gynecol*. 1975; 46: 362-4.

38. Kametas NA, McAuliffe F, Krampl E. Maternal cardiac function in twin pregnancy. *Obstet Gynecol*. 2003; 102 (4): 806.

39. Vinayagam D et al. Maternal hemodynamics in normal pregnancy: Reference ranges and role of maternal characteristics. *Ultrasound Obstet Gynecol*. 2018; 51: 665-71.

40. Grindheim G, Estensen ME, Langesaeter E, Changes in blood pressure during pregnancy: A longitudinal cohort study. *J Hypertension*. 2012: 30; 342-50.

41. Robson SC et al. Haemodynamic changes during the puerperium: A Doppler and M-mode echocardio-

graphic study. *Br J Obstet Gynaecol*. 1987；94：1028-39.

42. Sufrin S et al. Blood pressure in the third trimester of pregnancy. *Mymensingh Med J*. 2016；25（1）：18-22.

43. Iwasaki R et al. Relationship between blood pressure level in early pregnancy and subsequent changes in blood pressure during pregnancy. *Acta Obstet Gynecol Scand*. 2002；81（10）：918-25.

44. Nama V et al. Midtrimester blood pressure drop in normal pregnancy：Myth or reality? *J Hpertension*. 2011；29：763-8.

45. Silva LM et al. No midpregnancy fall in diastolic blood pressure in women with a low educational level. *Hypertension*. 2008；52（4）：645-51.

46. Pickering TG et al. Recommendations for blood pressure measurement in humans and experimental animals. Part 1. Blood pressure measurement in humans：A statement for professionals from the Subcommittee of Professional and Public Education of the American Heart Association Council on High Blood Pressure Research. *Circulation*. 2005；111：697-716.

47. Clark SL et al. Central hemodynamic assessment of normal term pregnancy. *Am J Obstet Gynecol*. 1989；161：1439.

48. Chung E，Leinwand LA. Pregnancy as a cardiac stress model. *Cardiovasc Res*. 2014；101：561-70.

49. McMullen JR，Jennings GL. Differences between pathological and physiological cardiac hypertrophy：Novel therapeutic strategies to treat heart failure. *Clin Exp Pharmacol Physiol*. 2007；34：255-62.

50. Souders CA et al. Pressure overload induces early morphological changes in the heart. *Am J Pathol*. 2012；181：1226-35.

51. Goldstein J，Sites CK，Toth MJ. Progesterone stimulates cardiac muscle protein synthesis via receptor-dependent pathway. *Fert Steril*. 2004；82：430-436.

52. Katz R，Karlner JS，Resnik R. Effects of a natural volume overload state（pregnancy）on left ventricular performance in normal human subjects. *Circulation*. 1978；58：434-41.

53. Diffee GM，Chung E. Altered single cell force-velocity and power properties in exercise-trained rat myocardium. *J Appl Physiol*. 2003；94：1941-8.

54. Schannwell CM et al. Left ventricular hypertrophy and diastolic dysfunction in healthy pregnant women. *Cardiology*. 2002；97：73-8.

55. Umar S et al. Cardiac structural and hemodynamic changes associated with physiological heart hypertrophy of pregnancy are reversed postpartum. *J Appl Physiol*. 2012；113：1253-9.

56. Pierlot CM et al. Pregnancy-induced remodeling of heart valves. *Am J Physiol Heart Circ Physiol*. 2015；309：H1565-78.

57. Pierlot CM，Moeller AD，Lee JM et al. Biaxial creep resistance and structural remodeling of the aortic and mitral valves in pregnancy. *Ann Biomed Eng*. 2015；43：1772-85.

58. Sliwa K et al. Current state of knowledge on aetiology，diagnosis，management，and therapy of peripartum cardiomyopathy：A position statement from the Heart Failure Association of the European Society of Cardiology Working Group on peripartum cardiomyopathy. *Eur J Heart Fail*. 2010；12（8）：767.

59. Reyes-Lagos JJ et al. A comparison of heart rate variability in women at the third trimester of pregnancy and during low-risk labour. *Physiol Behav*. 2015；149：255-61.

60. Musa SM et al. Maternal heart rate variability during the first stage of labor. *Front Physiol*. 2017；8：744.

61. Hendricks CH，Quilligan EJ. Cardiac output during labor. *Am J Obstet Gynecol*. 1956；71：953-72.

62. Adams JQ，Alexander AM. Alterations in cardiovascular physiology during labor. *Obstet Gynecol*.

1958；12（5）：542-8.

63. Laird-Meter K et al. Cardiocirculatory adjustments during pregnancy—An echocardiographic study. *Clin Cardiol*. 1979；2（5）；328-32.

64. Osofsky HJ，Williams JA. Changes in blood volume during parturition and the early postpartum period. *Am J Obstet Gynecol*. 1964；88（3）：396-8.

65. Robson SC et al. Cardiac output during labor. *Brit Med Journal*. 1987；295：1169-72.

66. Lee W et al. Maternal hemodynamics effects of uterine contractions by M-mode and pulsed-Doppler echocardiography. *Am J Obstet Gynecol*. 1989；161：974-7.

67. Ueland K，Hansen JM. Maternal cardiovascular dynamics. Ⅲ. Labor and delivery under local and caudal analgesia. *Am J Obstet Gynecol*. 1969；103：8-18.

68. Henricks CH. The hemodynamics of uterine contraction. *Am J Obstet Gynecol*. 1958；76：969-81.

69. Ueland K，Hansen JM. Maternal cardiovascular dynamics. Ⅱ. Posture and uterine contractions. *Am J Obstet Gynecol*. 1969；103：1-7.

70. Ouzounian JG et al. Systemic vascular resistance index determined by thoracic electrical bioimpedance predicts the risk for maternal hypotension during regional anesthesia for cesarean delivery. *Am J Obstet Gynecol*. 1996；174：1019.

71. Langesaeter E，Gibbs M，Dyer RA. The role of cardiac output monitoring in obstetric anesthesia. *Curr Opin Anes*. 2015；28（3）：247-53.

72. Dyer RA et al. Comparison between pulse waveform analysis and thermodilution cardiac output determination in patients with severe pre-eclampsia. *Br J Anaesth*. 2010；106：77-81.

73. Kuhn JC，Falk RS，Langesaeter E. Hemodynamic changes during labor：Continuous minimally invasive monitoring in 20healthy parturients. *Int J Obstet Anesth*. 2017；31：74-83.

74. Nishmura RA，Tajik AJ. The Valsalva maneuver and response revisited. *Mayo Clin Proc*. 1986；61：211-17.

75. Regitz-Zagrosek V et al. ESC Guidelines on the management of cardiovascular diseases during pregnancy：The Task Force on the Management of Cardiovascular Diseases during Pregnancy of the European Society of Cardiology（ESC）. *Eur Heart J*. 2011；32：3147-97.

76. Summers RL et al. Theoretical analysis of the effect of positioning on hemodynamic stability during pregnancy, *Acad Emerg Med*. 2011；18：1094-8.

77. Cauldwell M et al. The management of the second stage of labour in women with cardiac disease：A mixed methods study. *Int J Cardiol*. 2016；222：732-6.

78. Elkayam U，Gleicher N. Hemodynamics and cardiac function during normal pregnancy and the puerperium. In：Elkayam U，Gleicher N, editors. *Cardiac Problems in Pregnancy*, 3rd ed. New York：Wiley-Liss；1998，pp. 3-15.

79. Kjeldsen J. Hemodynamic investigations during labour and delivery. *Acta Obstet Gynecol Scand Suppl*. 1979；89：1.

80. Ueland K. Maternal cardiovascular dynamics VⅡ. Intrapartum blood volume changes. *Am J Obstet Gynecol*. 1976；126：671-77.

81. Hansen JM，Ueland K. The influence of caudal analgesia on cardiovascular dynamics during normal labor and delivery. *Acta Anaesthesiol Scand*. 1966；23（suppl）：449-52.

82. Tihtonen K et al. Maternal hemodynamics during cesarean delivery assessed by whole-body impedance cardiography. *Acta Obstet Gynecol Scan*. 2005；84（4）：355-61.

83. Ram M et al. Cardiac hemodynamics before，during and after elective cesarean section under spinal anesthesia in low-risk women. *J Perinatol*. 2017；37（7）：793-9.

84. Langesæter E, Dyer RA. Maternal haemodynamic changesduring spinal anaesthesia for caesarean section. *Curr Opin Anaesthesiol*. 2011; 24（3）: 242-8.

85. Prowse CM, Gaensler EA. Respiratory and acid-base changes during pregnancy. *Anesthesiology*. 1965; 26: 381-92.

86. Milne J, Howie A, Pack A. Dyspnea during normal pregnancy. *Br J Obstet Gynaecol*. 1978; 85: 260-63.

87. Monga M, Mastrobattista JM. Maternal cardiovascular, respiratory and renal adaptation to pregnancy. In: Creasy RK, Resnik R, Iams JD, Lockwood CJ, Moore TR, Greene MF, editors. *Creasy and Resnik's Maternal Fetal Medicine*, 7th ed. Philadelphia: Elsevier Saunders; 2014: 93-99.

88. Choi, HS et al. Dyspnea and palpitation during pregnancy. *Korean J Int Med*. 2001; 16（4）: 247-9.

89. Cutforth R, MacDonald CB. Heart sounds and murmurs in pregnancy. *Am Heart Journal*. 1966; 71（6）: 741-7.

90. M S, S C, Brid SV. Electrocradiographic QRS axis, Q wave and T-wave changes in 2nd and 3rd trimester of normal pregnancy. *J Clin Diagn Res*. 2014; 8（9）: BC17-21.

91. Oram S, Holt M. Innocent depression of the S-T segment and flattening of the T-wave during pregnancy. *J Obstet Gynaecol Br Emp*. 1961; 68: 765.

第4章

孕前护理：心脏风险的优化

要 点

- 随着医学和外科领域的进步，筛查出患心脏病的育龄期女性越来越多
- 先天性心脏病是妊娠期最常见的心脏疾病，该疾病需要被具有成人先天性心脏病专业知识的多学科团队进行诊疗管理
- 修订版的世界卫生组织风险分级应用更广泛，且是最简便的风险评分量表
- 不推荐处于风险等级第四级（修订版世界卫生组织指南）的女性妊娠
- 避孕咨询应成为有心脏病史育龄女性临床管理的一个主要部分

引言

出生时患有或未来可发展为心脏病的育龄女性人数在逐步增加，每10年该数字还将继续增加。虽然具体数据尚未获知，但随着医学和外科技术的发展，越来越多患心脏病的育龄期女性得以发现。因此，所有相关医疗人员的一个重要任务是关注心脏病患者的妊娠风险问题，包括先天性心脏病（congenital heart disease，CHD）、获得性心脏病及心脏移植患者；这些患者备孕时必须接受孕前咨询以确保安全；患者需要了解自身及胎儿存在的实际或潜在风险，以及避免意外妊娠的重要性。对于心脏科和产科医师来说，已开发的一些风险评分表可帮助指导疾病管理。本章总结了使用风险评估模型对患者进行妊娠风险建议的重要性。

第一节 疾病的范畴

在发达国家，尽管发病率较低，但心血管疾病仍是导致孕产妇死亡最主要的原因。CHD的发病率占人口总数的0.8% ～ 1.5%，是产科临床工作中最常见的心脏疾病。虽然大多数患有轻度CHD的女性能顺利度过妊娠期，但那些在儿童时期就接受过手术修补的中度及复杂性CHD患者，随着年龄增长可能会出现手术后遗症。因此，很难仅仅根据这些患者的原发性缺陷对其进行分类，因为许多人可能有发生并发症的风险，如心室功能障碍、心律失常或血栓栓塞事件。对于接受过手术修补的复杂性CHD女性，如患有单心室循环（Fontan palliatio手术）或大动脉转位（Mustard，Senning手术），或发绀型心脏病，其分娩期间和产后发生并发症的风险更高。对于持续发绀（氧饱和度≤85%）、合并/不合并肺动脉高压，或有严重的左心室流出道梗阻（压差＞60 mmHg）及严重心室功能障碍的女性，不建议妊娠。

虽然CHD更常见，但那些获得性心脏病患者在分娩期间的死亡风险更高，这些患者包括患有缺血性心脏病、主动脉病变、各种心肌病、高血压和需要抗凝治疗的瓣膜性心脏病。

此外，在过去的20～30年，接受心脏移植的儿童数量增加了，因此，现在和将来这些接受心脏移植且具备妊娠需求的年轻女性同样会增加。据报道，目前女性心脏移植患者约占患者总数的20%，其中年龄在18～39岁的患者占25%。虽然有成功妊娠的报道，但大多数患者都出现了妊娠期高血压疾病、早产、移植物排斥反应和（或）感染等并发症。

第二节　孕前咨询

近年来，向女性提供妊娠安全方面的建议一直是一项具有挑战性的任务。在过去的近30年间，有关孕前咨询的文献已经从专家意见和病例报告发展到多中心研究和国际注册机构的累积数据。因此，目前越来越多基于证据的数据，使我们得以对患者的妊娠安全提出建议。但未阐明的是，妊娠对复杂心脏病患者的长期生存所构成的潜在风险究竟有多大。CHD患者长期预后的相关报道表明，对于大多数患者来说，妊娠的影响在分娩后一年内就会消退；而对于小部分患者来说，妊娠的后续影响可能会久一些，但不会对长期生存产生持久的影响。

第三节　产妇和胎儿的风险评估

虽然我们对各种心脏疾病的妊娠相关结局了解越来越多，但仅根据心脏病变来确定临床风险仍是一大难题。因此，为了确定产妇的风险，医师必须根据一些参数对患者进行评估（表4.1），其中不仅包括母亲的原发疾病，还包括与原发性缺陷相关的所

表4.1　妊娠风险评估之母体因素

- 原发性心脏缺损（非发绀型心脏病 vs 发绀型心脏病）
- 遗传障碍（22q缺失、Turner综合征、马方综合征）
- 手术治疗
  - 非手术治疗
  - 矫正治疗
    - 置入人造瓣膜
    - 手术修补后残余分流情况
- 药物治疗（如ACE抑制剂、抗凝血药）
- 合并症（如糖尿病、甲状腺功能异常）
- 具有仪器（起搏器、内部除颤器）
- 病灶/手术造成的残留影响和（或）后遗症
  - 发绀　　　　　　心律失常
  - 肺动脉高血压　　系统性高血压
  - 梗阻　　　　　　心室功能障碍
- 社会因素
  - 能够在有管理心脏病患者临床经验的医疗机构得到治疗
  - 地理距离
  - 患者的依从性

来源：改编自 Canobbio MM.*Prog Pediatr Cardiol*.2004；19：1-3.

有残余影响，如心室功能减退、心律失常病史、既往外科或介入干预措施。对既往病史的全面回顾还应包括可能影响妊娠的任何非心血管合并症，例如甲状腺疾病、糖尿病；兴奋性药物/酒精和大麻制品的使用史，尤其是四氢大麻酚（tetrahydrocannabinol，THC）（可通过胎盘传输）。病史还必须考虑许多社会因素，如既往治疗的依从性、到医师办公室和医院的地理距离，以及患者配偶和家庭的支持，后者需要引起特别关注，如果其分娩后出现临床症状，患者很难照顾新生子女，那么我们认为该患者为高风险。

一、产妇风险评估

产妇风险评估以上述几个因素为基础，一些预测因子正在研究中，最新的各种风险评估模型已被验证可用于产妇。

1.心功能容量　使用纽约心脏协会（New York Heart Association，NYHA）分类标准的产妇心功能容量传统上被用作产妇和胎儿预后的预测因子。因此，据报道，NYHA Ⅰ级和Ⅱ级的产妇死亡率低于1%（0.4%），而Ⅲ～Ⅳ级的产妇死亡率可能为5%～15%。然而，这个系统的主要局限性是评估标准基于主观，而不是临床数据。

2.风险评分量表　在过去20年里，为了更好地预测妊娠期间发生心脏并发症的可能性，已经出现了大量妊娠风险评分量表。

（1）CARPREG：首个针对患有各种心脏疾病妊娠女性的风险评分系统称为妊娠期心脏病风险指数（cardiac disease in pregnancy risk index，CARPREG）。这是一项基于人群的研究，以4个具体指标为基础，评估孕妇不良事件的风险（表4.2）。以下每个指标各得1分，包括心功能容量较差（NYHA＞Ⅱ）、发绀（＜90%）、左心室收缩功能障碍、左心梗阻和孕前心脏病病史（包括心律失常、脑卒中或肺水肿）。因此，风险指数为0时发生不良事件的风险估计为5%，而风险指数为1时风险则上升至27%，当风险指数＞1时，发生不良事件的可能性为75%。在过去20年里，尽管据报道该指数具有局限性，包括它是疾病导向性的，而不是病变特异性的，因此它排除了出生时患有先天性心脏病、肺动脉高压和人工瓣膜的患者，但其一直是应用最广泛的指标。

（2）ZAHARA：ZAHARA分级（Zwangerschap bij vrouwen met een Aangeborednit HARtAfwijking-Ⅱ），是为先天性心脏病患者和使用机械人工心脏瓣膜患者设计的二次回顾性研究。此外，它还确定了其他预测因子，如妊娠前使用治疗心脏病的药物、未修复的发绀型心脏病，以建立妊娠风险评分（表4.2）。

虽然CARPREG Ⅰ和ZAHARA分类都被认为是重要的风险评估系统，它们也会局限于各自的研究人群以及回顾性和小样本研究的性质，但可以确定影响妊娠结局的母体和胎儿的重要风险预测因素，这些因素包括既往心脏病病史、左心梗阻（二尖瓣面积＜2 cm²，主动脉瓣面积＜1.5 cm²，左心室流出道峰值压差＞30 mmHg）、系统性心室收缩功能降低和NYHA心功能基线等级＞Ⅱ级。

表4.2 妊娠风险分层方法

危险分层指数	分类/预测因子	风险评分
WHO分类：包括获得性和先天性心脏病女性的4个级别的评分指数	Ⅰ级：孕妇死亡率没有明显增加，发病率为0/轻微增加 Ⅱ级：孕妇死亡率小幅上升或发病率略有上升 Ⅲ级：孕妇死亡率或发病率显著增加 Ⅳ级：禁止妊娠	WHO的分类范围从极低风险（Ⅰ级）到最高风险（Ⅳ级）
CARPREG I：心脏病女性的评分指数	妊娠前心脏事件史（心力衰竭、脑卒中）或心律失常：1分 NYHA心功能基线等级＞Ⅱ级或发绀：1分 左心梗阻：1分 二尖瓣面积：＜2 cm² 主动脉瓣面积：＜1.5 cm² 系统性心室功能降低（射血分数＜40%）：1分	CARPREG Ⅰ对每个CARPREG预测因子的风险评分： 0分：5% 1分：27% ＞1分：75%
ZAHARA：先天性心脏病评分指数	心律失常病史：1.5 NYHA心功能基线等级≥Ⅱ级：0.75 左心梗阻：2.5分（主动脉峰值压差＞50 mmHg，主动脉瓣面积＜1.0 cm²） 妊娠前使用治疗心脏病的药物：1.5 中/重度系统性房室瓣反流：0.75 中/重度肺动脉瓣下反流：0.75 机械瓣膜：4.5 发绀型心脏病：1.0	ZAHARA：8个危险因素中最高值或总分值：13分 每个因素分别进行加分，分值为0.75～4.5分。高于3.51分是发生心脏事件的最高风险级别，发生心脏事件的风险为70%

（3）世界卫生组织（World Health Organization，WHO）风险分级修订版：WHO风险分级修订版应用更加广泛，且是使用最简便的风险评分量表。作为一项经过验证的大型前瞻性研究，它整合了所有已知孕妇心血管风险预测因子和各种类型的心脏病，并考虑了包括合并症和功能性疾病在内的病史；该分类被欧洲心脏病学会（ESC）推荐为最可靠用于确定患有心脏病女性的妊娠风险评估方法；它由4个等级组成：WHO风险分类Ⅰ级代表低风险，WHO风险分类Ⅱ级是中度风险，WHO风险分类Ⅲ级即高风险，以及WHO风险分类Ⅳ级提示因危险性极高而禁止妊娠（表4.3）。

（4）CARPREG Ⅱ：由于CARPREG原始评分系统的局限性，即它排除了人工心脏瓣膜和主动脉病变，以及可能影响妊娠结局的其他因素比如吸烟，以及与患者管理相关的因素，一个更全面的风险分层指数出现了。Silversides等已确定了10个关于孕妇合并症的预测因子，补足了最新风险指数CARPREG Ⅱ。总结见表4.4。CARPREG Ⅱ包括5个一般预测因子，包括患者病史（如心律失常）、体格检查、包括机械瓣膜在内的4个特定病变、主动脉病变和诊治经过。CARPREG Ⅱ还参考并纳入了直接或间接影响妊娠结局的其他因素，包括患者的依从性和获得治疗的机会；这些因素加上患者的心脏状况，使我们能够更全面地判定妊娠风险水平，以降低不良结果的可能性；它进一步强调了制订个体化风险评估的重要性，不仅包括临床预测因素，还包括母体其他合并症和生活方式。

二、胎儿/新生儿风险评估

孕妇心功能分级是胎儿死亡率的主要决定因素，胎儿死亡率可从无症状孕妇的0风险递增到NYHA分级和WHO风险分级Ⅲ级和Ⅳ级孕妇的20%～30%。有心脏疾病的孕妇中有34%出现围生期并发症，而对照组中这一比例为15%。最常见的并发症是早产和小于胎龄儿，占61%；心脏病产妇组的平均出生体重和出生体重百分位数都明显低于对照组。

母体发绀，心排血量减少，将威胁胎儿的生长发育和生存能力。发绀型心脏病母亲所生的婴儿通常为小于胎龄儿，经常早产（见下文），自然流产率很高，并且与母体低氧血症程度大致同步增加。

表4.3　世界卫生组织孕妇心血管风险分级修订版

妊娠风险种类	风险描述	孕妇风险因素
WHO Ⅰ级	孕妇死亡率没有明显增加，发病率没有/轻微增加 孕妇心脏事件发生率5.7%～10.5%	简单型/轻微肺动脉狭窄、PDA、二尖瓣脱垂 单一病变修复成功（ASD，VSD，PDA，肺静脉回流异常） 孤立性心房或心室异搏
WHO Ⅱ级	孕妇死亡率小幅上升，发病率轻度上升 孕妇心脏事件发生率2.5%～5%	（如果其他方面情况良好且不复杂） 未手术的ASD，VSD已修补的TOF 大多数心律失常
WHO Ⅱ～Ⅲ级	孕妇死亡率/发病率风险中度增加 产妇心脏事件发生率10%～19%	轻度左心室受损 肥厚型心肌病 先天性或组织瓣膜病（考虑不是Ⅰ级或Ⅳ级风险） 无主动脉扩张的马方综合征 二尖瓣主动脉瓣病变伴主动脉扩张<45 mm 主动脉缩窄修复后
WHO Ⅲ级	孕妇死亡率或严重并发症的发病率显著增加 需要专家咨询 在妊娠期间，整个妊娠期、分娩和产褥期都需要加强心脏专科和产科监护 孕妇心脏事件发生率为9%～27%	机械瓣膜 系统性右心室 Fontan循环术 发绀型心脏病（未修复） 其他复杂型先天性心脏病 马方综合征伴主动脉扩张40～45mm 二尖瓣主动脉瓣病变伴主动脉扩张45～50 mm
WHO Ⅳ级	孕妇死亡率或严重并发症的发病率极高 禁止妊娠 如果妊娠，应该讨论终止妊娠 如果继续妊娠，临床护理应遵循第三级建议 孕妇心脏事件发生率为40%～100%	肺动脉高压（任何原因） 严重的系统性心室功能不全（左室射血分数<30%，NYHA Ⅲ～Ⅳ级） 既往围生期心肌病合并左心室功能残留性损害 严重二尖瓣狭窄，严重有明显症状的主动脉狭窄 马方综合征主动脉扩张>45mm 二尖瓣主动脉瓣病变伴主动脉扩张>50 mm先天性重度主动脉狭窄

来源：Modified from Regitz-Zagrosek V et al.*Eur Heart J Eur Heart J*.2018；39：3165-241；Canobbio MM et al.*Circulation*.2017；135：e50-8；Thorne S et al.*Heart*.2006；92：1520-5；Jastrow N et al.*Int J Cardiol*.2011；151（2）：209-13.

缩写：ASD＝房间隔缺损；NYHA＝纽约心脏协会；PDA＝动脉导管未闭；TOF＝法洛四联症；VSD＝心室隔缺损；WHO＝世界卫生组织

表4.4a　CARPREG Ⅱ心脏病孕妇发生不良事件的预测因子

病史	孕前心脏病病史
	NYHA心功能基线等级Ⅲ/Ⅳ级
	孕前无治疗心脏病的干预措施
体格检查	发绀（静息状态下饱和度＜90%）
特殊病灶	机械瓣膜
	冠状动脉疾病
	高风险主动脉疾病
影像	系统性心室功能障碍
	高危左心瓣膜病或左心室流出道梗阻
	肺动脉高血压
围生期保健	第一次产检过晚
其他变量	罕见的或研究较少的心脏疾病
	其他孕产妇合并症（如高龄产妇、高血压、肥胖）
	药物（如抗凝血药）
	其他心脏检查结果（心肺影像检查或磁共振影像学检查）
	不孕治疗
	患者的依从性
	患者获得医疗服务的机会和医疗质量

来源：Silversides CK et al.*J Am Coll Cardiol*.2018；71：2419-30.引用已经过许可

表4.4b　CARPREG Ⅱ风险预测指数：心脏不良事件发生率

预测因子	分值
既往心脏病史	3
NYHA心功能基线等级Ⅲ～Ⅳ级	3
机械瓣膜	3
心室功能障碍	2
高危左心瓣膜病	2
肺动脉高血压	2
冠状动脉疾病	2
高危主动脉病变	2
既往无心脏介入治疗	1
妊娠风险评估时间较晚	1
原发性心脏不良事件的风险预测指数	
0～1分（5%）	
2分（10%）	
3分（15%）	
4分（22%）	
＞4分	

来源：Silversides CK et al.*J Am Coll Cardiol*.2018；71：2419-30.引用已经过许可

额外的风险在后代中以先天性心脏病复发的形式出现。通常认为，如果母亲患病，其后代患先天性心脏病的风险会比普通人增加10倍。遗传的确切风险各不相同，但一般认为所有缺陷的复发风险均为3% ～ 7%；然而，左心阻塞性病变患者后代的复发风险会更高。

建议对确诊或疑似胎儿染色体异常的患者进行遗传筛查。常染色体显性疾病包括22q11缺失、马方综合征、Noonans综合征和Holt-Oram综合征，复发率为50%。应当向女性提供孕前遗传咨询，特别是针对那些合并多种先天性心脏病的患者，以确保在充分知情的情况下决定是否继续妊娠。对于患有Turner综合征、22q缺失综合征等常染色体显性遗传疾病，心脏缺损复发家族史或担心药物暴露的患者，咨询遗传学家对于确定复发或胎儿畸形的风险同样重要。对于已经妊娠的患者，遗传咨询应在12 ～ 16周时开始，可以为父母提供指导，以决定继续或终止妊娠。

第四节　孕前咨询：了解短期风险和长期风险

从青春期开始一直持续到整个生育阶段，患有心脏病的女性需要了解到一点，即对多数患有结构性心脏病或获得性心脏病女性来说，妊娠的风险可能是低到中等的，但计划妊娠仍然非常重要，患者应该定期与心脏专科医师讨论妊娠的具体风险；应该进一步解释的是，对于大多数有心脏疾病的女性，无论其是否打算妊娠，都有可能妊娠，因此必须采取避孕措施，以避免意外妊娠。

无论患者是否有性生活，建议她选择适当的避孕方法是非常重要的，对于青少年来说，这些讨论应该有他们父母的参与，如此，父母不仅可以为女儿持续强调和解释妊娠计划的重要性，而且还可以鼓励他们日益成长的女儿提出相关成长问题。

无论是否考虑妊娠，每个女性都应该被告知潜在的问题，比如由心脏缺陷/紊乱引起的心律失常和心室功能不全，以及其所服用的药物对胎儿发育造成的任何风险。高危患者需要意识到产科并发症风险的增加，包括早产、胎膜早破（premature rupture of membranes，PROM）和胎儿生长受限（intrauterine growth retardation，IUGR）。患者还必须了解，当她开始备孕时，她应当接受诊断性评估，以确定其潜在的临床状况和妊娠风险。评估还为孕妇提供了一个机会，以识别和纠正任何未修复或残留的心脏缺陷，以及治疗任何并发症，如心律失常，以改善受孕前的心功能。

一、多学科诊疗模式

一旦患者决定妊娠，她应该与配偶/伴侣一起去和心脏专科医师会面，再次评估妊娠的风险，并确定她需要的产科护理等级。对那些处于WHO分级Ⅱ～Ⅲ级的女性，还需要讨论其适合哪个级别的护理，并确定是否有任何非心脏病因素阻碍其获得经验丰富的多学科诊疗模式管理整个妊娠期（表4.5）。在不具备多学科诊疗的地区，可启动与区域性医疗中心共同护理的模式，以诊疗高风险心脏病患者。

表4.5 多学科途径管理心脏病患者[a]

WHO Ⅰ级-低风险	
心脏病专家（普通）	
产科医师（普通或高风险）	
麻醉医师（产科）	
遗传学专家	
WHO Ⅱ级-中级风险	
心脏病专家［普通和（或）ACHD专家会诊］	
产科医师（普通或高风险）	
麻醉医师（产科）	
遗传学专家	
WHO Ⅲ级-中高级风险	
心脏病专家：（专家：ACHD，HF，HTX，EP）	
产科医师（高级）	
麻醉医师（产科或心脏科）	
遗传学专家	
新生儿专家	
WHO Ⅳ级-超高风险	
心脏病专家：（专家：ACHD，HF，HTX，EP）	其他
产科医师（高风险）	特护医师
麻醉医师（心脏）	心脏外科医师
遗传学专家	专科医师
新生儿专家	呼吸内科医师
社工支持	血液病医师

缩写：ACHD＝成人先天性心脏病；HF＝心力衰竭；HTX＝心脏移植；EP＝电生理学家
[a] 多学科团队根据患者的需要而个性化定制

二、诊断性检验方法

　　理想情况下，诊断性评估应在孕前进行，但实际上，它通常是在非计划妊娠患者中开展的。诊断性检验方法因人而异；然而，大多数患者需要至少进行心电图、超声心动图和运动负荷试验。妊娠期间运动能力＞80%被认为是成功妊娠的良好预后指标。

　　常规实验室检查（血常规、血清电解质和尿检）、肾功能和肝功能以及甲状腺功能检查（促甲状腺激素）应作为基础检查，尤其是怀疑心室功能低下的患者。除此之外，还须了解在妊娠期间，患者脑钠肽（brain natriuretic peptide，BNP）的水平是未孕女性的2倍。然而，在患有心脏病的孕妇中，BNP水平被证明是孕产妇不良心血管事件的预测因子。

其他检查，如磁共振成像（magnetic resonance imaging，MRI）或计算机断层扫描（computed tomography，CT）可用于主动脉病变的综合评估（表4.6）。

表4.6　孕前诊断性检验

诊断性检验	全部病例	选择病例
心电图	♥	
超声心动图	♥	
运动负荷试验	♥	
血常规；电解质、肾、肝功能、TSH、BNP	♥	
X线胸片		♥呼吸急促
动态心电图或长时程心电监护		♥心悸，晕厥
CT血管造影		♥主动脉瓣病变、动脉粥样硬化
MR成像/MR血管造影		♥心肌病、主动脉病变
左/右心导管术		♥肺动脉高压，冠状动脉疾病

三、药品审查

在这个阶段，任何对胎儿有致畸作用的药物，如华法林、血管紧张素转化酶抑制剂或血管紧张素受体拮抗剂，均可停用和（或）替换。

四、长期影响

最后，对于高危孕产妇来讲，还有非常重要的一点就是她本人、伴侣及家人不仅要意识到妊娠对心血管系统产生的风险，而且要了解到孕产妇心功能的不确定性可能影响妊娠结局，同时也会存在缩短寿命的潜在风险。

鉴于心脏疾病的复杂性，允许继续妊娠和（或）管理妊娠的决定应该由多方面一起努力，包括患者及其配偶/伴侣以及多学科诊疗小组的加入，该小组应由心脏病专家、接受过母胎医学培训的产科医师、麻醉医师和遗传学家组成，他们具有管理心脏病患者丰富的知识和经验；从一开始就采用团队的诊疗方法可确保准父母做出明智决定。

五、避孕

避孕咨询应成为有心脏病病史的育龄女性临床管理的一个组成部分。无论患者是否处于性活跃期，我们都应该根据她的心脏病病史指导其安全的避孕方法。因为没有既完全有效又完全没有副作用的避孕方法，避孕方法的选择必须因人而异，需要考虑到原发性心脏缺陷、相关的手术干预，以及该患者可能出现的相关并发症和治疗药物。

对于WHO风险分级1级的女性，大多数避孕方法都可以使用。对于处于WHO分级2、3、4级的女性来说，存在的风险因其缺陷或并发症的不同而有差异。表4.7和表4.8列出了各种心脏疾病存在的心血管风险。

表4.7 各种心脏疾病状况下联合使用激素避孕药的WHO风险等级

WHO 1级 可频繁使用	WHO 2级 可广泛使用	WHO 3级 须谨慎使用		WHO 4级 不可使用
轻度瓣膜病变； 二尖瓣脱垂伴 　轻度二尖瓣 　反流； 二尖瓣主动脉 　瓣功能正常； 轻度肺动脉狭 　窄； 修复性缩窄， 　无高血压或 　动脉瘤； 儿童期单纯先 　天性心脏病 　变修复成功， 　无后遗症	人工瓣膜修复，无WHO 2、 　3级特征； 单纯性轻度先天性二尖瓣和 　主动脉瓣疾病； 除房颤或房扑以外的大多数 　心律失常； 肥厚型心肌病缺乏任一WHO 　3或4级特征； 包括围生期心肌病在内的既 　往心肌病，完全康复； 单纯性马方综合征； 先天性心脏病无任何WHO 3 　或4级特征； 小的左向右分流不可逆的心 　脏生理病变，如小的室间 　隔缺损	血栓风险，即 　使应用华 　法林也可 　能出现； 其他风险： 　反常栓塞	人工机械瓣膜： 　双叶瓣 既往血栓栓塞史； 房性心律失常； 左心房扩张 　（0.4cm）； 左向右分流电位 　逆转：未手术 　的ASD	机械瓣膜，Bjork Shiley， 　Starr Edwards，任何三 　尖瓣缺血型心脏病； 任何原因引起的肺动脉高 　压； 任何原因引起的扩张型心 　肌病和左心室功能不 　全 左心室射血分数，30% Fontan循环； 既往动脉炎累及冠状动 　脉，如川崎病； 发绀型心脏病；肺AVM

来源：引自Thorne S et al.*Heart*.2006；92：1520-5.引用已经过许可

缩略词：ASD＝房间隔缺损；AVM＝动静脉畸形

表4.8 单纯孕激素避孕方法的心血管风险

方法	心脏病	WHO风险
孕激素避孕（POP）片	所有心脏病患者	1级（高危妊娠者不推荐）
去氧孕烯	所有心脏病患者	1级（服用华法林者慎用）
Levonelle 紧急避孕药		1级
醋酸甲羟孕酮注射针	除患心内膜炎风险较高的所有心脏病患者	3级
宫内节育器（IUD）	肺动脉高血压；Fontan术后或其他对迷走神经反应 耐受性差的情况	3级
皮下植入剂	所有心脏病患者	1级

来源：Thorne S et al.*Heart*.2006；92：1520-5.引用已经过许可

第五节 妊娠备选方案

一些患者会被建议不要妊娠，而对其他一些人来说，受孕并非易事，这就促使其寻求其他生育途径。

对于难以受孕的夫妇来说，辅助生殖技术（assisted reproductive technology，ART），包括体外受精和相关的胞质内单精子注射、宫内授精或诱导排卵已被广泛应用，经这些技术出生的婴儿占全世界所有出生婴儿的2%。尽管ART在无子女夫妇中得到越来越广泛的应用，但它对母亲及她们未来的后代（包括多胎妊娠）并不是没有副作用和并发症。在一项研究中，孕产妇严重的发病风险包括严重产后出血、收住ICU和败血症。体外受精是孕产妇发生严重并发症或死亡最常见的原因，而这种风险的增加在无创不孕不育治疗中并不明显。

此外，CHD患病率的增加也要特别关注。虽然最近的研究没有明确证据表明ART治疗会增加CHD的风险，然而另一项研究报告称，体外受精是CHD的独立危险因素。

对于患有CHD或其他获得性心脏疾病的女性，目前还没有关于使用ART安全性的指导方针或建议。对于患有复杂性CHD的女性，使用激素注射来促排卵恐会引起血栓风险。因此，在接受治疗之前，夫妻双方应与心脏病专家和生殖专家交流讨论辅助生殖技术的潜在风险；患有CHD或其他染色体显性疾病的女性应与遗传学家进行交流讨论确定因其心脏问题和服用药物而可能发生的风险以及对胎儿产生的风险，这些都是非常有必要的。

（童嘉宁 牛建民 译）

参 考 文 献

1. Cantwell R et al. Saving Mothers' Lives：Reviewing maternal deaths to make motherhood safer：2006-2008. The Eighth Report of the Confidential Enquiries into Maternal Deaths in the United Kingdom. *BJOG*. 2011；118（Suppl. 1）：1-203.

2. Szamotulska K，Zeitlin J. What about the mothers? An analysis of maternal mortality and morbidity in perinatal health surveillance systems in Europe. *BJOG*. 2012；119：880-9.

3. Khairy P et al. Changing mortality in congenital heart disease. *J Am Coll Cardiol*. 2010；56：1149-57.

4. Knight M et al. （eds.）on behalf of MBRRACE-UK. *Saving Lives，Improving Mothers' Care—Surveillance of Maternal Deaths in the UK 2012-14 and Lessons Learned to Inform Maternity Care from the UK and Ireland Confidential Enquiries into Maternal Deaths and Morbidity 2009-2014*. Oxford：National Perinatal Epidemiology Unit，University of Oxford；2016.

5. van Hagen IM et al. Global cardiac risk assessment in the registry of pregnancy and cardiac disease：Results of a registry from the European Society of Cardiology. *Eur J Heart Fail*. 2016；18：523-33.

6. Greutmann M，Pieper PG. Pregnancy in women with congenital heart disease. *Eu Heart J*. 2015；36：2491-9.

7. Regitz-Zagrosek V et al. 2018 ESC guidelines on the management of cardiovascular diseases during pregnancy. *Eur Heart J*. 2018；39：3165-241.

8. Roos-Hesselink JW et al. on behalf of the ROPAC Investigators. Outcome of pregnancy in patients with structural or ischaemic heart disease：Results of a registry of the European Society of Cardiology. *Eur Heart J*. 2013；34：657-65.

9. Canobbio MM et al. Management of pregnancy in patients with complex congenital heart disease. A scientific statement for healthcare professionals from the American Heart Association. *Circulation*. 2017；135：e50-8.

10. Drenthan W et al. Pregnancy and delivery in women after Fontan palliation. *Heart*. 2006；92：1290-4.

11. Gouton M et al. Maternal and fetal outcomes of pregnancy with Fontan circulation：A multicentric ob-

servational study. *Int J Cardiol*. 2015；187：84-9.

12. Canobbio MM，Morris CD，Graham TP，Landzberg MJ. Pregnancy outcomes after atrial repair for transportation of the great arteries. *Am J Cardiol*. 2006；98：668-72.

13. Trigas V et al. Pregnancy-related obstetric and cardiologic problems in women after atrial switch operation for transposition of the great arteries. *Circ J*. 2014；78：443-9.

14. Ruys TEP，Cornette J，Roos-Hesselink JW. Pregnancy and delivery in cardiac disease. *J Cardiol*. 2013；61：107-12.

15. Lund LH et al. The Registry of the International Society for Heart and Lung Transplantation：Thirtieth official adult heart transplant report—2013；focus theme：Age. *J Heart Lung Transplant*. 2013；32（10）：951-64.

16. McKay DB et al. Reproduction and transplantation：Report on the AST Consensus Conference on Reproductive Issues and Transplantation. *Am J Transpl*. 2005；5（7）：1592-9.

17. Armenti VT，Constantinescu S，Moritz MJ，Davison JM. Pregnancy after transplantation. *Transplant Rev*. 2008；22：223-40.

18. Armenti VT et al. Report from the National Transplantation Pregnancy Registry（NTPR）：Outcomes of pregnancy after transplantation. *Clin Transplants*. 2004：103-14.

19. Siu SC et al. Prospective multicenter study of pregnancy outcomes in women with heart disease. *Circulation*. 2001；104：515-21.

20. American College of Obstetricians and Gynecologists. Marijuana Use During Pregnancy and Lactation. *ACOG Committee Opinion Number 722*，October 2017.

21. Balci A et al. Prospective validation and assessment of cardiovascular and offspring risk models for pregnant women with congenital heart disease. *Heart*. 2014；100（17）：1373-81.

22. Elkayam U. How to predict pregnancy risk in an individual woman with heart disease. *J Am Coll Cardiol*. 2018；71：2431-3.

23. Drenthen W et al. ZAHARA Investigators：Predictors of pregnancy complications in women with congenital heart disease. *Eur Heart J*. 2010；31：2124-32.

24. Thorne S，MacGregor A，Nelson-Piercy C. Risks of contraception and pregnancy in heart disease. *Heart*. 2006；92：1520-5.

25. Khairy P et al. Pregnancy outcomes in women with congenital heart disease. *Circulation*. 2006；113：517-24.

26. Jastrow N et al. Prediction of complications in pregnant women with cardiac diseases referred to a tertiary center. *Int J Cardiol*. 2011；151（2）：209-13.

27. Elkayam U，Goland S，Pieper PG，Silverisde CK. High-risk cardiac disease in pregnancy：Part I. *J Am Coll Cardiol*. 2016；68（4）：396-410.

28. Silversides CK et al. Pregnancy outcomes in women with heart disease. The CARPREG Ⅱ study. *J Am Coll Cardiol*. 2018；71：2419-30.

29. Wada H et al. analysis of maternal and fetal risk in 584 preg-nancies with heart disease. *Nippon Sanka Fuminka Gakkai Zasshi*. 1996；48：255-62.

30. Drenthen W et al. Outcome of pregnancy in women with con-genital heart disease：A literature review. *J Am Coll Cardiol*. 2007；49：2303-11.

31. Gelson E et al. Effect of maternal heart disease on fetal growth. *Obstet Gynecol*. 2011；117：886-91.

32. Presbitero P et al. Pregnancy in cyanotic congenital heart disease：Outcome of mother and fetus. *Circulation*. 1994；89：2673-76.

33. Siu SC et al. Adverse neonatal and cardiac outcomes are more common in pregnant women with heart

disease. *Circulation*. 2002；105：2179-84.

34. Pierpont ME，Basson CT，Benson DW et al. Genetic basis for congenital heart defects：Current knowledge：A scientific statement from the American Heart Association Congenital Cardiac Defects Committee，Council on Cardiovascular Disease in the Young：Endorsed by the American Academy of Pediatrics. *Circulation*. 2007；115：3015-38.

35. Øyen N et al. Recurrence of congenital heart defects in fami-lies. *Circulation*. 2009；120：295-301.

36. Gill HK，Splitt M，Sharland GK，Simpson JM. Patterns of recurrence of congenital heart disease：An analysis of 6640 consecutive pregnancies evaluated by detailed fetal echocar-diography. *J Am Coll Cardiol*. 2003；42：923-9.

37. ACOG Practice Bulletin No. 77：Screening for fetal chromo-somal abnormalities. *Obstet Gynecol*. 2007；109：217-27.

38. Siu SC et al. Genetic counseling in the adult with con-genital heart disease：What is the role? *Curr Cardiol Rep*. 2011；13：347.

39. Hameed AB，Chan K，Ghamsary M，Elkayam U. Longitudinal changes in the B-type natriuretic peptide lev-els in normal pregnancy and postpartum. *Clin Cardiol*. 2009；32：60-2.

40. Kampman MA et al. ；ZAHARA Ⅱ investigators. N-terminal pro-B-type natriuretic peptide predicts cardiovascular com-plications in pregnant women with congenital heart disease. *Eur Heart J*. 2014；35：708-15.

41. Tanous D et al. B-type natriuretic peptide in pregnant women with heart disease. *J Am Coll Cardiol*. 2010；56：1247-53.

42. American College Obstetrics Gynecology（ACOG）Practice Bulletin #121. Long-acting reversible contraceptives：Implants and intrauterine devices. *Obstet Gynecol*. 2011；118：184-96.

43. Miner PA et al. Contraceptive practices of women with complex congenital heart disease. *Am J Cardi-ol*. 2017；119：911-5.

44. Dayan N et al. Infertility treatment and risk of severe maternal morbidity：A propensity score-matched cohort study. *CMAJ*. 2019；191：E118-27.

45. Iwashima S，Ishikawa T，Itoh H. Reproductive technologies and the risk of congenital heart defects. *Human Fertility*. 2016；20：1-8.

46. Pavlicek J et al. Congenital heart defects according to the types of the risk factors—A single center ex-perience. *J Matern Fetal Neo Med*. 2019；32：3606-11.

47. Canobbio MM. Pregnancy in congenital heart disease：Maternal risk. *Prog Pediatr Cardiol*. 2004；19：1-3.

第5章

心脏病患者终止妊娠和避孕方法的选择

要　点

- 患有心脏病的育龄妇女必须进行避孕及孕前咨询
- 关于心脏病患者避孕方法的选择，应考虑以下因素：血栓形成风险，对血压的影响，体液平衡，糖、脂代谢，药物代谢，菌血症的潜在风险和血管迷走神经反应
- 孕酮单剂量类避孕法不会增加高血压、卒中、心肌梗死或静脉血栓栓塞的风险
- 以心脏团队为主的多学科协作诊疗模式对于复杂心脏病患者的终止妊娠十分重要

引言

所有育龄患者都应接受计划生育和避孕咨询，这是常规医疗保健的一部分。而对于患有心脏病的妇女，这一点尤其重要，因为心脏病可能潜在地增加与妊娠有关疾病的发病率及死亡率。当心脏病患者意外妊娠时，临床医师负责进行风险评估及后续终止妊娠选择的咨询，包括继续妊娠和人工流产。本章探讨心脏病妇女的避孕和人工流产选择（译者注：值得注意的是，为简单起见，本章中使用"妇女"一词。这虽然是女性代词，但本文针对的是所有有子宫的育龄人群，包括有妊娠风险的两性人、性别不一致和跨性个体）。

第一节　心脏病妇女的避孕考虑

美国避孕医学标准（Medical Eligibility Criteria，MEC）详细说明了美国疾病预防和控制中心（CDC）对各种医疗条件下避孕方法选择的建议。本章节针对合并心脏疾病妇女的情况从中进行参考总结，而对于未患有心脏疾病妇女的其他避孕方法在这里不进行讨论；有其他合并症或特殊情况的妇女，例如产褥或母乳喂养期，应参考MEC建议（在线和移动应用程序可获得）进行避孕方法的选择（表5.1）。

表5.1　美国避孕医学分类标准（Medical Eligibility Criteria，MEC）

种类	标　准
1	对该项避孕方法应用没有限制
2	采取该项避孕方法的益处通常大于风险
3	采取该项避孕方法的理论上或已证实风险通常大于益处
4	采取该项避孕方法存在不可接受的健康风险

第二节　如何为患有心脏病的育龄妇女提供避孕相关建议

尽管许多心脏病妇女妊娠风险增加，但她们并没有获得充分的避孕咨询。超过50%的先天性心脏病患者表示没有接受过与心脏疾病相关的有针对性的避孕咨询，许多人医学随访结束后仍得不到关于避孕和妊娠问题的解答。一项研究发现，63%的心脏病育龄妇女表示不了解与其心脏病相关特殊避孕方法的禁忌证。

关键要建立一种可靠而又客观的动态模式：观察性研究表明，计划生育咨询的医患关系质量与患者对避孕方法的选择及总体对避孕方法使用的高满意度有关。在尊重患者自主权的同时，临床医师应该强调给予有效的避孕方法。此外，临床医师应当向育龄妇女提供关于性传播疾病（sexually transmitted infections，STIs）的保护建议，以及紧急避孕方法。（译者注：值得注意的是，最好还要检查患者的亲密伴侣是否存在暴力行为，包括强迫生育和破坏避孕措施）。

理想情况下，心脏病患者应接受心脏病专家和产科医师的联合咨询，以简化避孕方法建议及提供妊娠期间母胎预后信息。这种多学科模式可以防止出现不同专家相互矛盾的建议，并且可以同时回答患者疑虑的问题。

对于激素避孕，需要考虑的因素包括：

（1）激素避孕是否具有血栓形成风险。

（2）激素避孕是否影响血压，血容量状态，血糖或血脂水平。

（3）激素避孕是否会影响抗凝血药物或心脏药物的代谢。

对于需要手术或放置宫内节育器等避孕方法，考虑因素包括：

（1）菌血症/心内膜炎的潜在风险。

（2）麻醉风险。

（3）血管迷走神经反应的风险。

（4）所有这些风险必须与妊娠所带来的潜在风险相权衡。

第三节　避孕方法

一、高效避孕方法

（一）宫内节育器

宫内节育器（Intrauterine devices，IUDs）是一种高效、长效可逆的避孕方法（long-acting reversible contraception，LARC），包括激素（左炔诺孕酮）和非激素（铜）两大类。

作用机制：多种作用机制有助于提高宫内节育器的避孕成功率。左炔诺孕酮宫内节育器中的左炔诺孕酮会使宫颈黏液变厚，成为精子进入子宫的屏障。继发性孕激素作用包括减缓输卵管运动和子宫内膜蜕膜化和萎缩。含铜宫内节育器中的铜损害精子的迁移能力、活力并破坏顶体反应，从而阻止受精（译者注：没有证据表明宫内节育器会破坏宫内妊娠）。

效果：所有宫内节育器都具有高效性。研究显示，在使用的第一年中，含有 52 mg 左炔诺孕酮的宫内节育器妊娠率为 0.1% ～ 0.2%，而含铜宫内节育器为 0.5% ～ 0.8%。

优点：安全（译者注：虽然以往的道尔康盾宫内节育器由于环尾而增加了感染风险，但现代宫内节育器使用单丝线）、快速恢复生育能力和使用简便。含 52 mg 左炔诺孕酮的宫内节育器可导致 20% ～ 40% 的患者闭经，对于未闭经使用人群，大多数人表示出现月经量减少以及痛经的减轻。因此，对于使用抗凝血药物或有出血倾向的妇女来说，左炔诺孕酮宫内节育器可能是一个很好的选择（见"抗凝"部分）。使用任何一种节育器都可能发生不规则出血，这种情况通常会随着时间的延长而改善。含铜宫内节育器不影响排卵，但可能导致月经量增加和痛经。因此，对于有出血倾向的患者，包括接受抗凝血药物治疗的妇女，应避免使用。在美国，含铜宫内节育器被批准长期使用（长达 10 年），并且在无保护性交的 5 天内放置可作为非常有效的紧急避孕方法。

宫内节育器的使用风险包括感染、子宫穿孔、放置期间的血管迷走神经反应及理论上发生心内膜炎的可能。大型流行病学研究尚未发现使用孕激素单剂类避孕方法（如左炔诺孕酮宫内节育器）会增加脑卒中、心肌梗死（myocardial infraction，MI）或静脉血栓栓塞（venous thromboembolism，VTE）的风险。对于 Fontan 型循环患者，应避免使用宫内节育器，因为可能会发生由血管迷走神经反应导致的心血管系统衰竭，这类风险在 Fontan 型循环患者中约有 2%。对于增加心内膜炎风险则尚未得到证实［见"妊娠禁忌（WHO Ⅳ级），心内膜炎一节"］。美国心脏协会指南不建议对泌尿生殖道手术进行抗生素预防，包括放置宫内节育器。

（二）避孕埋植剂

依托孕烯埋植剂是一种不透明的单杆孕激素避孕植入剂，埋植在内臂皮下。它含有 68 mg 的依托孕烯，可提供至少 3 年的高效避孕，第一年的妊娠率仅为 0.05%。作用机制是抑制排卵，继发的孕激素作用机制与激素宫内节育器相似。

优点包括减少痛经的发生。部分使用者表示持续使用并不改善不规则出血的情况。

波生坦是一种常用于治疗肺动脉高压的双重内皮素受体阻滞剂，与依托孕烯相互作用，会降低其疗效［见"妊娠禁忌（WHO Ⅳ级），肺动脉高压"一节］。

（三）永久性绝育手术

女性绝育手术法（输卵管结扎术）非常有效，10 年妊娠风险小于 1%。但可能涉及全身麻醉，因此在咨询患者时应考虑到麻醉的风险。

男性绝育手术法（输精管结扎术）是最具成本效益和最安全的永久性绝育方法，可推荐给一夫一妻制下的心脏病妇女的男性伴侣。男性绝育手术可以在门诊进行。

二、中效避孕方法

（一）复方激素避孕法（含雌激素）

复方激素避孕药（combined hormonal contraception，CHC）含有合成雌激素和孕激

素。在美国，炔雌二醇是大多数复方激素避孕法的雌激素，但根据产品配方的不同，会使用不同的孕激素。CHC有口服避孕药、避孕贴片和避孕阴道环。

作用机制：首先，CHC通过阻止排卵发挥作用；其次，孕激素也有助于避孕。

效果：研究显示，在使用第一年中，避孕失败率为9%，这主要是由于漏服而导致的。

优点：建立规律性月经周期和减少痛经。

副作用：包括不规则出血、恶心、腹胀、乳房胀痛和头痛，这些症状通常在使用3个月内得到改善。CHC的合成雌激素成分增加了肝脏促凝血因子（Ⅶ、Ⅷ和Ⅹ），同时减少了纤溶因子（组织纤溶酶原激活剂和抗血浆蛋白），这可能会导致血栓栓塞事件的增加。但使用CHC发生静脉血栓栓塞或动脉血栓事件的风险低于妊娠期和产褥期发生血栓性疾病的风险。使用CHC的患者患心肌梗死和脑血管意外（cerebrovascular accident，CVA）的风险增加。一些孕激素与高密度脂蛋白的轻微降低和低密度脂蛋白胆固醇升高有关。口服雌激素（非经皮雌激素）与血清三酰甘油升高有关。体液潴留可能会加重心脏负荷。对正常血压和慢性高血压患者的研究表明，使用CHC妇女的收缩压有7～8 mmHg的小幅度上升。

禁忌证：35岁以上的吸烟者、已知有血栓形成的患者、有静脉血栓栓塞病史或脑卒中病史的人不应服用CHC。其他禁忌证包括存在多种动脉心血管疾病风险因素（如老年人、吸烟者、糖尿病及高血压患者）、缺血性心脏疾病、复杂瓣膜病和偏头痛（脑卒中风险增加）。贴片和阴道环被认为具有与口服避孕药相似的优点和风险，但研究较少。有雌激素禁忌证的患者也应该避免使用这类方法。

（二）孕酮单剂类口服避孕药

孕酮单剂类口服避孕药（progestin-only pill，POP）的主要作用机制被认为是使宫颈黏液增厚，它们不能可靠地抑制排卵。POP的避孕有效性低于其他孕激素类避孕药，因为它们需要每天给药。国家调查数据没有区分CHC和POP，但由于严格的给药时间（如果延迟服用超过3小时，则应视为跳过药片），因此在使用第一年内，失败率可能高于9%。研究发现使用POP并不会增加患心肌梗死、脑血管病或室性心动过速的风险。因此，对于大部分心脏病患者来说，它们是一种安全的避孕方法。

（三）醋酸甲羟孕酮针剂

醋酸甲羟孕酮（depot medroxyprogesterone acetate，DMPA）是一种可肌内注射的孕酮单剂类避孕药。它的作用主要是抑制排卵。在使用第一年的研究中，意外妊娠率为6%，大多数失败与后期注射有关。

DMPA可减少月经出血或闭经。副作用包括月经不规则出血、注射部位反应、头痛、情绪变化和体重增加。2016年的一项系统回顾分析发现，在大多数研究中，DMPA使用者的平均体重增加不到2kg，通常与其他避孕方法的使用者表现一致。尽管DMPA可导致骨密度损失，但最高级别数据表明，对于骨质疏松症中等风险的妇女，DMPA不会降低峰值骨量或增加其日后骨质疏松性骨折的风险。停止使用DMPA后，生育率可能会延迟长达1年。

DMPA 不能用于缺血性心脏病患者，因为它可以降低高密度脂蛋白水平。考虑到心血管事件风险增加，合并高血压疾病的妇女应谨慎使用（见"高血压"一节）。

三、低效避孕方法

（一）屏障避孕法和性交后避孕法

屏障避孕法和性交后避孕法包括男用和女用避孕套、子宫颈隔膜、杀精剂和避孕海绵，此类方法每次性交都必须使用。因此，由于使用不当或不正确，容易降低有效性。屏障避孕的使用禁忌证很少。

避孕套是唯一能帮助预防或减少性疾病传播风险的避孕方法。由于避孕套使用者的依从性，在使用的第一年内，男性和妇女避孕套的意外妊娠率分别为18%和21%。

隔膜、避孕海绵和宫颈帽是通过保留杀精剂在子宫颈上而起作用的，杀精剂通过固定精子起化学屏障作用。所有这些方法都有很高的失败率，对于合并有心脏疾病的妇女，这类方法带来很高的妊娠风险，因此不是最优选择。

（二）基于有生育认识或"自然避孕"的方法

基于有生育认识或"自然避孕"的方法，避开排卵期进行性交。这方法在使用第一年的研究中妊娠率为24%。

（三）紧急避孕

紧急避孕（emergency contraception，EC）用于避免无保护性交后妊娠（译者注：包括其他方法的失败），包括含铜的宫内节育器和口服避孕药。EC不会破坏已着床的胚胎。

含铜的宫内节育器是最有效的紧急避孕方式。在72小时内放置含铜的宫内节育器可以防止预计超过95%的妊娠。此外，它还具有提供持续避孕的优势。

口服EC主要通过延迟排卵发挥避孕功效。在美国，有两种配方可供选择：乌利司他和左炔诺孕酮。其中，乌利司他和左炔诺孕酮可防止约2/3及1/2的预期妊娠（译者注：值得注意的是，超重和肥胖妇女使用口服紧急避孕的效果可能会降低，医师应该给予适当的咨询和建议）。乌利司他是一种选择性孕酮受体调节剂，在无保护性交后120小时内作为单一药丸服用，但早期给药的疗效更高。左炔诺孕酮紧急避孕药（可在药店购买）的用法可以是单剂量或两片，间隔12小时服用一次。EC对心脏病育龄妇女的风险没有超过其潜在的益处（表5.2）。

表5.2　避孕方法禁忌证

避孕方法	心脏病禁忌证	非心脏病禁忌证
宫内节育器（IUD）	• 应注意有Valsalva呼吸的人，例如Fontan手术后患者	• 由于宫腔严重变形而导致放置和取出的风险增加 • 急性盆腔炎 • 宫颈癌期待治疗（初期） • 妊娠滋养细胞疾病 • 产褥感染或败血症 • 目前化脓性宫颈炎或已知的衣原体或淋病感染 • 盆腔结核 • 子宫内膜癌（初期，虽然激素宫内节育器可用于外科手术效果不佳患者） • 可疑严重原因不明的阴道出血（初期、进展期） 激素宫内节育器 • 乳腺癌 • 肝硬化 含铜的宫内节育器 • Wilson病或铜过敏
避孕埋植剂（Implant）	• 缺血性心脏病（进展期） • CVA病史（进展期） • SLE伴抗磷脂抗体阳性（或未知）	• 已知或可疑乳腺癌 • 肝硬化 • 不明原因的阴道出血 • 良性或恶性肝脏肿瘤 • 波生坦（一种常用于治疗肺动脉高压的双内皮素受体拮抗剂）与依托孕烯酮相互作用，降低其疗效
复方激素避孕（含雌激素）（CHC）	• DVT/PE个人史 • 先兆偏头痛 • 高血压 • 缺血性心脏病 • 已知的血栓形成基因突变 • CVA病史 • 围生期心肌病 • ＜产后21天，或产后21～45天有VTE风险因素 • 吸烟者年龄＞35岁 • 糖尿病＞20岁或伴有微血管病变 • 长时间固定的大手术 • SLE伴抗磷脂抗体阳性（或未知） • 复杂瓣膜性心脏病 • 动脉粥样硬化性疾病的多重危险因素	• 已知或可疑乳腺癌 • 良性或恶性肝脏肿瘤 • 急性肝病 • 肝硬化 • 吸收不良减肥手术、部分抗惊厥药可能会影响疗效 • 经治疗或目前存在的胆囊疾病 • CHC相关胆汁淤积史 • 复杂的实体器官移植 • 抗反转录病毒、抗惊厥和抗寄生虫治疗
孕酮单剂类口服避孕药（POP）	• CVA病史（进展期） • 缺血性心脏病（进展期） • SLE伴抗磷脂抗体阳性（或未知）	• 已知或疑似乳腺癌 • 肝脏良性或恶性肿瘤 • 肝硬化 • 吸收不良减肥手术、部分抗惊厥药可能会影响疗效 • 抗惊厥疗法 • 利福平治疗

续表

避孕方法	心脏病禁忌证	非心脏病禁忌证
醋酸甲羟孕酮针剂（DMPA）	• 糖尿病＞20岁或伴有微血管病变 • 未控制的高血压 • 动脉粥样硬化性疾病的多重危险因素 • SLE伴抗磷脂抗体阳性（或未知）	• 已知或疑似乳腺癌 • 未明确诊断的异常子宫出血 • 肝脏恶性肿瘤 • 肝硬化 • 非外伤性骨折的高风险

缩写：CVA＝脑血管意外；SLE＝系统性红斑狼疮；DVT/PE＝深静脉血栓形成/肺栓塞；VTE＝静脉血栓栓塞

第四节　心脏病患者避孕注意事项

心脏病患者避孕注意事项见**表5.3**。

表5.3　根据不同心脏疾病情况修改后的WHO妊娠风险分类系统

WHO分类	心脏病禁忌证	非心脏病禁忌证
I	未发现死亡风险增加 无或轻度增加发病率	• 小型分流器（ASD、VSD、PDA、PFO） • 二尖瓣脱垂/轻度肺动脉狭窄 • 孤立性房性或室性期前收缩
II	轻微增加产妇死亡率或 并发症发病风险 （假设患者身体状况良好）	• 法洛四联症修复后 • 心律失常 • 轻度左心室功能不全（左室射血分数40%～50%） • 肥厚型心肌病 • 马方综合征 • Ehlers-Danlos综合征和其他结缔组织疾病 • 修复性主动脉缩窄
III	孕产妇死亡率或 并发症发病风险显著增加	• 缺血性心血管疾病 • 机械人工瓣膜 • 复杂先天性心脏病 • 主动脉根部扩张＞4 cm
IV	极有可能导致产妇死亡 或严重并发症发病； 禁止妊娠	• 严重肺动脉高压 • 严重左心室功能不全 • 严重或复杂的二尖瓣或主动脉瓣狭窄（合并心房颤动、肺动脉高压或心内膜炎病史） • 左心室功能不全的围生期心肌病 • Fontan型循环

来源：Thorne S，et al.J Fam Plan Reprod Heal Care.2006；32（2）：75-81.

一、低风险（WHO I 级）

（一）少量分流型心脏疾病

房间隔缺损（atrial septal defects，ASD）、室间隔缺损（ventricular septal defects，VSD）、

动脉导管未闭（patent ductus arteriosus，PDA）、卵圆孔未闭（patent foramen ovale，PFO）。

接受过心脏结构修复手术的妇女其血栓形成风险并不会增加，因此这类人群可以选择各种避孕方法。由于ASD会带来反常的血栓栓塞及脑卒中风险，这使得CHC成为第3类避孕标准。然而，VSD和小型PDA并不会带来相同的风险，因此CHC并未被禁用（译者注：这一建议也适用于缺损未修复或经简单修复后的患者）。有两项基于社区的研究未发现在无症状PFO和血栓栓塞事件之间存在一致的独立关联。因此，对于无症状PFO的妇女，允许使用CHC，并且在开始使用前无须进行筛查。对于既往发生过血栓栓塞事件的患者，CHC属于第3类避孕方法。

（二）二尖瓣脱垂/轻度肺动脉狭窄

在MEC中针对瓣膜缺损疾病的用药并未进行类别划分：CHC是所有瓣膜缺损的第2类避孕方法。然而，有其他针对瓣膜缺损类型的模式分析指出，对于二尖瓣脱垂和极细微反流至无反流的妇女，没有应用CHC的禁忌。

（三）孤立性房性期前收缩或室性期前收缩

如果不存在潜在的结构异常，所有避孕方法都适用于孤立性房性期前收缩或室性期前收缩。

二、中风险（WHO Ⅱ级）

（一）法洛四联症修复术后

在没有右向左分流的情况下，应用CHC对法洛四联症修复术后的患者是安全的。从理论上来说，含铜宫内节育器存在导致心内膜炎的风险（第2类避孕方法，见"心内膜炎"一节），但对采用的避孕方式没有进一步的限制。

（二）心律失常

虽然CHC适用于许多心律失常的妇女，但由于血栓栓塞风险会增加，CHC应避免应用于发生心房颤动或心房扑动的妇女。

（三）轻度左心室功能不全（左室射血分数40%～50%）

对于轻度左心室功能不全的妇女，血栓形成、体液潴留和高血压的风险都必须考虑在内。对此类妇女的建议主要基于专家提供的意见，但意见差别较大。尽管MEC将CHC评定为绝对禁忌（第4类避孕标准），但其他模式对此评级并不高。孕酮单剂类避孕法和宫内节育器被认为是安全的。

（四）肥厚型心肌病

关于肥厚型心肌病患者避孕安全性的数据非常有限。避孕选择的分类主要基于潜在的后遗症，包括心律失常、血栓栓塞和心内膜炎。对于不复杂的病例，CHC通常被认为是第2类避孕标准，但如果存在后遗症，则应被视为第3类避孕方法。

（五）马方综合征

马方综合征患者发生主动脉夹层的风险与主动脉根部直径成正比，如扩张直径＞4 cm，发生率则会急剧增加（见"主动脉根部扩张＞4 cm"）。在没有主动脉根部扩张的情况下，MEC没有具体的避孕方法建议。

（六）Ehlers-Danlos综合征和其他结缔组织病

对于患有Ehlers-Danlos综合征的妇女，没有关于避孕的具体建议，因此避孕方法建议同马方综合征。

（七）主动脉缩窄修复术后

由于存在潜在高血压恶化的可能，CHC被列为患有主动脉瘤或持续性高血压妇女的第3类避孕标准。

三、高风险（WHO Ⅲ级）

（一）缺血性心血管病

由于疾病的罕见性，关于既往心肌梗死病史的妇女，其避孕及妊娠风险的数据很少。有明显左心室功能不全或NYHA分级Ⅲ级或Ⅳ级症状的患者应视为WHO分类的Ⅳ级。考虑到血栓形成、高血压、高脂血症及血糖紊乱的风险，CHC通常被禁用。

DMPA可降低高密度脂蛋白，因此被视为第3类避孕标准。出于对理论上脂质水平影响的关注，MEC将持续应用DMPA列为第2类避孕方法，而将初次使用DMPA列为第3类。对于患有缺血性心脏病的妇女来说，含铜的宫内节育器是理想的避孕方法。然而，如果没有这种方法选择，则应鼓励其他LARC方法。

（二）人工机械瓣膜

置换了人工机械瓣膜的妇女发生血栓栓塞事件风险增加。但是，风险大小取决于瓣膜类型、植入时间及瓣膜位置。此外，这些患者常接受抗凝治疗（见"妇女抗凝治疗"）。总之，CHC属于第3～4类避孕方法。单孕激素避孕方法对于人工机械瓣膜的妇女是安全的。LARC方法是首选。考虑到植入宫内节育器可能会导致感染性心内膜炎，MEC因此将IUD定为第4类避孕标准，但较新的数据（包括20名抗凝治疗妇女的前瞻性试验）显示患者的出血情况改善，血红蛋白升高，且应用激素宫内节育器的患者无心内膜炎病例发生，提示此种避孕方法可能被安全使用。

（三）复杂先天性心脏病

由于存在肺动脉血栓形成和肺栓塞的风险，复杂先天性心脏病患者应避免使用CHC。

（四）主动脉根部扩张＞4 cm

考虑到高血压恶化及潜在主动脉夹层的可能，CHC是主动脉根部扩张（＞4 cm）

患者的第 3 类避孕标准。

四、妊娠禁忌（WHO Ⅳ级）

（译者注：鉴于妊娠相关并发症风险很高，建议采用高效避孕方法，POP 避孕药及低效避孕法为相对禁忌证）

（一）严重肺动脉高压

由于存在血栓形成及高血压的风险，CHC 是重度肺动脉高压患者的第 4 类避孕方法。值得注意的是，波生坦，作为一种双内皮素受体拮抗剂，可以减少乙炔雌二醇及几种孕酮单剂类避孕法（埋植剂和 POP）的有效性。DMPA 不存在与波生坦的相互作用，但患有肺动脉高压的妇女通常是需要抗凝治疗的，理论上会增加发生血肿的风险。由于宫内节育器在放置时可能引发潜在的血管扩张反应从而导致致命后果，因此 IUD 可能也会被禁止使用。在没有其他可接受的避孕方法情况下，这种风险也许可以通过应用宫颈管阻滞或硬膜外麻醉来降低。

（二）显著左心室功能不全

对于显著左心室功能不全患者，其避孕方法与轻至中度左心室功能不全的患者相同（见"轻度左心室功能不全"），只是风险更高。

（三）严重或复杂的二尖瓣或主动脉瓣狭窄（合并心房颤动、肺动脉高压或心内膜炎病史）

MEC 将心脏瓣膜缺损归为一类疾病，CHC"广泛应用"于那些未遗留后遗症的不太复杂的心脏病变。对于那些存在复杂病变的患者，CHC 是第 4 类避孕方法。孕酮单剂类避孕法和 IUD 属于第 1 类避孕方法，尽管理论上 IUD 可能增加患感染性心内膜炎的风险。

（四）心功能受损的围生期心肌病

1. 左心室功能损害　一项系统回顾分析显示，在围生期心肌病妇女中，没有关于避孕方法安全性的主要研究。参考患者的心功能和分娩后的时间（＜6 个月 vs ＞6 个月）有助于对避孕方法进行分类。对于心脏功能正常的妇女，根据产后时间的不同，CHC 可为第 3 类或第 4 类避孕标准。对于心脏功能正常或轻度受损的妇女，POP、DMPA 和皮下埋植剂均属于第 1 类避孕标准，但对于中重度心功能不全的妇女属于第 2 类避孕标准。无论心功能状态如何，所有宫内节育器都属于第 2 类避孕方法。虽然没有关于 IUD 安全性的直接证据，但理论上仍存在 IUD 放置时诱发心律失常的可能性。目前在有限的证据中没有证据能够说明心脏病妇女放置 IUD 会发生心律失常或感染性心内膜炎。

2. Fontan 型循环　尽管在 WHO 分类系统中没有特别提及，但 Fontan 型循环被认为是妊娠的禁忌证。避孕建议与其他患有复杂先天性心脏病的建议相同（见"复杂先天性心脏病"）。

五、高血压

激素避孕法可能会影响血压。雌激素刺激肝脏产生血管紧张素原，同时增加肾素-血管紧张素系统的活性。考虑妊娠对心血管系统的风险，不应当推迟血压升高患者的避孕开始时间，虽然这可能会影响避孕方法的选择。

CHCs 使收缩压平均增加 8 mmHg，舒张压增加 6 mmHg。这种效应呈剂量依赖性，并随着年龄和 BMI 的增长而增加。虽然血压升高幅度不大，但会增加心肌梗死（MI）和心血管意外（CVA）的风险，特别是对于既往存在高血压的妇女。对于中度高血压（140～159/90～99 mmHg）或治疗效果良好的高血压妇女，CHC 属于第 3 类避孕标准。如果应用激素避孕，那么雌激素则应尽可能选择较低的剂量。对于重度高血压（＞160/100 mmHg）的妇女，CHC 为第 4 类避孕标准。因此建议在开始应用 CHC 前测量血压。

在对高血压妇女的建议中，MEC 没有对含激素的避孕方法进行区分。关于其他含雌激素的避孕效果研究数据甚少。应用阴道环后全身雌激素循环水平是 CHC 的 50%，但有研究表明，阴道环仍然会增加患 CVA 的风险。相反有研究证实，应用贴片后雌激素水平比 CHC 更高，但与应用 CHC 的风险水平相似。

孕酮单剂类避孕法不影响血压。POP 是轻度或血压水平控制良好高血压妇女的第 1 类避孕标准，是严重高血压妇女的第 2 类避孕标准。有限的证据表明，在高血压妇女中，使用 POP 或 DMPA 的妇女患心血管疾病的风险略有增加。

DMPA 是中度或血压水平控制良好高血压妇女的第 2 类避孕标准，是重度高血压妇女的第 3 类避孕标准。

目前还没有研究探讨血压与含孕激素皮下埋植剂及宫内节育器的关系。从生物合理性角度讲，含激素的宫内节育器不会升高血压。因此，MEC 对这些方法的评级与 POP 相同：对于患中度或控制良好的高血压妇女为第 1 类避孕标准，对于患严重高血压的妇女为第 2 类避孕标准。对于含铜宫内节育器的使用没有进行限制。

六、具有动脉粥样硬化疾病的多种危险因素

对于具有动脉粥样硬化疾病多种危险因素的妇女（如年龄＞35 岁，吸烟，糖尿病，高血压，低水平高密度脂蛋白，高水平低密度脂蛋白或高水平三酰甘油），含铜宫内节育器为第 1 类避孕标准。POP，皮下埋植剂和含激素的宫内节育器均为第 2 类避孕标准，DMPA 为第 3 类及 CHC 为第 3 类或第 4 类避孕标准。但支持该建议的证据很少。由于这些妇女患心血管疾病的风险大大增高，CHC 带来一种不可接受的风险。DMPA 被评为第 3 类避孕标准，因为其停药后不良反应仍将持续一段时间。MEC 表示不打算因多个风险因素而简单地增加级别（如第 2 类避孕标准对于存在两个风险因素的妇女，不会转变为第 4 类避孕标准），但是也没有指出关于多个风险因素及严重程度的具体指导方针。

七、已知的血栓形成基因突变

具有已知血栓形成基因突变的妇女（如因子 V Leiden；凝血酶原突变；蛋白 S 和蛋

白C或抗凝血酶缺陷）可使用含铜宫内节育器。孕酮单剂类避孕法是第2类避孕标准。由于血栓形成风险增加，CHC属于第4类避孕方法。由于突变的罕见性及筛查成本不符合成本效益，不建议对这些突变进行常规筛查。

八、接受抗凝治疗的妇女

对于需要抗凝治疗的妇女，一般应避免使用CHC。除了凝血酶原效应外，CHC还可以干扰华法林等抗凝剂的肝代谢，因此如果使用CHC，应密切监测INR。理论上，注射DMPA有形成肌内血肿的风险。虽然没有专门研究这一问题，一系列前瞻性研究表明有出血性疾病史的妇女服用抗凝剂后并没有发现任何肌肉内血肿。有学者认为皮下埋植剂的风险较低，因为血肿位置会比较浅，因此更容易进行检测和监测（表5.4）。

表5.4　心脏病患者避孕方法医学使用标准

	Cu-IUD	LNG-IUD	Implants	DMPA	POP	CHC
动脉粥样硬化性心血管疾病的多种危险因素（如老年人、吸烟、糖尿病、高血压、低水平密度脂蛋白、高水平密度脂蛋白或高三酰甘油水平）	1	2	2	3	2	3/4
高血压						
A.高血压得到充分控制	1	1	1	2	1	3
B.血压升高（正确测量下）						
i.收缩压140～159mmHg或舒张压90～99mmHg	1	1	1	2	1	3
ii.收缩压≥160 mmHg或舒张压≥100 mmHg	1	2	2	3	2	4
C.血管疾病	1	2	2	3	2	4
妊娠期高血压疾病病史（当前血压可测量且正常）	1	1	1	1	1	2
DVT/PE						
A.有DVT/PE病史，未接受抗凝治疗						
i.复发性DVT/PE的高风险（一个或多个风险因素）	1	2	2	2	2	4
·雌激素相关DVT/PE病史						
·妊娠相关DVT/PE						
·特发性DVT/PE						
·已知的血栓形成倾向，包括抗磷脂综合征						
·DVT/PE复发史						
ii.复发性DVT/PE的风险较低（无风险因素）	1	2	2	2	2	3

续表

	Cu-IUD	LNG-IUD	Implants	DMPA	POP	CHC
B.急性DVT/PE	2	2	2	2	2	4
C.DVT/PE和抗凝治疗至少3个月						
i.复发性DVT/PE的高风险（一个或多个风险因素）	2	2	2	2	2	4
•已知的血栓形成倾向，包括抗磷脂综合征						
•DVT/PE复发史						
ii.复发性DVT/PE的风险较低（无风险因素）	2	2	2	2	2	3
D.家族史（一级亲属）	1	1	1	1	1	2
E.大手术						
i.长时间的固定	1	2	2	2	2	4
ii.没有长时间的固定	1	1	1	1	1	2
F.不固定的小手术	1	1	1	1	1	1
已知的致血栓突变（如因子V Leiden；凝血酶原突变；蛋白S、蛋白C和抗凝血酶缺乏症）	1	2	2	2	2	4

缺血性心脏病的现状和历史

	Cu-IUD	LNG-IUD	Implants（初期 / 进展期）	DMPA	POP	CHC（初期 / 进展期）
脑卒中（脑血管意外史）	2	3	2 / 3	3	2	3 / 4

	Cu-IUD	LNG-IUD	Implants	DMPA	POP	CHC（初期 / 进展期）
瓣膜性心脏病	2	2	3	3	2	3 / 4
a.单纯性	1	1	1	1	1	2
b.复杂性（肺动脉高压，心房颤动风险，或亚急性心内膜炎病史）	1	1	1	1	1	4

	Cu-IUD	LNG-IUD	Implants	DMPA	POP	CHC
围生期心肌病						
1.心功能正常或轻度受损（纽约心脏协会功能分级Ⅰ级或Ⅱ级：无活动受限或轻度活动受限患者）						
i.<6个月	2	2	1	1	1	4
ii.≥6个月	2	2	1	1	1	3
2.中度或重度心功能受损（纽约心脏协会功能分级Ⅲ级或Ⅳ级：活动明显受限或应完全休息的患者）	2	2	2	2	2	4

来源：https://www.cdc.gov/reproductivehealth/contraction/mmwr/mec/appendix.html\cardio.

缩写：Cu-IUD＝含铜宫内节育器；LNG-IUD＝左炔诺孕酮宫内节育器；Implants＝避孕埋植剂；DMPA＝醋酸甲羟孕酮针剂；POP＝孕酮单剂类口服避孕药；CHC＝复方激素避孕（含雌激素）；DVT/PE＝深静脉血栓或肺栓塞

第五节　心脏病妇女人工流产的注意事项

2011年，美国45%的妊娠属于意外妊娠。其中，约40%以人工流产方式终止妊娠。在美国，约25%的妇女在45岁前有过一次人工流产（译者注：根据ACOG指南，所有医师必须提供准确且无偏见的生殖健康信息，以便让患者做出明智的决定。如果出于良心上的拒绝而无法提供标准生殖服务，医师有责任及时将患者转诊给其他医师）。一项研究发现，12%的女性由于健康问题选择进行人工流产。

人工流产是安全有效的。在美国，绝大多数人工流产发生在妊娠早期，超过90%的人工流产在妊娠13周以内进行。一般而言，人工流产比妊娠至足月更安全。妊娠早期合并症的风险较低。1998—2005年，美国与妊娠有关的死亡率为8.8/10万，约为人工流产死亡率（0.6/10万）的14倍。妊娠每增加1周，产妇死亡风险就增加38%。约17%流产相关的死亡原因是心脏病。主要并发症（需要住院、手术或输血的并发症）发生率不到0.5%。目前还没有对现阶段医疗水平下妇女进行人工流产的安全性做高质量的研究。

大多数心脏病患者在进行人工流产时都能知晓她们的心脏疾病状况。应向患者详细询问心功能状况，包括爬楼梯能力，在休息时或运动中是否出现过心绞痛或夜间阵发性呼吸困难。建议对患者进行全面评估，包括心脏方面的检查和在母胎医学及心脏病学方面进行风险评估。

美国心脏病学院和美国心脏协会强调，越来越多的证据表明，多学科团队协作诊疗模式至关重要，它可以为复杂心脏病患者提供新技术，改善生存率。这对于决定人工流产的方式和进行术前准备尤其重要。对于复杂的心脏病患者，多学科团队成员应包括妇产科医师（包括母胎医学和计划生育亚专业的医师）、心脏科医师、麻醉（或心脏麻醉）医师和社会工作者。

一、妊娠早期人工流产

妊娠早期人工流产是最安全的手术之一。它可以通过两种方式之一进行：通过宫颈扩张和吸宫或刮宫进行手术流产（D&A，即宫颈扩张加吸宫术；或D&C，即宫颈扩张加刮宫术），或用米非司酮及米索前列醇进行药物流产。

（一）妊娠早期人工流产手术

D&A手术，使用扩宫棒从小号开始逐渐扩张宫颈，直到吸管可以进入宫颈管，以便吸管或刮匙可以去除宫内胚胎。人工流产手术具有多种优点，尤其是主动监测和麻醉选择（局部、区域、镇静或全身麻醉）。此外，手术可择期进行，并可立即确认手术是否成功。与药物流产相比，妊娠早期人工流产手术平均失血量较低，晚期出血率较低。对于大多数心脏病患者，特别是那些对血容量变化敏感的患者（这些变化可能发生在药物流产出血期间）或对于那些能从心脏监测中受益的患者来说，人工流产手术是首选。主要并发症罕见（＜0.01%），包括子宫或宫颈损伤、出血及败血症。轻微感染、因不完全流产需要重复手术或局部麻醉引起的癫痫发作等并发症的发生率＜1%。

（二）妊娠早期药物流产

米非司酮是一种黄体酮调节剂，与前列腺素－米索前列醇一起在美国被批准用于妊娠＜10周的药物流产。其成功率为95%～98%，其中2%～5%需要重复使用米索前列醇或宫颈扩张加吸宫术（D&A）来清除残留妊娠物。药物流产对于大多数患者来说避免了手术和麻醉。独自在家中接受治疗和管理可能会让患者感受到更强的主动性。

大多数妇女都会出现出血和腹部绞痛。药物流产的其他副作用包括恶心、呕吐、腹泻、头痛、眩晕和发热等。

与心脏病有关的药物流产禁忌证包括严重贫血（＜9.5 g/dl），有出血倾向和正在接受抗凝血药物治疗。大多数试验都排除了患有未进行控制的高血压妇女或合并有心血管疾病的妇女，因此关于心脏病妇女药物流产风险的数据很少。前列腺素具有血管活性，根据靶器官的不同，具有灵活的血管舒张及血管收缩作用。一项小型研究表明，经胸部生物电阻抗测量，妊娠中期阴道内给予600μg米索前列醇不会改变母体的心功能。在发展中国家进行的一项具有异质性心脏病的案例研究同样表明，在妊娠早期或中期，米非司酮或米索前列醇没有副作用。使用诱导细胞色素P450的药物可能会降低米非司酮的有效性。对于无法采用截石位进行手术或者手术风险太高的危重插管患者，药物流产可能提供一种更加安全的替代方案，可以通过肌内注射甲氨蝶呤和米索前列醇进行药物流产。

二、妊娠中期人工流产

在美国，7.6%的人工流产在妊娠14～20周进行，在妊娠≥21周进行人工流产更少（1.3%）。其中，95%是通过D&E来进行的。

（一）妊娠中期流产手术

D&E通常需要进行宫颈准备［术前促宫颈"成熟"和（或）宫颈扩张］，以避免宫颈裂伤。宫颈准备可以通过渗透性扩张器、前列腺素或米非司酮来实现。然后用专门的刮钳和抽吸器清除妊娠物。手术难度与孕周相关，需要由熟练的医师进行操作。由于缺乏熟练掌握技术的医师或由于国家法律限制，许多妇女可能无法接受到此种治疗。

D&E的主要并发症不常见（＜0.1%）（尽管D&E手术并发症较D&A手术多），主要包括出血、宫颈裂伤、感染和子宫穿孔。

（二）妊娠中期药物流产

通过药物引产，例如使用前列腺素类似物引起子宫收缩和排出妊娠物。米非司酮可增加米索前列醇的疗效并缩短诱导时间，可在给予米索前列醇之前24～48小时给药。在美国，妊娠中期药物流产一般需要住院进行，而且通常在各大分娩单位进行。

与D&E相比，妊娠中期的药物流产成本效益较低，耗时较长。而且产生并发症的风险稍高，特别是残留妊娠物的概率较大（占病例的20%），可能需要后续进行D&E或清宫去除残留的胎盘组织。其他并发症包括子宫破裂、宫颈裂伤、出血和感染。D&E和妊娠中期药物流产的出血发生率相当。

三、计划生育转诊中心

病情稳定的慢性疾病妇女通常在门诊流产，但部分需要转诊到医院进行。在医院的手术室进行人工流产手术的优势很多，包括良好的照明、生命监测设备和麻醉、完善的麻醉急救药物和血液制品、专业护理团队及完善的其他相关科室专业人员及专家。然而，在医院进行人工流产手术可能会给护理带来一些额外困扰，包括费用成本增加、转运成本及医院可能缺乏训练有素的医护人员和自愿工作者。

如果既往存在以下疾病，须转诊到医院或由计划生育专家进行人工流产：①未得到控制的高血压（收缩压＞160mmHg 或舒张压＞105mmHg）；②先天性心脏病，包括发绀型先天性心脏病、右心室或左心室扩张及不受控制的快速性心律失常；③冠状动脉疾病，包括心绞痛或心肌梗死病史、现阶段或既往患心肌病；④瓣膜病，包括主动脉瓣狭窄（峰值梯度≥60 mmHg）、二尖瓣狭窄（瓣膜面积＜1.5 cm^2）、二尖瓣或主动脉瓣关闭不全伴左心室扩张；⑤肺动脉高压。

四、心脏病患者终止妊娠需要特殊的考虑问题

（一）麻醉因素

高危心脏病患者的流产手术需要专业心脏麻醉师介入。术前应进行麻醉相关咨询和多学科讨论。

（二）高血压和血栓性疾病

高血压控制不佳的女性应在流产手术前接受降压治疗，可使用β受体阻滞剂或血管扩张剂。有心肌梗死病史的患者应住院仔细监测，注意使用β受体阻滞剂控制心率及进行疼痛管理。阿司匹林应继续服用。左心室扩张或受损的心肌病可能发生急性血流动力学失代偿和心律失常。超声心动图正常的患者能较好地耐受手术，但应在术后加强监护。手术过程中，应注意控制心率，必要时使用利尿剂以减轻后负荷。对于肥厚型心肌病患者，体液容量管理尤为重要，因为他们对出血导致的低血容量耐受性较差。对于患有肺动脉高压的女性，即使轻微的体液容积改变也可能导致右心失代偿。建议术中和术后进行有创血流动力学监测并积极利尿。上述疾病患者终止妊娠前应开展多学科团队讨论制订计划，即"心脏团队"。

（三）接受抗凝血药物治疗

对于已经抗凝或接受抗血小板治疗并希望进行人工流产的患者，临床医师必须在停药后手术出血风险与血栓栓塞风险中进行权衡。凝血功能的逆转可能需要几天的时间，这可能会使流产时间及血栓栓塞风险的发生时期延长。目前已有大量研究探讨抗凝血药物治疗对流产期间失血量的影响。对于妊娠早期手术，一项包含多种抗凝治疗（预防性和治疗性）的研究显示，接受抗凝治疗的妇女术中和术后失血量高于对照组。然而，术后的血红蛋白水平没有显著差异，输血方面也无显著差异，因此抗凝血药物对人工流产的临床影响尚不清楚。另一项研究发现，在妊娠14周内的计划人工流产中，持续使

用抗凝治疗似乎与大出血无关。一项对使用低分子量肝素的妇女在妊娠16～22周进行D&E的研究显示，仅有一例患者出血量高于预期，总体而言，对于最近或正在使用低分子量肝素的女性进行人工流产手术可能是安全的。

对于这些患者，外科医师可以考虑子宫按摩或应用药物（如米索前列醇或甲基麦角新碱）预防出血。部分医师可能会暂时停用抗凝血药或过渡为使用肝素。关于是否继续或中断抗凝治疗应由多学科团队、心脏团队（包括心脏科和麻醉科）一起讨论决定。对于那些暂时停用抗凝治疗药物的患者，可以考虑使用低剂量普通肝素（如皮下注射5000 U/8h）或低分子量肝素（如皮下注射依诺肝素40 mg/d）。

目前还没有研究探讨抗血小板治疗妇女人工流产的出血风险。一般来说，理想情况下抗血小板治疗应当在术前5天停止，但需个体化处理。放置药物洗脱支架术后12个月内不应停用氯吡格雷。低剂量阿司匹林似乎不会增加围手术期出血并发症或死亡率，但联合用药的患者（如阿司匹林及氯吡格雷）确实会增加出血风险。

五、其他治疗

高血压患者或有心肌梗死病史的患者应避免使用麦角生物碱如卡前列素用于止血。对于有严重心脏病患者应避免使用NSAID药物镇痛。心脏病患者应用利多卡因进行局部麻醉是安全的。

六、预防感染性心内膜炎

计划生育协会建议对所有接受手术或药物流产的患者常规进行抗生素治疗，以预防盆腔感染，但美国心脏协会不建议额外应用药物来预防感染性心内膜炎。因此，对于有感染心内膜炎风险的患者，不需要额外使用抗生素。

（牛建民　译）

参 考 文 献

1. Curtis KM et al. U. S. Medical eligibility criteria for contraceptive use, 2016. *MMWR Recomm Reports*. 2016; 65（3）: 1-103. Accessed November 22, 2018.

2. Chor J, Oswald L, Briller J, Cowett A, Peacock N, Harwood B. Reproductive health experiences of women with cardiovascular disease. *Contraception*. 2012; 86（5）: 464-9.

3. Allen RH, Cwiak CA, eds. *Contraception for the Medically Challenging Patient*. New York: Springer-Verlag. 2014.

4. Hinze A, Kutty S, Sayles H, Sandene EK, Meza J, Kugler JD. Reproductive and contraceptive counseling received by adult women with congenital heart disease: A risk-based analysis. *Congenit Heart Dis*. 2013; 8（1）: 20-31.

5. Simko LC, McGinnis KA, Schembri J. Educational needs of adults with congenital heart disease. *J Cardiovasc Nurs*. 21（2）: 85-94.

6. Dehlendorf C, Krajewski C, Borrero S. Contraceptive counseling: Best practices to ensure quality communication and enable effective contraceptive use. *Clin Obstet Gynecol*. 2014; 57（4）: 659-73.

7. Ortiz ME, Croxatto HB, Bardin CW. Mechanisms of action of intrauterine devices. *Obstet Gynecol Surv*. 1996; 51（12 Suppl）: S42-51.

8. Effectiveness of Family Planning Methods. US Department of Health and Human Services; Center for Disease Control and Prevention. https://docs.google.com/viewer?url＝https%3A%2F%2Fwww.cdc.gov%2Freproductivehealth%2Fcontraception%2Funintendedpregnancy%2Fpdf%2FContraceptive_methods_508.pdf. Accessed January 4, 2019.

9. Villavicencio J, Allen RH. Unscheduled bleeding and contraceptive choice: Increasing satisfaction and continuation rates. *Open Access J Contracept*. 2016; 7: 43-52.

10. Jatlaoui TC, Riley HEM, Curtis KM. The safety of intrauterine devices among young women: A systematic review. *Contraception*. 2017; 95（1）: 17-39.

11. Jatlaoui TC, Curtis KM. Safety and effectiveness data for emergency contraceptive pills among women with obesity: A systematic review. *Contraception*. 2016; 94（6）: 605-11.

12. Farmer M, Webb A. Intrauterine device insertion-related complications: Can they be predicted? *J Fam Plan Reprod Heal Care*. 2003; 29（4）: 227-31.

13. Wilson W et al. Prevention of infective endocarditis. *Circulation*. 2007; 116（15）: 1736-54.

14. Nexplanon-etonogestrel implant. US Food and Drug Administration（FDA）approved product information. https://dailymed.nlm.nih.gov/dailymed/drugInfo.cfm?setid＝b03a3917-9a65-45c2-bbbb-871da88ef34. Accessed January 4, 2019.

15. Peterson HB, Xia Z, Hughes JM, Wilcox LS, Tylor LR, Trussell J. The risk of pregnancy after tubal sterilization: Findings from the U. S. Collaborative Review of Sterilization. *Am J Obstet Gynecol*. 1996; 174（4）: 1161-8; discussion 1168-70.

16. Trussell J. Update on and correction to the cost-effectiveness of contraceptives in the United States. *Contraception*. 2012; 85（6）: 611.

17. Trussell J. Contraceptive failure in the United States. *Contraception*. 2011; 83（5）: 397-404.

18. Sober SP, Schreiber CA. Controversies in family planning: Are all oral contraceptive formulations created equal? *Contraception*. 2011; 83（5）: 394-6.

19. Generic OCs bioequivalent, but much maligned. *Contracept Technol Update*. 1989; 10（6）: 77-81.

20. Brynhildsen J. Combined hormonal contraceptives: Prescribing patterns, compliance, and benefits versus risks. *Ther Adv Drug Saf*. 2014; 5（5）: 201-13.

21. Trussell J, Jordan B. Reproductive health risks in perspective. *Contraception*. 2006; 73（5）: 437-9.

22. Gardner J, Miller L. Promoting the safety and use of hormonal contraceptives. *J Womens Health*（*Larchmt*）. 2005; 14（1）: 53-60.

23. Roach REJ, Helmerhorst FM, Lijfering WM, Stijnen T, Algra A, Dekkers OM. Combined oral contraceptives: The risk of myocardial infarction and ischemic stroke. *Cochrane Database Syst Rev*. 2015;（8）: CD011054.

24. Endrikat J et al. An open label, comparative study of the effects of a dose-reduced oral contraceptive containing 20 μg ethinyl estradiol and 100 μg levonorgestrel on hemostatic, lipids, and carbohydrate metabolism variables. *Contraception*. 2002; 65（3）: 215-21.

25. Foulon T et al. Effects of two low-dose oral contraceptives containing ethinylestradiol and either desogestrel or levonorgestrel on serum lipids and lipoproteins with particular regard to LDL size. *Contraception*. 2001; 64（1）: 11-6.

26. Kiriwat O, Petyim S. The effects of transdermal contraception on lipid profiles, carbohydrate metabolism and coagulogram in Thai women. *Gynecol Endocrinol*. 2010; 26（5）: 361-5.

27. Cardoso F, Polónia J, Santos A, Silva-Carvalho J, Ferreira-de-Almeida J. Low-dose oral contra-

ceptives and 24-hour ambulatory blood pressure. *Int J Gynecol Obstet*. 1997; 59（3）: 237-43.

28. Narkiewicz K, Rocco Graniero G, D'Este D, Mattarei M, Zonzin P, Palatini P. Ambulatory blood pressure in mild hypertensive women taking oral contraceptives a case-control study. *Am J Hypertens*. 1995; 8（3）: 249-53.

29. Lidegaard Ø, Løkkegaard E, Jensen A, Skovlund CW, Keiding N. Thrombotic stroke and myocardial infarction with hormonal contraception. *N Engl J Med*. 2012; 366（24）: 2257-66.

30. Tepper NK, Whiteman MK, Marchbanks PA, James AH, Curtis KM. Progestin-only contraception and thromboembolism: A systematic review. *Contraception*. 2016; 94（6）: 678-700.

31. Kaunitz AM. Long-acting injectable contraception with depot medroxyprogesterone acetate. *Am J Obstet Gynecol*. 1994; 170（5 Pt 2）: 1543-9.

32. Sönmezer M, Atabekoğlu C, Cengiz B, Dökmeci F, Cengiz S. Depot-medroxyprogesterone acetate in anticoagulated patients with previous hemorrhagic corpus luteum. *Eur J Contracept Reprod Heal Care*. 2005; 10（1）: 9-14.

33. DEPO-PROVERA-medroxyprogesterone acetate injection, suspension. Pharmacia and Upjohn Company LLC. http: //labeling. pfizer. com/ShowLabeling. aspx?id＝522. Accessed January 4, 2019.

34. Lopez LM et al. Progestin-only contraceptives: Effects on weight. *Cochrane Database Syst Rev*. 2016;（8）: CD008815.

35. Kaunitz AM, Arias R, McClung M. Bone density recovery after depot medroxyprogesterone acetate injectable contraception use. *Contraception*. 2008; 77（2）: 67-76.

36. Gribble JN, Lundgren RI, Velasquez C, Anastasi EE. Being strategic about contraceptive introduction: The experience of the Standard Days Method. *Contraception*. 2008; 77（3）: 147-54.

37. Practice bulletin no. 152: Emergency contraception. *Obstet Gynecol*. 2015; 126（3）: e1-11.

38. Cheng L, Che Y, Gülmezoglu AM. Interventions for emergency contraception. Cheng L, ed. *Cochrane Database Syst Rev*. 2012;（8）: CD001324.

39. Cleland K, Zhu H, Goldstuck N, Cheng L, Trussell J. The efficacy of intrauterine devices for emergency contraception: A systematic review of 35 years of experience. *Hum Reprod*. 2012; 27（7）: 1994-2000.

40. Gemzell-Danielsson K. Mechanism of action of emergency contraception. *Contraception*. 2010; 82（5）: 404-9.

41. Thorne S et al. Pregnancy and contraception in heart disease and pulmonary arterial hypertension. *J Fam Plan Reprod Heal Care*. 2006; 32（2）: 75-81.

42. Thorne S, MacGregor A, Nelson-Piercy C. Risks of contraception and pregnancy in heart disease. *Heart*. 2006; 92（10）: 1520-5.

43. Di Tullio MR, Sacco RL, Sciacca RR, Jin Z, Homma S. Patent foramen ovale and the risk of ischemic stroke in a multiethnic population. *J Am Coll Cardiol*. 2007; 49（7）: 797-802.

44. Meissner I et al. Patent foramen ovale: Innocent or guilty? *J Am Coll Cardiol*. 2006; 47（2）: 440-5.

45. Tepper NK, Paulen ME, Marchbanks PA, Curtis KM. Safety of contraceptive use among women with peripartum cardiomyopathy: A systematic review. *Contraception*. 2010; 82（1）: 95-101.

46. Taurelle R, Ruet C, Jaupart F, Magnier S. [Contraception using a progestagen-only minipill in cardiac patients]. *Arch Mal Coeur Vaiss*. 1979; 72（1）: 98-106.

47. Suri V, Aggarwal N, Kaur R, Chaudhary N, Ray P, Grover A. Safety of intrauterine contraceptive device（copper T 200 B）in women with cardiac disease. *Contraception*. 2008; 78（4）: 315-8.

48. Avila WS，Grinberg M，Melo NR，Aristodemo Pinotti J，Pileggi F.［Contraceptive use in women with heart disease］. *Arq Bras Cardiol*. 1996；66（4）：205-11.

49. North RA，Sadler L，Stewart AW，McCowan LM，Kerr AR，White HD. Long-term survival and valve-related complications in young women with cardiac valve replacements. *Circulation*. 1999；99（20）：2669-76.

50. Kilic S et al. The effect of levonorgestrel-releasing intrauterine device on menorrhagia in women taking anticoagulant medication after cardiac valve replacement. *Contraception*. 2009；80（2）：152-7.

51. Silversides CK，Colman JM，Sermer M，Siu SC. Cardiac risk in pregnant women with rheumatic mitral stenosis. *Am J Cardiol*. 2003；91（11）：1382-5.

52. European Society of Gynecology（ESG），Association for European Paediatric Cardiology（AEPC），German Society for Gender Medicine（DGesGM）et al. ESC Guidelines on the management of cardiovascular diseases during pregnancy：The Task Force on the Management of Cardiovascular Diseases during Pregnancy of the European Society of Cardiology（ESC）. *Eur Heart J*. 2011；32（24）：3147-97.

53. Uebing A，Steer PJ，Yentis SM，Gatzoulis MA. Pregnancy and congenital heart disease. *BMJ*. 2006；332（7538）：401-6.

54. August P. Hypertension in Women. *Adv Chronic Kidney Dis*. 2013；20（5）：396-401.

55. Chasan-Taber L et al. Prospective study of oral contraceptives and hypertension among women in the United States. *Circulation*. 1996；94（3）：483-9.

56. Farley TM，Collins J，Schlesselman JJ. Hormonal contraception and risk of cardiovascular disease. An international perspective. *Contraception*. 1998；57（3）：211-30.

57. Steenland MW，Zapata LB，Brahmi D，Marchbanks PA，Curtis KM. Appropriate follow up to detect potential adverse events after initiation of select contraceptive methods：A systematic review. *Contraception*. 2013；87（5）：611-24.

58. Timmer CJ，Mulders TMT. Pharmacokinetics of etonogestrel and ethinylestradiol released from a combined contraceptive vaginal ring. *Clin Pharmacokinet*. 2000；39（3）：233-42.

59. Hussain SF. Progestogen-only pills and high blood pressure：Is there an association? *Contraception*. 2004；69（2）：89-97.

60. Zingone MM，Guirguis AB，Airee A，Cobb D. Probable drug interaction between warfarin and hormonal contraceptives. *Ann Pharmacother*. 2009；43（12）：2096-102.

61. Finer LB，Zolna MR. Declines in unintended pregnancy in the United States，2008-2011. *N Engl J Med*. 2016；374（9）：843-52.

62. Jones RK，Jerman J. Population group abortion rates and lifetime incidence of abortion：United States，2008-2014. *Am J Public Health*. 2017；107（12）：1904-9.

63. Finer LB，Frohwirth LF，Dauphinee LA，Singh S，Moore AM. Reasons U. S. women have abortions：Quantitative and qualitative perspectives. *Perspect Sex Reprod Health*. 2005；37（3）：110-8.

64. White K，Carroll E，Grossman D. Complications from firsttrimester aspiration abortion：A systematic review of the literature. *Contraception*. 2015；92（5）：422-38.

65. Raymond EG，Grimes DA. The comparative safety of legal induced abortion and childbirth in the United States. *Obstet Gynecol*. 2012；119（2，Part 1）：215-9.

66. Bartlett LA et al. Risk factors for legal induced abortion-related mortality in the United States. *Obstet Gynecol*. 2004；103（4）：729-37.

67. Paul M. Management of Unintended and Abnormal Pregnancy：Comprehensive Abortion Care. Wiley-Blackwell；2009. https://www.wiley.com/en-us/Management＋of＋Unintended＋and＋Ab-

normal ＋ Pregnancy%3A ＋ Comprehensive ＋ Abortion ＋ Care ＋ -p-9781405176965. Accessed December 20, 2018.

68. Holmes DR, Rich JB, Zoghbi WA, Mack MJ. The heart team of cardiovascular care. *J Am Coll Cardiol*. 2013; 61 (9): 903-7.

69. Guiahi M, Davis A, Society of Family Planning. Firsttrimester abortion in women with medical conditions: Release date October 2012 SFP guideline #20122. *Contraception*. 2012; 86 (6): 622-30.

70. Allen RH, Westhoff C, De Nonno L, Fielding SL, Schaff EA. Curettage after mifepristone-induced abortion: Frequency, timing, and indications. *Obstet Gynecol*. 2001; 98 (1): 101-6.

71. American College of Obstetricians and Gynecologists. ACOG Committee Opinion. American College of Obstetricians and Gynecologists. https://www.acog.org/Clinical-Guidance-andPublications/Committee-Opinions/Committee-on-Ethics/The-Limits-of-Conscientious-Refusal-in-ReproductiveMedicine?IsMobileSet ＝ false. Accessed March 5, 2019.

72. Hakim-Elahi E, Tovell HM, Burnhill MS. Complications of first-trimester abortion: A report of 170, 000 cases. *Obstet Gynecol*. 1990; 76 (1): 129-35.

73. Gatter M, Cleland K, Nucatola DL. Efficacy and safety of medical abortion using mifepristone and buccal misoprostol through 63 days. *Contraception*. 2015; 91 (4): 269-73.

74. Robson SC et al. Randomised preference trial of medical versus surgical termination of pregnancy less than 14 weeks' gestation (TOPS). *Health Technol Assess*. 2009; 13 (53): 1-124, iii-iv.

75. American College of Obstetricians and Gynecologists. Practice bulletin no. 143. *Obstet Gynecol*. 2014; 123 (3): 676-92.

76. Ramsey PS, Hogg BB, Savage KG, Winkler DD, Owen J. Cardiovascular effects of intravaginal misoprostol in the mid trimester of pregnancy. *Am J Obstet Gynecol*. 2000; 183 (5): 1100-2.

77. Bagga R, Choudhary N, Suri V et al. First and second trimester induced abortions in women with cardiac disorders: A 12-year analysis from a developing country. *J Obstet Gynaecol (Lahore)*. 2008; 28 (7): 732-7.

78. O' Connell K, Jones HE, Lichtenberg ES, Paul M. Second-trimester surgical abortion practices: A survey of National Abortion Federation members. *Contraception*. 2008; 78 (6): 492-9.

79. Practice bulletin no. 135. *Obstet Gynecol*. 2013; 121 (6): 1394-406.

80. Grossman D, Blanchard K, Blumenthal P. Complications after second trimester surgical and medical abortion. *Reprod Health Matters*. 2008; 16 (sup31): 173-82.

81. Bryant AG, Grimes DA, Garrett JM, Stuart GS. Secondtrimester abortion for fetal anomalies or fetal death. *Obstet Gynecol*. 2011; 117 (4): 788-92.

82. Autry AM, Hayes EC, Jacobson GF, Kirby RS. A comparison of medical induction and dilation and evacuation for secondtrimester abortion. *Am J Obstet Gynecol*. 2002; 187 (2): 393-7.

83. Kaneshiro B, Bednarek P, Isley M, Jensen J, Nichols M, Edelman A. Blood loss at the time of first-trimester surgical abortion in anticoagulated women. *Contraception*. 2011; 83 (5): 431-5.

84. Kaneshiro B, Tschann M, Jensen J, Bednarek P, Texeira R, Edelman A. Blood loss at the time of surgical abortion up to 14 weeks in anticoagulated patients: A case series. *Contraception*. 2017; 96(1): 14-8.

85. Tschann M, Edelman A, Jensen J, Bednarek P, Kaneshiro B. Blood loss at the time of dilation and evacuation at 16 to 22 weeks of gestation in women using low molecular weight heparin: A case series. *Contraception*. 2018; 97 (1): 54-6.

86. Kerns J, Steinauer J. Management of postabortion hemorrhage. *Contraception*. 2013; 87 (3): 331-42.

87. Johnson BE, Porter J. Preoperative evaluation of the gynecologic patient. *Obstet Gynecol*. 2008; 111(5): 1183-94.

88. Burger W, Chemnitius J-M, Kneissl GD, Rucker G. Lowdose aspirin for secondary cardiovascular prevention—Cardiovascular risks after its perioperative withdrawal versus bleeding risks with its continuation—Review and meta-analysis. *J Intern Med*. 2005; 257 (5): 399-414.

89. Squizzato A, Keller T, Romualdi E, Middeldorp S. Clopidogrel plus aspirin versus aspirin alone for preventing cardiovascular disease. *Cochrane Database Syst Rev*. 2011; (1): CD005158.

90. Achilles SL, Reeves MF, Society of Family Planning. Prevention of infection after induced abortion. *Contraception*. 2011; 83 (4): 295-309.

91. Videla-Rivero L, Etchepareborda JJ, Kesseru E. Early chorionic activity in women bearing inert IUD, copper IUD and levonorgestrel-releasing IUD. *Contraception*. 1987; 36 (2): 217-26.

第6章

心血管症状：是妊娠的原因还是心脏的问题

要 点

- 产科医护人员应该能够分辨出常见妊娠期不适症状和心血管疾病症状
- 提示心血管疾病的典型表现为中度至重度症状、异常的生命体征指标和（或）阳性体格检查结果的综合
- 孕妇自述的所有心脏症状都应该得到充分的评估
- 心悸是孕妇（无论是否患有结构性心脏病）最常见的心脏症状
- 新发哮喘或双侧肺浸润可能提示妊娠期心力衰竭

引言

心血管疾病（cardiovascular disease，CVD）已成为美国孕产妇死亡的主要原因，占妊娠期死亡人数的1/3以上。其中，大部分的死亡是可以预防的。导致CVD相关死亡的一个关键原因是医师没有将症状识别为CVD的标志，从而导致疾病延误或漏诊。妊娠是一种血流动力学超负荷的状态，可能会导致类似心血管疾病症状和体征的出现。将妊娠原有的正常生理表现和心血管疾病所引发的病理性症状区分开通常很困难。常见的症状包括心悸、气短（shortness of breath，SOB）、疲劳、胸痛和头晕。产科医师必须能够区分良性妊娠症状和具有潜在威胁生命风险的病理性症状。本章介绍了妊娠期常见的心血管症状和加州孕产妇优质护理合作组织（California Maternal Quality Care Collaborative，CMQCC）心血管疾病诊疗指南，该指南旨在帮助医师识别出需进一步接受CVD评估的孕产妇。

第一节 有可疑心血管症状患者的基本治疗方法

对于发生于妊娠期和产后的心脏症状，如果这些症状是孕产妇自述的，尤其需要进行进一步的检查。对妊娠期任何心脏不适的基本处理方法遵循3个基本原则（图6.1）。

1. 详细的病史。包括患者基线的活动耐量、纽约心脏协会的心功能分级、详细的症状、既往心脏病病史、妊娠结局和潜在的医疗问题。

2. 重点进行心血管系统的体格检查。

3. 根据相应的症状进行适当的放射检查、影像学检查、心电图检查和实验室检查。

如果在鉴别诊断中考虑为心脏病的可能性很高，应将患者转诊给心脏病学专家进行进一步评估。出于讨论的目的，我们将重点讨论妊娠期常见的心血管症状。

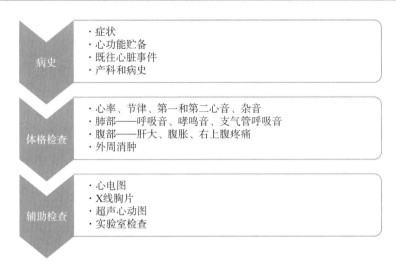

图6.1　心脏症状的基本诊断方法

第二节　心血管疾病工具包（CMQCC工具包）

关于孕产妇死亡的调查研究显示，在妊娠期或产后死于CVD的患者大多数都出现过数次未被医护人员察觉到的症状和体征。因此，需要在那些有心脏病症状或体征的妇女中进行可疑心脏病指数评定，并为患者是否需要进一步检查设定一个较低的门槛。CMQCC妊娠和产后心血管疾病特别工作组制订了一个危险评定工具，其中包括基于危险因素、症状和体征的临床评估和管理策略。在这一点上，它包含两种评定形式，旨在指导医师对有心血管症状或有高危因素的妊娠期或产后妇女进行危险分层和初步评估（图6.2，图6.3）。

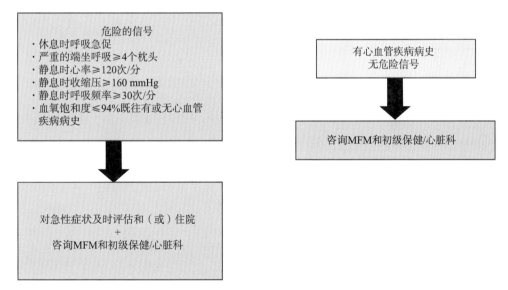

图6.2　对出现危险信号（出现严重症状、体征或心血管病个人史）的女性进行心血管疾病评估（改编自CMQCC.com，引用已经过许可）

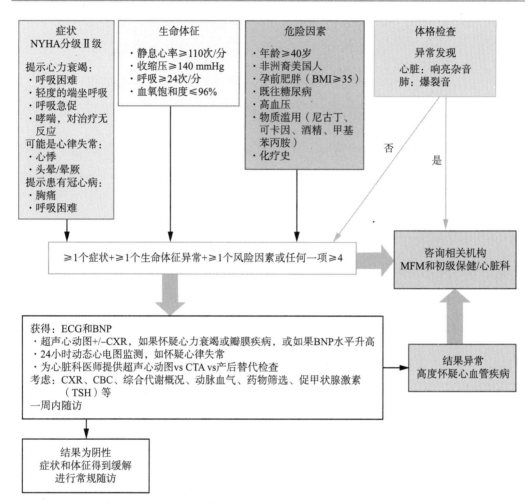

图6.3　无危险信号的女性心血管疾病评估（改编自 CMQCC.com，引用已经过许可）
缩写：CXR ＝ X 线胸片；BMT ＝身体质量指数；BNP ＝脑钠肽；CBC ＝全血细胞计数；ECG ＝心电图；CTA ＝冠状动脉计算机断层血管造影；MFM ＝母胎医学

　　第一种算法识别出来的是具有"危险信号"的女性患者，她们必须得到及时的病情评估和适当的医疗咨询。第二种算法针对的是那些病情稳定、没有危险信号的或没有 CVD 病史的女性患者。2002—2006 年，在加利福尼亚州的 64 例与 CVD 相关的孕产妇死亡案例中，该算法将这些妇女中的 93% 确定为 CVD 高危人群，具有挽救此类患者生命的巨大潜力。

　　总的来说，应该对全球范围内的所有孕产妇（无论是否有症状）进行心血管危险评估（图6.2）。医务人员可对妊娠期、产后和（或）任何时间出现任何新的或相关症状的妇女进行筛查。医务人员可以在产前预约时、临产时或产后进入病房时对孕产妇进行筛查，或者为那些在入院前或分娩前没有接受危险评估的患者进行筛查。这一方案目前正在纽约布朗克斯的加州大学 Irvine 分校和 Einstein/Montefiore 分校实施。

第三节 妊娠期常见心脏症状

妊娠期的生理变化通常会导致孕产妇出现类似心脏病的症状和体征。常见的症状包括恶心、疲劳、后背疼痛、外周水肿、气促、心悸和胸痛等（表6.1）。

表6.1 妊娠常见症状

症状	倾向于生理性	倾向于病理性
呼吸困难/SOB	妊娠早/晚期逐渐出现 仅在劳累过度时 无相关症状[a] 不影响日常生活活动 生命体征正常 体检正常 CXR正常	突然提前发作 休息或轻度劳累时 有相关症状[a] 影响日常生活活动 生命体征异常 体格检查异常[b] CXR提示浸润影
心悸	自限性 持续时间短 与体力活动无关 无相关症状[a]	持续性 持续时间较长 因体力活动而恶化 有相关症状[a]
胸痛	胃食管反流 与进食相关 可用抑酸剂缓解	运动耐量下降 静息状态或最小运动负荷时就会出现ECG异常
疲劳	逐渐出现 休息后缓解 妊娠晚期症状加重 无相关症状[a]	严重 急性发作 发作时间多变 有相关症状[a]
恶心	通常在妊娠早期或中期 无相关症状[a]	妊娠晚期 有相关腹痛或其他症状[a]
背痛	逐渐出现 随着妊娠的进展而加重在背部下方的特定位置	急性发作 从上背部或胸部放射
外周水肿	逐渐发作 轻微，随着抬腿动作而改善 对称性 无相关症状[a]	相对急性起病 腿部抬高可有轻微改善 不对称 有相关症状[a]

来源：改编自 *ACOG Practice Bulletin* 212，201；CMQCC Cardiovascular disease toolkit.

a.胸痛、端坐呼吸、阵发性夜间呼吸困难、咳嗽、疲劳、心悸、头晕或晕厥

b.杂音，哮鸣音，湿啰音，肺底呼吸音减弱，明显的外周水肿

缩写：SOB＝气促；CXR＝X线胸片

一、心悸

心悸，即"感受到自身心跳"，是妊娠期最常见的心脏不适症状。心率加快是妊娠期的正常生理现象；然而，心悸也可能是由严重潜在的心律失常和（或）心功能不全所致。早在妊娠第5周时，心率就开始加快，这种心悸可能持续存在于整个妊娠期。妊娠

期易发心律失常可能是由于：①血容量增加而引起心房和（或）心室的扩张（无论是否有结构性心脏病）；②妊娠期雌激素水平升高导致QT间期延长。雌激素对心律失常的这种作用也可能是女性心律失常比男性更常见的原因。幸运的是，妊娠期出现的大多数心律失常可能仅仅是因窦性心动过速或心房/心室异位期前收缩所引起，而这两种情况通常都被认为是良性的。另一方面，在妊娠期，首次出现的心律失常可能就会直接危及生命。心悸的症状应得到足够重视，不应将其简单视为生理性心率加快而忽略。心悸可能是初发心脏疾病的首发症状。妊娠期新发最常见的心律失常是室上性心动过速，其次是心房颤动，这可能与瓣膜狭窄有关（无论是否有风湿性心脏病病史）（图6.4）。

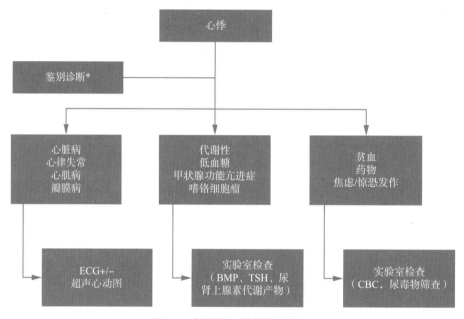

图6.4　妊娠期心悸的鉴别诊断

* 鉴别诊断：生理性、贫血、甲状腺毒症、拟交感神经药物、焦虑、惊恐发作、窦性心动过速、房性或室性期前收缩、室上性心动过速、心房颤动或室性心动过速

　　出现心悸的患者必须排除可能危及生命的疾病，如持续性心律失常和心肌病。

　　有心悸症状孕妇的早期筛查策略需遵循与非孕妇相同的原则（框6.1，图6.5）。

　　1.病史　病史有助于确定病因。早发心悸可能提示先天性心脏病或存在潜在的代谢紊乱。某些特征可能提示特定的病因，如房性或室性期前收缩时感受到的"嘭啪声"，以及与房室分离有关的"颈部冲击感"。一般来说，先兆晕厥绝不应该被认为是妊娠期的正常现象，应该立即进行相应检查。可导致心律失常的疾病有甲状腺疾病、糖尿病、焦虑或惊恐发作。许多药物，如拟交感神经药、血管扩张剂和抗胆碱能药物，可导致心悸的感觉或引起心律失常的发生。其他原因可能还包括β受体阻滞剂的停药反应、应用中药或物质滥用等。

　　2.体格检查　无论心律失常患者有无症状，其心律都可能不规则。如果在体格检查时没有发现心律失常，那么将其诊断为心律失常可能很困难。然而，体格检查时可能会发现那些可疑的结构性心脏病，通过心脏听诊，可能对心力衰竭或瓣膜疾病的诊断有提

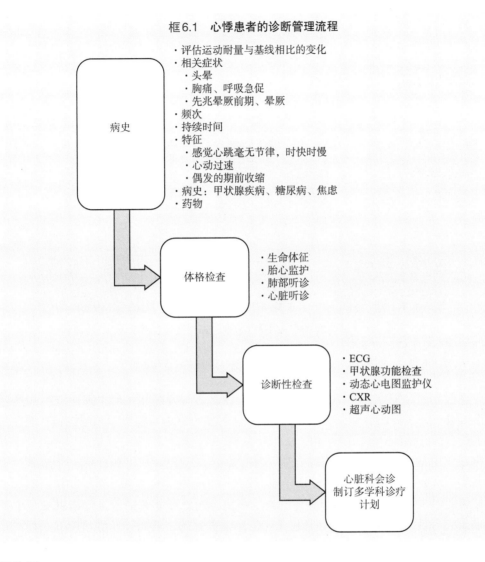

框6.1　心悸患者的诊断管理流程

病史
・评估运动耐量与基线相比的变化
・相关症状
　・头晕
　・胸痛、呼吸急促
　・先兆晕厥前期、晕厥
・频次
・持续时间
・特征
　・感觉心跳毫无节律，时快时慢
　・心动过速
　・偶发的期前收缩
・病史：甲状腺疾病、糖尿病、焦虑
・药物

体格检查
・生命体征
・胎心监护
・肺部听诊
・心脏听诊

诊断性检查
・ECG
・甲状腺功能检查
・动态心电图监护仪
・CXR
・超声心动图

心脏科会诊
制订多学科诊疗
计划

示作用。

3.诊断性检查　12导联ECG是心悸患者的标准检查。如果ECG正常，但临床上极度怀疑患者存在心律失常，应进行24～48小时的Holter监测。如果心悸的发生频率不高，可以使用连续循环记录设备。一旦确诊为心律失常，应进行超声心动图检查以评估有无心脏结构性病变。目前尚无专门针对心律失常的实验室检查，但是应该对伴有心悸的孕妇进行甲状腺功能测定，并进行血细胞计数测定以排除贫血。有关更多详细信息，请参阅第16章。

二、气短

呼吸困难或气短（shortness of breath，SOB）是妊娠期最常见的症状，约有75%的孕产妇都会出现这种症状。妊娠期出现SOB可能是由孕激素介导的通气功能增强所致，而在妊娠晚期，则可能是由横膈的抬高所致。约有15%的孕妇在妊娠早期会出现SOB的症状，而到了妊娠晚期，这个比例增加到了75%。一般来说，生理上的SOB会在休息

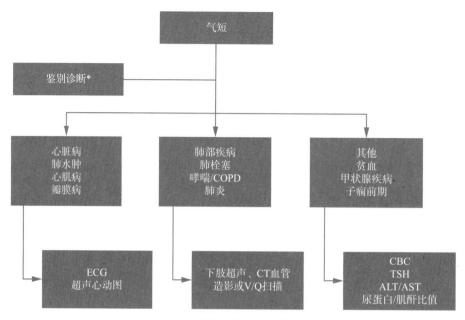

图6.5　妊娠期呼吸困难的鉴别诊断

*.鉴别诊断:心脏原因（扩张型心肌病、肥厚型心脏病、围生期心肌病、瓣膜疾病、心律失常）、肺部原因（肺栓塞、哮喘、机械性梗阻、肺炎）、贫血、甲状腺疾病、子痫前期、精神性或药物等

时或说话时出现，而在适当活动后这种症状会减轻。与妊娠相关的生理性SOB在产后可逐渐改善，并在分娩后4～6周恢复正常。而明显的SOB可能提示该孕妇患有潜在的心脏疾病。参见图6.5。

出现SOB的患者必须排除潜在危及生命的疾病，如肺栓塞、肺水肿和心肌病等。基本方法如下。

1.病史　评估SOB的第一步是详细询问病史。病史可能有助于区分该SOB是生理性的还是病理性的。生理性SOB的起病通常是渐进性的，开始于妊娠早期或中期，并且没有其他相关症状。当呼吸困难突然发作并发生在接近足月时出现，考虑病理性的可能性更大。当出现咳嗽、胸痛、发热、咯血、夜间阵发性呼吸困难、端坐呼吸或喘息等症状时，应引起对可能潜在疾病的关注。SOB突然发生并且伴有咳嗽和发热，最可能提示肺炎或支气管炎等感染性疾病。喘息与哮喘有关，而胸膜炎性胸痛和咯血往往与肺栓塞有关。值得注意的是，哮喘可能是心力衰竭的一种症状。SOB突然发作并伴有严重胸痛应建议患者行冠状动脉缺血或主动脉夹层的检查，而端坐呼吸则提示有肺水肿、瓣膜疾病和心肌病的存在。病史及家族史（包括患有先天性心脏病、猝死或血栓栓塞性疾病的家庭成员）都是评估患者病情的重要组成部分。某些药物也可能会引起SOB，这可能是药物本身的副作用，也可能是药物引起不良反应的继发性表现。例如，非选择性β受体阻滞剂可能导致支气管收缩，从而导致SOB的发生；特布他林可能导致肺水肿和呼吸急促等症状。近期患者的旅行史，除了可推测患者的祖国，也有助于扩大查找范围，找到在本国通常不会遇到的疾病（框6.2）。

2.体格检查　生理性呼吸困难通常不会对生命体征产生影响，而病理性呼吸困难可能伴有显著的生命体征异常。合并有SOB的高血压提示子痫前期合并肺水肿。另

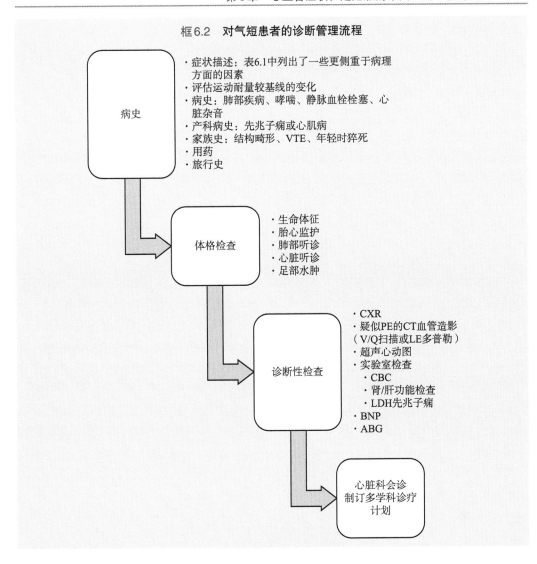

框6.2　对气短患者的诊断管理流程

病史
- 症状描述：表6.1中列出了一些更侧重于病理方面的因素
- 评估运动耐量较基线的变化
- 病史：肺部疾病、哮喘、静脉血栓栓塞、心脏杂音
- 产科病史：先兆子痫或心肌病
- 家族史：结构畸形、VTE、年轻时猝死
- 用药
- 旅行史

体格检查
- 生命体征
- 胎心监护
- 肺部听诊
- 心脏听诊
- 足部水肿

诊断性检查
- CXR
- 疑似PE的CT血管造影（V/Q扫描或LE多普勒）
- 超声心动图
- 实验室检查
  - CBC
  - 肾/肝功能检查
  - LDH先兆子痫
- BNP
- ABG

心脏科会诊制订多学科诊疗计划

一方面，血压降低还应警惕脓毒血症、急性呼吸窘迫综合征（acute respiratory distress syndrome，ARDS）、肺栓塞、心肌病等其他可能导致心肺功能衰竭的严重情况。发热提示伴有感染，而心动过速提示可能有肺栓塞或脓毒血症。妊娠期生理性呼吸困难不会引起血氧饱和度的降低，因此对于伴随缺氧的患者应进行更全面的检查。根据胎龄的不同，胎儿的情况也需要不同的关注。当胎儿酸中毒时可能表现为胎儿心率的异常，比如极小的或无变异性的以及晚期的减速，因此这些信息可以作为额外的"生命体征"。同时这些指标也反映了母体的血液灌注和氧合度。对于生理性SOB女性，听诊其肺部应是清音。肺部听诊出现哮鸣音时提示哮喘加重或急性支气管炎。当肺实质受累时（如肺水肿或间质性肺病）就会出现啰音或湿啰音。妊娠期肺水肿的常见原因包括：子痫前期，通常继发于硫酸镁治疗、宫缩及心脏病。当出现脓毒血症或羊水栓塞引起的ARDS时，肺部听诊也会有啰音的出现。肺炎后的细胞外基质增生也会导致局部湿啰音的出现。此外，虽然80%的孕妇都可存在一定程度的脚踝水肿，但如果水肿程度超过了正常妊娠时的状态，应该对该孕妇进行有关心力衰竭的筛查。

3.诊断性检查   对于怀疑肺炎或肺水肿的患者，应考虑行X线胸片（chest radiograph，CXR）检查。CXR对胎儿的辐射量极小，而且与胎儿所承受的风险相比，正确的诊断所带来的获益显然更大。如果在鉴别诊断中，可疑肺栓塞（pulmonary embolism，PE）的诊断，可行包括下肢多普勒超声、通气灌注（ventilation perfusion，V/Q）扫描和（或）计算机断层扫描（computed tomography，CT）在内的检查进行诊断。虽然CT比X线或V/Q扫描有更多的辐射暴露风险，但与潜在PE未诊或误诊的风险相比获益更大。如果呼吸困难更提示是心源性的，则应进行超声心动图检查。如果怀疑是子痫前期或肺水肿，实验室检查应包括血细胞计数、肝肾功能及乳酸脱氢酶，以评估是否有溶血。当怀疑有心肌病时，脑钠肽（BNP）或NT-pro BNP的水平更为重要。动脉血气可用于测定酸碱平衡和肺泡–动脉氧梯度。

三、胸痛

在妊娠期，相对于SOB来说，胸痛并不是常见的主诉症状，但它可能代表危及生命的紧急情况。幸运的是，妊娠期绝大多数的胸痛症状都是由良性疾病所引起的。对于40%～85%伴有胸痛的孕妇来说，胃食管反流病（gastroesophageal reflux disease，GERD）是主要原因之一。这种症状通常开始于妊娠早期的末期，随着胎龄的增加症状会不断加重，因为子宫向上移位会导致横膈膜的抬高。此外，激素的分泌会降低食管下括约肌的张力，使得胃酸反流增加。卧位时疼痛加重，坐起时缓解，也提示GERD。正常妊娠时也可出现肌肉骨骼疼痛或肋软骨炎，这种情况无须引起惊慌。但无论如何，进一步的检查是必要的。妊娠期胸痛的鉴别诊断与非妊娠期类似，包括心肌缺血或心肌梗死（myocardial ischemia/infarction，MI）、PE、主动脉夹层和妊娠的一些特定情况，如围生期心肌病（peripartum cardiomyopathy，PPCM）（特别是在妊娠晚期，见图6.6）。

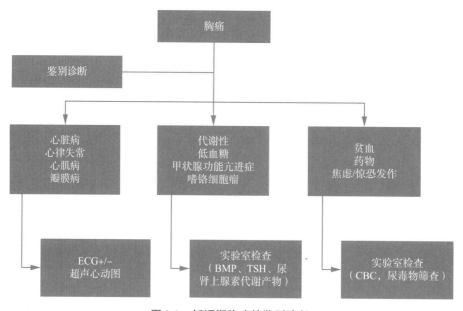

图6.6   妊娠期胸痛的鉴别诊断

出现胸痛的孕妇必须排除一些潜在危及生命的疾病，如MI、PE和主动脉夹层。妊娠期胸痛的评估见框6.3。

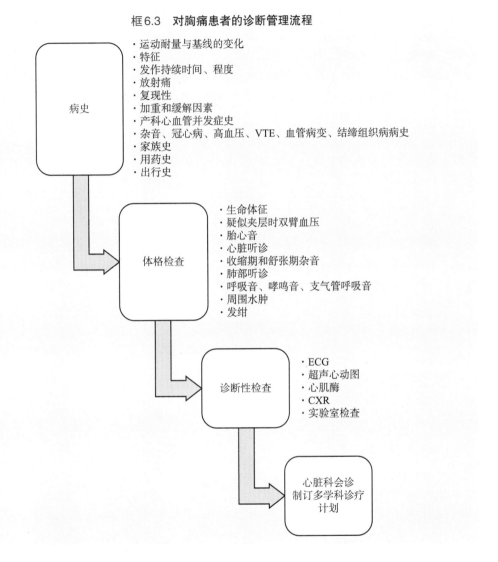

框6.3 对胸痛患者的诊断管理流程

1.病史 在询问病史时，疼痛的性质、持续时间和开始出现症状的时间、缓解及加重的因素以及疼痛放射的部位是重要因素。休息后疼痛缓解多与心肌缺血有关，而坐起时或服用抑酸药物时疼痛缓解多提示GERD。一些伴随症状的出现，如SOB或头晕，提示有更严重的病因。应认真回顾患者的病史，包括心血管并发症、听诊杂音、冠心病、高血压、静脉血栓栓塞症、血管疾病或结缔组织疾病（如马方综合征）。与SOB一样，医师应该全面了解患者的家族史、服药史和旅游史。对于有心律失常家族史（或使用引发心律失常的药物）的患者应该进行ECG检查。

2.体格检查 在胸痛发生时，应立即进行体格检查，以发现一些潜在的异常。在门诊时，当患者出现低血压、高血压、心动过速、呼吸急促、缺氧或胎儿心跳异常时，应让患者立即住院接受检查。胸痛的特点可能提示其具体的病因。例如，对于有撕裂样胸痛并伴有马方综合征或伴有结缔组织病病史的患者，应该测量其双上肢的血压，以评估是否有主动脉夹层。体格检查的重点应该是心肺检查，S1和S3心音的广泛分裂，收缩期杂音应该视为妊娠期心脏听诊的正常变化。另一方面，舒张期杂音基本上都是病理性的。在对有SOB的孕妇进行检查时，胎心可以作为判断母体血运灌注能力和氧合能力的另一个标志。

3.诊断性检查　对于伴有胸痛的患者，ECG是排除心肌缺血的初步检查。ECG可以提示心律的异常、缺血性改变、心房增大或心室肥厚，随后应进行超声心动图检查以确认病情。如果临床上怀疑患者为心肌缺血，则应检测患者的心肌酶，并对患者进行持续的心电监护。当胸痛怀疑是肺源性，可以用CXR进行初筛。如果怀疑胸痛为心源性的可能性较大，应立即咨询心脏病学专家，并保持适当的临床监测和随访。

四、外周水肿

外周水肿是妊娠期非常常见的临床表现。随着妊娠的发展，全身血管阻力降低、血容量增加及下腔静脉受压可能会导致这种症状。此外，下肢隐静脉含有孕激素和雌激素的受体，这会导致妊娠期间静脉扩张和瓣膜功能失调，加重下肢水肿，见图6.7。

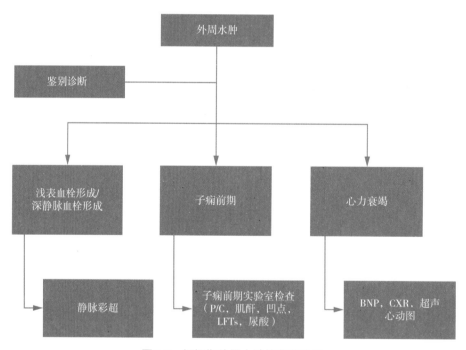

图6.7　妊娠期外周水肿的鉴别诊断

五、疲劳

高达44%的孕妇会出现疲劳症状，而且在整个妊娠期，这种症状时有时无、时重时轻。然而普遍认为，由于妊娠期间体重增加会增加孕妇的负担，因此疲劳症状在妊娠晚期会加重。

鉴别诊断：正常生理现象与贫血、心脏病等，如PPCM、充血性心力衰竭、电解质紊乱。

六、恶心

恶心是妊娠期一种常见症状，最常见于妊娠的前3个月，通常在妊娠12周后这种症状会消失，然而，对于有严重呕吐的孕妇来说，恶心可能会持续到妊娠晚期。恶心也可在分娩过程中发生，特别是在使用镇痛药的情况下；然而，这种症状一般会在分娩几天后完全消失。

鉴别诊断：妊娠恶心/呕吐、药物/药物治疗、病毒感染或细菌感染、内源性胃肠道疾病（胰腺炎、胆囊炎）、内分泌疾病（继发于糖尿病或甲状腺功能亢进症的胃动力不足）、偏头痛、颅内疾病或精神原因。

七、后背疼痛

后背疼痛通常在妊娠中期出现，发病时间可能会有所不同。症状出现较早的孕妇会在妊娠前期出现，通常在妊娠24～36周时达到高峰。由于脊柱出现生理性前凸，所以轻至中度的后背下部疼痛是非常常见的，而且可以认为是正常的。相比之下，锁骨中部或后背上部疼痛则不是妊娠的正常表现，可能预示着伴有严重的疾病，如PE或主动脉夹层。如果体格检查时疼痛可再次出现和（或）缓解，可能提示是肌肉骨骼的原因。有些病例提示椎管内麻醉和肩胛间疼痛之间存在一定的联系，但这并没有得到很好的证实。

鉴别诊断：因妊娠时肌肉骨骼的改变所造成的正常现象、哮喘、主动脉夹层、PE。

总结

妊娠时的很多症状很像心脏病的症状。心悸和呼吸急促在孕妇中很常见。孕、产妇死亡调查研究表明，孕产妇死亡最重要的原因是妊娠心脏病诊疗的延误，以及医师对此缺乏足够的认识。妊娠期所有孕妇的自诉症状，都应该以与非妊娠期相类似的方式进行彻底评估。产科医护人员应该能够将心脏症状与妊娠相关的生理性症状区分开来。一旦将患者确定为心血管疾病的高危患者，应立即转诊到心脏科，以多学科协同的方式，对患者进行进一步的治疗。

（李 治 张 崇 周 欣 译）

参 考 文 献

1. Creanga AA et al. Pregnancy-related mortality in the United States，2011-2013. *Obstet Gynecol*. 2017；130（2）：366-73.
2. Hameed AB et al. Pregnancy-related cardiovascular deaths in California：Beyond peripartum cardiomy-opathy. *Am J Obstet Gynecol*. 2015；213（3）.

3. Hameed AB, Morton CH, Moore A. Improving Health Care Response to Cardiovascular Disease in Pregnancy and Postpartum. Developed under contract #11-1006 with California Department of Public Health, Maternal Child and Adolescent Health Division. Published by the California Department of Public Health. http: //www. CMQCC. org. 2017.

4. Hollier LM et al. Pregnancy and heart disease. *Obstet Gynecol*. 2019; 133 (5): E320-56.

5. Shotan A et al. Incidence of arrhythmias in normal pregnancy and relation to palpitations, dizziness, and syncope. *Am J Cardiology*. 1997; 79 (8): 1061-4.

6. Robson SC et al. Hemodynamic-changes during early human-pregnancy—An M-mode and Doppler echocardiographic study. Br Heart J. 1987; 57 (6): 584-5.

7. Soma-Pillay P et al. Physiological changes in pregnancy. *Cardiovasc J Afr*. 2016; 27 (2): 89-94.

8. Drenthen W et al. Predictors of pregnancy complications in women with congenital heart disease. *Eur Heart J*. 2010; 31 (17): 2124-32.

9. Li JM et al. Frequency and outcome of arrhythmias complicating admission during pregnancy: Experience from a high-volume and ethnically-diverse obstetric service. *Clin Cardiol*. 2008; 31 (11): 538-41.

10. Yarnoz MJ, Curtis AB. More reasons why men and women are not the same (gender differences in electrophysiology and arrhythmias). *Am J Cardiol*. 2008; 101 (9): 1291-6.

11. Knotts RJ, Garan H. Cardiac arrhythmias in pregnancy. *Seminars Perinatol*. 2014; 38 (5): 285-8.

12. Vaidya VR et al. Burden of arrhythmia in pregnancy. *Circulation*. 2017; 135 (6): 619-21.

13. Vaidya VR et al. P6055 Impact of atrial fibrillation in pregnancy: An analysis from the nationwide inpatient sample. *Eur Heart J*. 2017; 38 (Suppl 1): 1273-1273.

14. Joglar JA, Page RL. Management of arrhythmia syndromes during pregnancy. *Curr Opin Cardiol*. 2014; 29 (1): 36-44.

15. Adamson DL, Nelson-Piercy C. Managing palpitations and arrhythmias during pregnancy. *Heart*. 2007; 93 (12): 1630-6.

16. Czerwinski EM. Case report postpartum cough and dyspnea. *Adv Emerg Nurs J*. 2016; 38 (3): 190-8.

17. Goland S et al. Shortness of breath during pregnancy: Could a cardiac factor be involved? *Clin Cardiol*. 2015; 38 (10): 598-603.

18. Wagner S et al. The impact of pregnancy on the work-up of chest pain and shortness of breath in the emergency department. *Obstet Gynecol*. 2017; 129: 176s-7s.

19. Varnier N et al. All that wheezes is not asthma: A cautionary case study of shortness of breath in pregnancy. *Obstet Med*. 2015; 8 (3): 149-51.

20. Prasad M. Shortness of breath in pregnancy. *J General Internal Med*. 2015; 30: S453-S453.

21. Copel J et al. Guidelines for diagnostic imaging during pregnancy and lactation. *Obstet Gynecol*. 2017; 130 (4): E210-16.

22. Wan T et al. Guidance for the diagnosis of pulmonary embolism during pregnancy: Consensus and controversies. *Thromb Res*. 2017; 157: 23-8.

23. Shahir K et al. Pulmonary embolism in pregnancy: CT pulmonary angiography versus perfusion scanning. *Am J Roentgenol*. 2010; 195 (3): W214-20.

24. Scarsbrook AF, Bradley KM, Gleeson FV. Perfusion scintigraphy: Diagnostic utility in pregnant women with suspected pulmonary embolic disease. *Eur Radiol*. 2007; 17 (10): 2554-60.

25. Wei T et al. Systolic and diastolic heart failure are associated with different plasma levels of 13-type

natriuretic peptide. *Int J Clin Pract*. 2005；59（8）：891-4.

26. Grewal J et al. BNP and NT-proBNP predict echocardiographic severity of diastolic dysfunction. *Eur J Heart Fail*. 2008；10（3）：252-9.

27. Ali RAR，Egan LJ. Gastroesophageal reflux disease in pregnancy. *Best Pract Res Clin Gastroenterol*. 2007；21（5）：793-806.

28. Body C，Christie JA. Gastrointestinal diseases in pregnancy nausea，vomiting，hyperemesis gravidarum，gastroesophageal reflux disease，constipation，and diarrhea. *Gastroenterol Clin North Am*. 2016；45（2）：267-83.

29. Smyth RMD，Aflaifel N，Bamigboye AA. Interventions for varicose veins and leg oedema in pregnancy. *Cochrane Database Syst Rev*. 2015（10）：CE001066.

30. Bai GN et al. Associations between nausea，vomiting，fatigue and health-related quality of life of women in early pregnancy：The generation R study. *PLOS ONE*. 2016；11（11）.

31. Kirshon B，Lee W，Cotton DB. Prompt resolution of hyperthyroidism and hyperemesis gravidarum after delivery. *Obstet Gynecol*. 1988；71（6）：1032-4.

32. Vermani E，Mittal R，Weeks A. Pelvic girdle pain and low back pain in pregnancy：A review. *Pain Practice*. 2010；10（1）：60-71.

33. Klumpner TT et al. Interscapular pain associated with neuraxial labour analgesia：A case series. *Can J Anesth*. 2016；63（4）：475-9.

第7章

妊娠期的心脏诊断性检查

要 点

- 合并心脏疾病的孕妇有16%可能发生心脏并发症，主要与孕妇心律失常和心力衰竭有关
- 胚胎疾病最敏感的时期是妊娠5～12周，在此期间应避免非紧急性放射检查
- 妊娠期可接受的电离辐射累积剂量为50 mGy
- 如果孕妇主诉胸痛、晕厥、气短和心悸，建议进行超声心动图检查
- 心脏磁共振成像检查有助于评估复杂的先天性心脏病和主动脉病理学

引言

在发达国家中，孕产妇心脏病尽管只是使少部分妊娠情况变得更加复杂，但却是造成孕、产妇患病率和死亡率的主要非产科原因。患有心脏病的孕妇有16%会发生心脏并发症，主要与孕妇心律失常和心力衰竭有关。大多数心脏并发症发生在分娩前阶段，其次是分娩后，很少发生在分娩时。心血管死亡是孕产妇死亡率持续上升的主要驱动因素之一。2011—2013年，心血管疾病约占美国孕产妇死亡原因的15%。在美国，先天性心脏病是妊娠合并心脏病最常见的疾病，而风湿性心脏病在发展中国家仍然是最常见的心脏疾病。

患有已知或疑似心血管疾病的孕妇通常需要在妊娠期进行心血管疾病诊断性检查。有多种检查手段可用于疑似心脏病的孕妇，以明确诊断、危险分层、指导治疗和评估疗效。用于这些目的的成像方式包括心电图（electrocardiogram，ECG）、X线［包括胸片、计算机断层肺动脉造影（computed tomographic pulmonary angiography，CTPA）、冠状动脉计算机断层血管造影（coronary computed tomographic angiography，CCTA）、透视和侵入性血管造影术］、超声心动图、心脏磁共振成像（magnetic resonance imaging，MRI）和核成像技术。

第一节 妊娠期的特殊注意事项

妊娠期正常的心血管变化，如心排血量增加、容量超负荷和全身血管阻力降低，可能会导致体格检查结果、实验室检查和影像学结果发生显著变化，这些变化很难与心脏病理性改变区分。因此所有具有心血管疾病体征和症状如呼吸困难、疲劳、心悸、低氧和血压变化的女性都应该接受系统检查。

影像学检查是妊娠期心血管疾病诊断评估的重要辅助手段。由于对妊娠期和哺乳期女性影像学检查的安全性认识不足，往往会导致不必要地回避有用的诊断性检查。因

此，临床医师掌握妊娠期进行辅助检查的适应证、局限性和潜在的危害或益处显得非常重要。在进行放射检查之前，对患者进行适当的询问是至关重要的，并且应该始终获得知情同意。而对于胚胎或胎儿的风险则取决于辐射的类型和剂量以及胎儿的胎龄。虽然关于中枢神经系统（central nervous system，CNS）致畸的报道各不相同，但对CNS致畸最敏感的时期应该是在妊娠8～17周，妊娠期越晚，阈值剂量越高。根据剂量-反应关系推算，涉及辐射的诊断程序不会对胎儿构成风险，除非子宫的累积辐射剂量超过10 cGy；保守的指南建议，在此期间应避免进行非紧急的放射检查，妊娠期间子宫的累积照射剂量应保持在5 cGy以下。

妊娠可能会影响各种影像诊断方法的准确性。例如，X线胸片显示的心脏增大，心电图QRS电轴变化，或者超声心动图上显示的跨瓣膜压力差增大，都可能是由于妊娠期间正常的结构、生理和血流动力学变化所导致。

第二节　妊娠期的辐射暴露

据估计，胎儿在妊娠期间受到的本底辐射为1 mGy。电离辐射对胎儿造成的风险取决于暴露时的胎龄和辐射剂量。妊娠期可接受的电离辐射累积剂量为50 mGy（相当于50 mSv或5 rad）。如果在胚胎发育早期受到极高剂量的辐射（超过1 Gy），对于胚胎很可能是致命的。在胚胎发生早期之后，高剂量辐射暴露最常见的不良反应是生长受限、小头畸形和智力残疾。然而，辐射剂量必须足够高才可能产生这些不良影响。辐射剂量低于50 mGy时，胎儿出现异常、生长受限和流产均未见报道（**表7.1**）。导致不良影响的最低阈值剂量在60～310mGy；但根据报道，临床实践证明产生严重智力残疾的最低剂量为610 mGy。由于用于心血管诊断的影像学检查没有达到这些水平，因此患者很少关注这些影响。

表7.1　辐射对胎儿的影响（胎龄、剂量和效应）

胎　龄	估计阈剂量	效　应
胚胎植入前（0～2周）	50～100 mGy	胚胎死亡或不发育
器官发生（受精后2～8周）	200 mGy	先天性畸形（骨骼、眼睛、生殖器）
	200～250 mGy	生长受限
8～15周	60～310 mGy	严重智力缺陷（高危）
	200 mGy	小头畸形
16～25周	250～280 mGy	严重智力缺陷（低危）

来源：Patel SJ et al.*Radiographics*.2007；27（6）：1705-22.

第三节　妊娠期的实验室检查

对于出现与妊娠不相称的胸痛和气短的妇女，实验室检查应该是最初的筛查手段。血清生物标志物可用于疾病的筛查，以帮助诊断心血管疾病。其中，脑钠肽（brain natriuretic peptides，BNP）或其无活性的氨基末端片段NT-pro BNP是诊断和治疗心力衰竭的重要生物标志物。脑钠肽水平可能因妊娠不同阶段、子痫前期、既往心肌病、先天性心脏病或围生期心肌病而升高。此外，BNP在非心源性疾病如脓毒症、肾脏疾病和贫血时也可能升高。全血细胞计数（complete blood count，CBC）将有助于诊断贫血或者感染活动期。高水平的钠尿肽与心血管事件的风险增加密切相关，可能会增加患心脏疾病的可能性，因此应该在妊娠和产后进行必要的监测。肌钙蛋白是另一种用于诊断心血管疾病的血清生物标志物，特别是急性冠脉综合征（acute coronary syndrome，ACS）和伴有血流动力学紊乱的急性肺栓塞。患有ACS的孕妇临床表现类似于同龄的其她女性患者。妊娠期冠心病（coronary artery disease，CAD），尤其是ACS，常与高死亡率和发病率相关。因此，研究女性胸痛的阈值是至关重要的。孕妇胸痛时应认真检查肌钙蛋白水平的升高。

急性肺栓塞（pulmonary embolism，PE）时血浆D-二聚体水平几乎总是升高。它是排除非妊娠患者静脉血栓栓塞（venous throm-boembolism，VTE）的一种灵敏度很高的常用检测方法。妊娠期PE的诊断对医师来说是一种挑战。PE的体征和症状，如呼吸困难、下肢水肿和心动过速，也可以是妊娠期间的正常表现，但是在妊娠前3个月D-二聚体等诊断性检查可能并不可靠，因为其水平在整个妊娠期间是逐渐上升的。但妊娠期D-二聚体的阴性预测价值仍然是可靠的。如果怀疑VTE并要提高预测准确性，则有必要进行进一步的影像学检查。参见表7.2。

表7.2　实验室检查

检查项目	意　义
BNP/NT-proBNP	评估是否患有心肌病、女性先天性心脏病、重度子痫前期
肌钙蛋白	评估急性冠脉综合征或肺动脉栓塞
D-二聚体	肺动脉栓塞的高阴性预测价值 妊娠期间可能不敏感，因为其水平在整个妊娠期间逐渐升高
CBC	贫血的评估：妊娠异常呼吸困难的鉴别诊断

第四节　X线胸片

X线胸片是妊娠期常用的诊断方式，它提供了有关肺、气道、血管、心脏大小、脊柱和胸部骨骼的重要信息。妊娠期间胸片检查的适应证与非妊娠期并无不同，任何出现新发呼吸困难的妊娠患者都应该考虑接受胸片检查，以评估肺水肿、心脏增大和心房增大的情况。回顾分析200例孕妇的胸片，通过分析肺实质、心脏轮廓和血管标记，并没有发现妊娠期间的特征性改变。因此，针对妊娠期间的异常表现应进行和非妊娠患者相同的检查。在使用胎儿（腹部）防护的情况下，胸片可以在妊娠期间安全进行。

第五节　心　电　图

ECG通常是对疑似心脏病孕妇进行的最初诊断方式之一。心电图有助于诊断心肌梗死、心律失常、肺栓塞等疾病。在正常妊娠期间，ECG可能会有一些细微的变化，如PR间期和QT间期缩短，电轴偏移，左心导联非特异性ST-T改变等。

第六节　心脏节律监测

心悸、头晕和晕厥是妊娠期常见的主诉，也是转诊到产科高危门诊的最常见原因。根据美国心脏病学会、美国心脏协会和心脏节律学会2018年的指南，出现不明原因的心悸、晕厥或头晕被认为是需要动态心电图监测的Ⅰ类指征。

主要有以下几种类型的动态心电监测方式：对于在短时间内经常发作的症状，可以使用Holter进行监测，即连续记录24～72小时，但最新型号的监测仪可以进行长达2周的心电监测；外部贴片式记录仪可以连续记录和存储长达14天的心电节律，并具有患者触发功能，可实现症状与节律之间的关联，这种贴片式无导线监测仪，易于自行操作使用，而且具有防水功能，使用更舒适，更轻便，从而更能提高患者的依从性；对于高危患者，可考虑心脏门诊移动监护。该设备记录和传输数据的时间可长达30天，如果检测到严重的心律失常，数据将实时自动传输到中央监测站，可以向医护人员提供实时和即时的事件反馈。

妊娠期间心率可以增加25%，则窦性心动过速就成为最常见的良性心律失常，尤其在妊娠晚期。此外，超过50%的孕妇会发生异位期前收缩和非持续性心律失常。妊娠期最常见的严重心律失常是持续性室上性心动过速。更值得注意的是，肥胖女性（BMI＞30）在妊娠期间发生严重心律失常的风险要高出4倍，有心律失常病史的女性此类风险要高出8倍。

第七节　超声心动图

经胸超声心动图可用于评估心室功能、瓣膜异常和心包疾病。它通过高频声波对心脏结构进行成像。在诊断成像中使用的超声波强度对组织是无害的。如果孕妇主诉胸痛、晕厥、气短和心悸，应该进行超声心动图检查。此外，对于妊娠期有心律失常记录、心脏病史、脑卒中或既往有化疗、放疗史的妇女也应进行超声心动图检查。妊娠期间可基于潜在的心脏疾病进行系列相关的超声心动图检查。

值得重视的是，妊娠期间会发生明显的心血管血流动力学变化，这使得心脏病的临床诊断更具挑战性。正常妊娠可以导致血容量和心排血量的增加，这会导致左右心室、右心房及左心室壁厚度增加；但左室射血分数不会发生变化。妊娠期间表现出的其他正常心脏结构改变还包括主动脉根部扩张，二尖瓣和三尖瓣环扩大和每搏输出量增加（表7.3）。此外，约40%的孕妇在妊娠晚期会出现无症状的心包积液。

表7.3 妊娠期正常超声心动图改变

心腔尺寸	妊娠期改变
LV大小和容积	增加
LA大小	增加
LV壁厚和质量	增加
RV大小和容积	增加
RA大小	妊娠中晚期增加
LV收缩功能	妊娠期改变
每搏输出量	增加
心排血量	增加
LV射血分数	不变
多普勒参数	妊娠期改变
二尖瓣E峰速度	略有增加
二尖瓣A峰速度	明显增加
E/A比值	减少
减速时间	增加
最大肺动脉压	不变
其他	妊娠期改变
主动脉根部直径	增加
二尖瓣/三尖瓣环大小	增加

来源：Adapted from Adeyeye VO et al.*Clin Med Insights Cardiol*.2016；10：157-62.
缩写：LV＝左心室；RV＝右心室；LA＝左心房；RA＝右心房

由于妊娠期间生理和结构的变化，在技术环节可能会给超声心动图成像带来一定困难（比如由于妊娠期子宫限制了肋下视图）。使用超声心动图造影剂（echocardiographic contrast agents，ECA）可以帮助区分血池和心内膜，在美国至少有10%～15%的患者使用了这种方法。到目前为止，还没有关于妊娠期间使用ECA的安全性数据，除非检查指征强烈，否则应该限制在妊娠期使用这些药物。

第八节 运动负荷试验

对于有冠心病症状但无急性发作症状病情稳定的女性，进行运动负荷试验是合理的选择。研究表明，妊娠期进行运动负荷试验检查是安全的。负荷试验不仅可以进行心电图检查，如果需要影像学证据，还可以进行负荷超声心动图检查。研究显示，在妊娠28～32周，针对平时不活动、经常活动和积极活动的健康女性中，运动负荷试验对于胎儿没有显示出异常的心动过缓反应，也没有不良的新生儿结局。对于无法进行运动的女性，使用多巴酚丁胺进行负荷试验也是一种替代方法。到目前为止，动物实验还没有证据表明使用多巴酚丁胺会导致胎儿中毒，FDA已将其归类为妊娠期B类用药（尽管自2014年以来，产科医师不再对药物进行分类；相反，针对每种情况都要进行单独评估，最终如果获益大于风险，就建议继续使用）。不过，对于胎儿只有当获益大于风险，而且没有其他更安全的替代方案时，才考虑进行多巴酚丁胺负荷试验。

第九节　核灌注检查

心血管核灌注扫描是通过标记放射性同位素的化学试剂来进行的。能够在妊娠期间进行的核素检查包括评估PE的肺通气-灌注扫描，以及用于评估CAD和心室功能的心肌灌注扫描。采用伽马闪烁成像的两种常见核成像技术是正电子发射断层扫描（positron emission tomography，PET）和单光子发射计算机断层扫描（positron emission tomography，SPECT）。PET成像最常用的化合物是氟-2-脱氧葡萄糖（^{18}FDG）。

在心血管灌注扫描中，最常用的同位素之一^{99m}Tc可与其他定位于活跃心肌细胞的化合物结合，从而识别心脏的缺血区域。^{99m}Tc的半衰期为6小时，它释放出140 keV的单能伽马光子。

并不是所有放射性同位素在妊娠期间都是安全的。放射性碘很容易穿过胎盘，其半衰期为8天，并可能导致胎儿甲状腺异常，特别是在妊娠10周后胎儿甲状腺开始具备功能时。10周龄胎儿的大脑中可以识别出细胞核T_3受体，它们在妊娠16周时会增加10倍，直到胎儿的甲状腺完全具备功能。心肌灌注扫描使用^{99m}Tc，胚胎或胎儿暴露剂量通常≤17 mGy。如果妊娠期间需要进行心脏负荷试验，为避免胎儿的辐射暴露，倾向于使用负荷超声心动图而不是心肌灌注成像。然而，如果这项检查具有强烈的临床适应证，也可以考虑此类成像，对母亲和胎儿的风险应该是比较小的。就胎儿可能受到辐射的风险向孕妇提供咨询是医师的一项重要职责。在普通人群中，自然流产、严重畸形、智力低下和儿童恶性肿瘤发生的风险约为286/1000；而将胎儿暴露在50 mGy的辐射下，这种风险仅增加0.17%。

第十节　心脏磁共振成像

当超声心动图不能提供足够的诊断信息，需要更进一步的影像来优化处理时，心脏MRI是一种选择。心脏MRI可以对心腔、大动脉和静脉进行无创性评估，并对左、右心室进行客观判断，包括心室的大小、厚度、室壁运动和射血分数。心脏MRI对复杂性先天性心脏病和主动脉病变的诊断非常有意义。

心脏MRI检查已经安全用于妊娠期超过25年，特别是在妊娠中期和晚期。目前并没有专门针对孕妇的预防措施或禁忌证。MRI没有电离辐射，并能够提供较高的空间和时间分辨率。心脏MRI作为评估心肌功能、先天性心血管异常和主动脉疾病的诊断方式是很好的选择。主要的安全问题包括妊娠前3个月潜在的致畸性和对胎儿的听觉损伤。一项对1737名妊娠前3个月妇女进行的回顾性队列研究发现，孕妇接受MRI检查与死产、新生儿死亡、先天畸形、肿瘤或听力损失等高风险无关。

静脉注射造影剂钆可提高MRI的诊断准确率。钆经常用于心脏MRI检查，使用晚期钆增强（late gadolinium enhancement，LGE）方法可以检测心肌瘢痕，使用负荷/静息灌注技术可以检测心肌缺血。LGE可用于识别心肌纤维化和瘢痕形成（即区分冠状动脉疾病和浸润性疾病，如淀粉样变性、结节病或血色素沉着症）及心包疾病的诊断。以钆为基础的造影剂很容易穿过胎盘，动物实验发现大剂量的钆会导致着床后的病态妊娠、发育延迟以及骨骼和内脏异常。不鼓励在妊娠期间使用钆，因为在妊娠前3个月的器官发育过程中可能会有致畸作用。一项研究表明，妊娠期任何时候使用钆MRI都会增加风湿病、炎症和浸润性皮肤病、死产和新生儿死亡的风险。因此，目前的建议是除非绝对必要，应避免在妊娠的任何阶段使用钆增强MRI。FDA将所有含钆的造影剂归类为妊娠期C类用药。由于这一分类系统经常被医疗保健工作者和患者混淆，因此2014年，FDA引入了一种新的体系，称为"妊娠和哺乳期标签规则"，即从所有标签中去掉字母评级，代之以对潜在风险的结构化概述。

第十一节　下肢超声检查

下肢超声是一种非侵入性、用于诊断深静脉血栓形成（deep venous thrombosis，DVT）的检查。妊娠期间静脉血栓的患病率在0.06%～8%，有报道称深静脉血栓更易发生在左下肢（75%～96%病例）。妊娠期间，髂股血栓发生在盆腔静脉比小腿静脉更为常见，调整影像扫描策略时需要考虑这些因素。孕妇中多达1/4未经治疗的DVT可能发展为PE，这也是发达国家孕产妇死亡的主要原因。

第十二节　通气－灌注闪烁成像

影像学检查对妊娠期PE的诊断具有重要意义。通气灌注（ventilation-perfusion，V/Q）显像和肺CTA均可用于诊断妊娠期PE。关于胎儿辐射的问题，现有文献仍存在争议，一些作者认为这两项检查所接受的辐射剂量相同，而另一些研究表明肺CTA检查所接受的剂量要低得多。这两项检查针对胎儿的辐射剂量为0.1～0.4 mGy。有效的V/Q扫描对乳腺造成的辐射剂量为0.22～0.28 mGy，明显低于肺CTA（见下文）。因此，V/Q扫描的一个主要优点是对于产妇乳腺组织的辐射暴露较低，而主要缺点是在没有PE的情况下无法提供替代诊断。据报道，V/Q扫描的准确率高达96%，尽管这项检查在多达25%的孕妇中可能无法确定诊断。

为避免无法明确诊断，对于X线胸片表现正常、无哮喘或慢性肺部疾病史的女性，保留V/Q扫描是合理的。为限制胎儿辐射暴露，对于孕妇通常采用低剂量纯灌注扫描（low-dose perfusion-only scans，LDQ）。通过取消通气部分并将灌注部分的剂量减少50%，能够容易地实现总体辐射剂量的减低。一项对225名接受LDQ的孕妇回顾性研究发现，这种成像方式与肺CTA相当，具有相似的阴性预测价值（分别为100%和97.5%）。

第十三节　肺CT血管造影

肺CTA具有较高的敏感性和特异性，是诊断PE的首选影像学方法。缺点包括：孕妇乳腺的辐射暴露高达 10 ～ 70 mGy，胎儿辐射，以及与含碘造影剂相关的风险。与含碘造影剂相关的最常见副作用包括恶心、呕吐、皮肤潮红和类过敏反应。含碘造影剂可以轻易地穿透胎盘；然而，动物实验并未显示使用含碘造影剂有任何致畸或致突变作用。目前的建议是，在必须进行和经评估获益大于风险的情况下，可以使用含碘造影剂。

对于需要进行这项检查的孕妇建议适当减少肺 CTA 的辐照剂量。此外，可以采用其他减少辐射剂量的措施，如薄层铋胸罩和胎儿腹部铅屏蔽。这项检查的一个潜在问题是，妊娠期间由于母体心排血量部分转移到胎儿体内，肺动脉增强减弱可能导致图像质量下降。虽然肺 CTA 仍然是 PE 诊断的影像学选择，但在一项小型回顾性研究中，妊娠患者肺部 CTA 诊断不充分占比 35.7%，而非妊娠患者的这一比例为 2.1%。一项荟萃分析认为在普通人群中肺部 CTA 相比 V/Q 扫描的整体表现更佳，而另一项针对孕妇的研究发现两种成像方式诊断效果接近。因此，检查方式的选择应该综合考虑各种因素，例如辐射问题、放射学结果及是否需要替代诊断等。

第十四节　冠状动脉计算机断层血管造影

CCTA 主要用于无冠心病病史的胸痛患者的冠心病诊断。它使用先进的 CT 成像技术和静脉造影剂来获得高分辨率的 3D 图像。CCTA 可以准确量化是否存在冠状动脉粥样硬化及其范围、严重程度和斑块成分，其敏感度为 91%，特异度为 92%。与心导管插入术相比，CCTA 是非侵入性的，具有较低的潜在风险，不会给患者带来明显不适。虽然该项检查能够足够安全地获取冠脉解剖学的信息，但仍然存在胎儿辐射风险，并且需要使用高剂量 β 受体阻滞剂来适当降低患者的心率。

第十五节　左心导管术

冠状动脉造影/左心导管（left heart catheterization，LHC）检查是诊断冠心病和治疗急性心肌梗死（acute myocardial infarction，AMI）的金标准。妊娠合并 AMI 相对少见；它更可能发生在老年女性中，死亡率为 7.3% ～ 20%。一项针对 150 例发生在妊娠期或产后急性心肌梗死患者的研究发现，2/3 患者为前壁心肌梗死。该研究同时发现，冠状动脉夹层，在非妊娠人群中是引起急性心肌梗死的少见原因，而在妊娠患者中则是最常见的原因，该比例超过 40%。继发于冠状动脉夹层的急性心肌梗死多发生在妊娠晚期或产后早期，多数累及左主干和左前降支。急性心肌梗死的临床表现与非妊娠人群并无明显区别。

当急性心肌梗死有血运重建指征时，电离辐射的影响不应该作为放弃直接经皮冠状动脉介入治疗（percutaneous coronary intervention，PCI）的依据。据估计，LHC 对胎儿的辐射剂量约为 1.5 mGy，对母亲的辐射剂量约为 7 mGy。当需要 PCI 或射频导管消融时，胎儿的暴露剂量会增加到 3 mGy，孕妇的暴露剂量增加到 15 mGy。而对于稳定、低风险的非 ST 段抬高心肌梗死（non-ST segment elevation myocardial infarction，NSTEMI），应考虑选择非侵入性方法进行治疗。

关于急性心肌梗死药物治疗的文献很少。妊娠期间服用小剂量阿司匹林似乎是安全的。关于P2Y12抑制剂方面的信息更少，欧洲心脏病学会的最新建议指出仅仅在强烈需要时可以使用氯吡格雷，并且尽量缩短使用时间。在缺乏数据支持的情况下，建议避免使用糖蛋白Ⅱb/Ⅲa受体拮抗剂、比伐卢定、普拉格雷和替格瑞洛。β受体阻滞剂可能有益于降低血管的剪切应力，可以在妊娠期间使用。参见**表7.4**。

表7.4　常见诊断检查

诊断检查	适应证	风险	妊娠期安全
X线胸片	心肺疾病	估计胎儿辐射暴露剂量＜0.000 1 mGy	是
心电图	ACS, PE, 心律失常	安全	是
超声心电图	评估心脏结构和功能	安全	是
节律监测	心悸，一过性黑矇，晕厥	安全	是
运动负荷试验	胸痛，呼吸困难	安全	是
心肌核素灌注扫描	评估冠状动脉疾病和心室功能	放射性碘具致畸性，不应用于妊娠 胎儿对锝的辐射暴露≤17 mGy	尽可能避免使用负荷超声心动图作为一线选择
心脏MRI	心腔，大动脉和静脉，心室大小，壁厚，室壁运动和射血分数	没有报道妊娠期不使用钆的风险 钆容易穿过胎盘，并可在妊娠前3个月致畸 可能导致血液学、炎症性、浸润性皮肤病、死产和新生儿死亡	避免使用钆
下肢超声	DVT	安全	是
通气-灌注闪烁成像	PE	孕妇乳房辐射0.22～0.28 mGy 胎儿辐射暴露0.1～0.4 mGy	是（权衡风险和益处）
肺CT血管造影	PE的影像选择	孕妇乳房照射10～70 mGy 胎儿照射 含碘造影剂使用	是 妊娠期间建议减少CTPA剂量
冠状动脉CT血管造影	胸痛但未明确的冠心病	胎儿辐射照射1～3 mGy	如果运动负荷测试和超声心动图不能明确诊断，则用作二线选择
左心导管术	冠心病诊断的金标准和急性心肌梗死的治疗	孕妇辐射暴露7 mGy 胎儿辐射暴露1.5 mGy	需要权衡风险与获益比。STEMI和高危NSTEMI的选择

总结

妊娠期间的生理变化可能会改变常规诊断检查模式。对出现心脏症状的孕妇进行详细的病史采集和体格检查，有助于在特定孕周进行分诊和适当的检查。在妊娠期大多数用于心血管评估的诊断方法和成像方式被认为是安全的（图7.1～图7.3）。

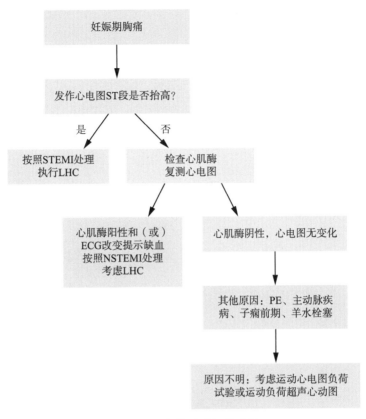

图7.1　妊娠期胸痛评估路径

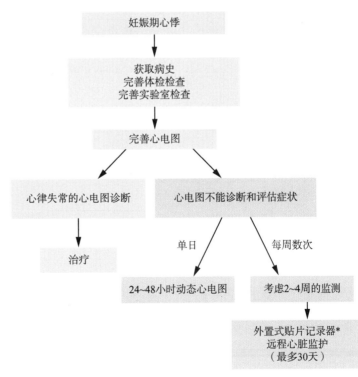

图7.2　妊娠期心悸评估路径

　　* 考虑高危患者

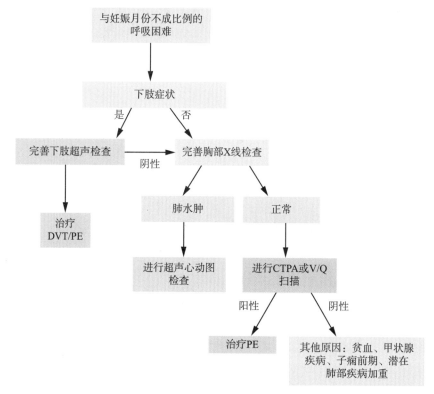

图7.3　妊娠期气短评估路径

（李　遥　张海涛　译）

参 考 文 献

1. Silversides CK et al. Pregnancy outcomes in women with heart disease: The CARPREG Ⅱ study. *J Am Coll Cardiol*. 2018; 71（21）: 2419-30.

2. Wolfe DS et al. Addressing maternal mortality: The pregnant cardiac patient. *Am J Obstet Gynecol*. 2019; 220（2）: 167 e1-167 e8.

3. Ntusi NA et al. Diagnosing cardiac disease during pregnancy: Imaging modalities. *Cardiovasc J Afr*. 2016; 27（2）: 95-103.

4. Wang PI et al. Imaging of pregnant and lactating patients: Part 1, evidence-based review and recommendations. *AJR Am J Roentgenol*. 2012; 198（4）: 778-84.

5. Chambers C, Friedman JM. Teratogenesis and environmental exposure. In: Resnick R, Lockwood CJ, Moore TR et al., editors. *Creasy & Resnick's Maternal-Fetal Medicine*, 8th ed. Philadelphia: Elsevier; 2019: 539-48.

6. Schwartz DB, Schamroth L. The effect of pregnancy on the frontal plane QRS axis. *J Electrocardiol*. 1979; 12（3）: 279-81.

7. Patel SJ et al. Imaging the pregnant patient for nonobstetric conditions: Algorithms and radiation dose considerations. *Radiographics*. 2007; 27（6）: 1705-22.

8. Jain C. ACOG committee opinion No. 723: Guidelines for diagnostic imaging during pregnancy and lactation. *Obstet Gynecol*. 2019; 133（1）: 186.

9. Troughton R，Michael Felker G，Januzzi JL Jr，Natriuretic peptide-guided heart failure management. *Eur Heart J*. 2014；35（1）：16-24.

10. Balaceanu A. B-type natriuretic peptides in pregnant women with normal heart or cardiac disorders. *Med Hypotheses*. 2018；121：149-51.

11. Fryearson J，Adamson DL. Heart disease in pregnancy：Ischaemic heart disease. *Best Pract Res Clin Obstet Gynaecol*. 2014；28（4）：551-62.

12. Perrier A et al. D-dimer testing for suspected pulmonary embolism in outpatients. *Am J Respir Crit Care Med*. 1997；156（2 Pt 1）：492-6.

13. Borhart J，Palmer J. Cardiovascular emergencies in pregnancy. *Emerg Med Clin North Am*. 2019；37（2）：339-350.

14. Ain DL，Narula J，Sengupta PP. Cardiovascular imaging and diagnostic procedures in pregnancy. *Cardiol Clin*. 2012；30（3）：331-41.

15. Turner AF，The chest radiograph in pregnancy. *Clin Obstet Gynecol*. 1975；18（3）：65-74.

16. Oram S，Holt M. Innocent depression of the S-T segment and flattening of the T-wave during pregnancy. *J Obstet Gynaecol Br Emp*. 1961；68：765-70.

17. Cruz MO et al. Ambulatory arrhythmia monitoring in pregnant patients with palpitations. *Am J Perinatol*. 2013；30（1）：53-8.

18. Writing Committee Members et al. 2017 ACC/AHA/HRS guideline for the evaluation and management of patients with syncope：A report of the American College of Cardiology/ American Heart Association Task Force on Clinical Practice Guidelines and the Heart Rhythm Society. *Heart Rhythm*. 2017；14（8）：e155-e217.

19. Adamson DL，Nelson-Piercy C. Managing palpitations and arrhythmias during pregnancy. *Heart*. 2007；93（12）：1630-6.

20. Waksmonski CA. Cardiac imaging and functional assessment in pregnancy. *Semin Perinatol*. 2014；38（5）：240-4.

21. Liu S，Elkayam U，Naqvi TZ. Echocardiography in Pregnancy：Part 1. *Curr Cardiol Rep*. 2016；18（9）：92.

22. Abduljabbar HS et al. Pericardial effusion in normal pregnant women. *Acta Obstet Gynecol Scand*. 1991；70（4-5）：291-4.

23. Muskula PR，Main ML. Safety with echocardiographic contrast agents. *Circ Cardiovasc Imaging*. 2017；10（4）.

24. Adeyeye VO et al. Echocardiographic assessment of cardiac changes during normal pregnancy among Nigerians. *Clin Med Insights Cardiol*. 2016；10：157-62.

25. MacPhail A et al. Maximal exercise testing in late gestation：Fetal responses. *Obstet Gynecol*. 2000；96（4）：565-70.

26. Szymanski LM，Satin AJ. Exercise during pregnancy：Fetal responses to current public health guidelines. *Obstet Gynecol*. 2012；119（3）：603-10.

27. Colletti PM，Lee KH，Elkayam U. Cardiovascular imaging of the pregnant patient. *AJR Am J Roentgenol*. 2013；200（3）：515-21.

28. Brent RL. Utilization of developmental basic science principles in the evaluation of reproductive risks from pre-and postconception environmental radiation exposures. *Teratology*. 1999（59）：182-204.

29. Ray JG et al. Association between MRI exposure during pregnancy and fetal and childhood outcomes. *JAMA*. 2016；316（9）：952-61.

30. Nacif MS et al. Gadolinium-enhanced cardiovascular magnetic resonance：Administered dose in rela-

tionship to United States Food and Drug Administration（FDA）guidelines. *J Cardiovasc Magn Reson*. 2012；14：18.

31. Widmark JM. Imaging-related medications：A class overview. *Proc（Bayl Univ Med Cent）*. 2007；20（4）：408-17.

32. Pahade JK et al. Quality initiatives：Imaging pregnant patients with suspected pulmonary embolism：What the radiologist needs to know. *Radiographics*. 2009；29（3）：639-54.

33. Bennett A，Chunilal S. Diagnosis and management of deep vein thrombosis and pulmonary embolism in pregnancy. *Semin Thromb Hemost*. 2016；42（7）：760-773.

34. Wang PI et al. Imaging of pregnant and lactating patients：Part 2，evidence-based review and recommendations. *AJR Am J Roentgenol*. 2012；198（4）：785-92.

35. Cook JV，Kyriou J. Radiation from CT and perfusion scanning in pregnancy. *BMJ*. 2005；331（7512）：350.

36. Winer-Muram HT et al. Pulmonary embolism in pregnant patients：Fetal radiation dose with helical CT. *Radiology*. 2002；224（2）：487-92.

37. Chan WS et al. Suspected pulmonary embolism in pregnancy：Clinical presentation，results of lung scanning，and subsequent maternal and pediatric outcomes. *Arch Intern Med*. 2002；162（10）：1170-5.

38. Sheen JJ et al. Performance of Low-dose perfusion scintigraphy and CT pulmonary angiography for pulmonary embolism in pregnancy. *Chest*. 2018；153（1）：152-160.

39. Andreou AK et al. Does pregnancy affect vascular enhancement in patients undergoing CT pulmonary angiography? *Eur Radiol*. 2008；18（12）：2716-22.

40. Ridge CA et al. Pulmonary embolism in pregnancy：Comparison of pulmonary CT angiography and lung scintigraphy. *AJR Am J Roentgenol*. 2009；193（5）：1223-7.

41. Hayashino Y et al. Ventilation-perfusion scanning and helical CT in suspected pulmonary embolism：Meta-analysis of diagnostic performance. *Radiology*. 2005；234（3）：740-8.

42. Shahir K et al. Pulmonary embolism in pregnancy：CT pulmonary angiography versus perfusion scanning. *AJR Am J Roentgenol*. 2010；195（3）：W214-20.

43. Neglia D et al. Detection of significant coronary artery disease by noninvasive anatomical and functional imaging. *Circ Cardiovasc Imaging*. 2015；8（3）.

44. Regitz-Zagrosek V et al. 2018 ESC Guidelines for the management of cardiovascular diseases during pregnancy. *Eur Heart J*. 2018；39（34）：3165-3241.

45. Elkayam U et al. Pregnancy-associated acute myocardial infarction：A review of contemporary experience in 150 cases between 2006 and 2011. *Circulation*. 2014；129（16）：1695-702.

46. Creasy RK et al. Thyroid disease and pregnancy. In：Charles J Lockwood，Thomas R Moore，and Michael F Greene，editors. *Creasy and Resnik's Maternal-Fetal Medicine：Principles and Practice*，7th ed. Philadelphia：Elsevier；2014：1024.

第8章

妊娠合并心脏病的麻醉与镇痛

要　点

- 由心血管病导致的孕产妇死亡大部分是后天性心脏病所致
- 妊娠合并心脏病管理团队是由多学科成员组成的，主要包括产科、母胎医学、麻醉科和心脏科专家，致力于改善妊娠合并心脏病孕产妇的结局和预后
- 患有高危心血管病的孕产妇须在最高级别的危重孕产妇救治中心或综合医院分娩
- 椎管内分娩镇痛是妊娠合并中重度心血管病产妇分娩管理的重要组成部分
- 某些情况下，剖宫产采用全身麻醉比椎管内麻醉更加安全

引言

在过去的20年里，心血管病逐渐成为美国孕产妇死亡的主要原因。先天性心脏病（congenital heart disease，CHD）患者生存率的显著增加使得有更多的妇女达到生育年龄，有妊娠及分娩的需求。随着孕产妇年龄的增长，肥胖、慢性高血压和糖尿病发病率的升高，众多因素导致了育龄妇女中后天性心脏病的发病率上升。目前，妊娠合并心脏病导致孕产妇死亡的主要原因是后天性心脏病。欧洲心脏病学会和美国妇产科医师协会（American College of Obstetricians and Gynecologists，ACOG）针对妊娠和心脏病指南均建议：应由专门的团队来负责患有复杂性心脏病孕产妇的诊疗，这个团队应包括心脏病专家、产科医师、母胎医学科医师和麻醉医师，大家共同协作努力为患有复杂性心脏病的孕产妇保驾护航。麻醉医师是妊娠合并心脏病管理团队中的重要成员，本章将针对其在团队中所担负的职责展开叙述，着重阐述麻醉风险分层评估，妊娠、分娩和产褥期的系统生理变化，明确患者围分娩期血流动力学管理目标，以及介绍实现这些目标的适宜麻醉技术。

第一节　麻醉风险的分级评估

心脏病妇女妊娠风险的分级已经在前面章节叙述（详见第4章）。表8.1～表8.3是用来进行风险分级的评估工具。风险分级评估对实现高危孕产妇的预警至关重要。首先通过询问麻醉、产科和心脏病相关病史，随后进行体格检查，并复查与心脏功能相关的检验和检查，对孕产妇的病情严重程度做出判断，并进行分类，以便指导其在救治水平相当的医院分娩。上述评估内容见框8.1。原则上是需要根据孕产妇的生理变化特点，对即将实施手术或分娩的患者进行麻醉风险分级。因此，先要了解妊娠生理的血流动力学变化，才能估计这些变化与各种心脏病变叠加后，孕产妇是否能够平稳度过妊娠、麻醉、分娩的过程。妊娠的生理变化见表8.4。此外，此类孕产妇一旦经历急诊手术或发

表8.1　GARPREG Ⅱ 风险评分

风险因素	评分
心血管事件或者心律失常史	3
NYHA 分级＞Ⅱ级或发绀	3
机械瓣膜	3
心室功能不全	2
高危左心脏瓣膜病/左心室流出道梗阻	2
肺动脉高压	2
冠心病	2
高危主动脉病变	2
无心脏介入治疗史	1
妊娠晚期评估	1
总分	**心脏病并发症风险（％）**
0～1分	5
2分	10
3分	15
4分	22
＞4分	41

来源：修改自 Silversides CK et al.*J Am Coll Cardiol*.2018；71（21）：2419-30.

缩写：NYHA ＝纽约心脏病协会

表8.2　ZAHARA 风险评分

风险因素	评分
机械瓣膜	4.25
左心梗阻	2.5
心律失常病史	1.5
妊娠前有过针对心脏病的治疗	1.5
发绀型心脏病（已纠正或未纠正）	1
NYHA 分级≥Ⅱ级	0.75
体循环房室瓣反流＞轻度	0.75
肺动脉瓣反流＞轻度	0.75
总分	**心脏病并发症风险（％）**
0～0.5	2.90
0.51～1.5	7.50
1.51～2.5	17.50
2.51～3.5	43.10
＞3.51	70

来源：修改自 Drenthen W et al.*Eur Heart J*.2010；31（17）：2124-32.

缩写：NYHA ＝纽约心脏病协会

生产科大出血，还要考虑其生理适应性的减退会导致全身系统耐受性大大降低。表8.5总结了这些变化如何影响患有不同心脏病变孕产妇的血流动力学改变。所以应根据合并不同类型心脏病孕妇的各种并发症发生率和死亡率的情况，对患者进行风险分级，并与医院的诊疗水平相结合，提供建议，以便将患者指引到与救治水平相当的分娩地点。例如基层医院接诊了一名按WHO标准被评估为Ⅳ级高危孕产妇，那么医师应该尽可能建议并帮助她转诊到本区域危重孕产妇救治中心分娩。总体而言，中等风险合并心脏病的孕产妇（如WHO标准评估为Ⅲ级）应至少在高级专科医院分娩，心脏病高度风险的孕产妇应在区域危重孕产妇救治中心监护分娩。对此，美国妇产科学会和母胎医学会联合发表了一份共识，总结了不同危险程度的孕产妇所需要的诊疗要求，见表8.6。这份共识也得到了包括产科麻醉学会和围生医学会在内的多个协会的认可。

表8.3 WHO对妊娠期心脏病分级

风险分级	心脏损害
分级Ⅰ 孕产妇死亡率无明显增加，孕产妇并发症发病率无增加或略有增加	• 室间隔缺损 • 动脉导管未闭 • 二尖瓣脱垂伴轻微二尖瓣反流 • 成功修复后的简单病变（房间隔或室间隔缺损、动脉导管未闭、肺静脉异常引流） • 孤立性室性期前收缩和心房异位搏动
分级Ⅱ 孕产妇死亡风险小幅度增加或发病率中度增加	• 未经手术治疗的房间隔或室间隔缺损 • 修复后的法洛四联症 • 绝大多数心律失常
分级Ⅱ～Ⅲ 取决于患者的状况	• 肥厚型心肌病 • WHO Ⅰ或Ⅳ未考虑的天然或组织瓣膜性心脏病 • 修复后的缩窄 • 无主动脉扩张的马方综合征 • 带主动脉的双尖瓣
分级Ⅲ 孕产妇死亡或严重并发症的风险显著增加，而且需要专业的孕前、产前和产后诊疗	• 机械瓣膜 • 全身RV • Fontan循环 • 未修复的发绀型心脏病 • 其他复杂的先天性心脏病 • 主动脉40～45 mm的马方综合征 • 45～50 mm主动脉的双尖瓣主动脉瓣
分级Ⅳ 禁止妊娠	• 肺动脉高压 • Eisenmenger综合征 • 全身心室EF＞45 mm • 主动脉瓣＞50 mm的双尖瓣主动脉瓣 • 先天性严重缩窄 • 既往有围生期心肌病并有心室功能不全

来源：修改自Thorne S et al.*Heart*.2006；92（10）：1520-5.

缩写：WHO＝世界卫生组织；EF＝射血分数；RV＝右心室

框8.1　产前麻醉咨询的要素

病史

- 麻醉史
- 产科病史
- 心脏病病史，特别注意：
  - 所有既往的心脏检查操作，包括手术、超声心动图、心电图、动态心电图等
  - 既往或现在的心力衰竭发作
  - 心内分流和发绀
  - 既往心律失常
  - 左心梗阻性病变
  - 左、右心功能
  - 是否放置起搏器或除颤器
  - 抗凝治疗

体格检查

- 气道
- 心脏检查
- 肺部检查
- 背部检查，以评估是否易于使用椎管内麻醉技术

讨论

- 分娩或剖宫产可能需要的血流动力学监测计划
- 潜在的风险、获益和椎管内麻醉技术的替代方案
- 需要在围分娩期进行抗凝治疗的管理，以促进椎管内麻醉技术的使用
- 产后监测随访的计划

表8.4　妊娠期心血管的生理变化

参数	变化趋势	平均变化
血容量	↑	＋35%
血浆量	↑	＋45%
红细胞容量	↑	＋20%
心排血量	↑	＋40%
每搏输出量	↑	＋30%
心率	↑	＋15%
股静脉压	↑	＋15 mmHg
总外周阻力	↓	-15%
平均动脉血压	↓	-15 mmHg
收缩压	↓	-0 ～ 15 mmHg
舒张压	↓	-10 ～ 20 mmHg
中心静脉压	←→	无变化

来源：Modified from Bucklin BA，Fuller AJ.Physiologic changes of pregnancy.In：Suresh MS et al（eds）.*Shnider and Levinson's Anesthesia for Obstetrics*，5th ed.Wolters Kluwer Health，Inc.2013.Chapter 1，pp.2.

表8.5　各种心脏病对妊娠血流动力学的影响

疾病	对妊娠和分娩的血流动力学影响
冠心病	(－)妊娠期SVR降低可导致心肌冠状动脉灌注减少 (－)妊娠期心率增加可导致冠状动脉充盈时间缩短 (－)分娩期间心脏负担会显著增加,分娩疼痛刺激会更加加重心脏负担
严重的左心室功能障碍(如扩张型或围生期心肌病)	(－)妊娠期间心排血量和血容量的增加可导致心力衰竭/肺水肿 (－)妊娠期间有效渗透压的降低可能导致肺水肿风险增大 (－)由于血管紧张素转化酶抑制剂有致畸作用,必须在妊娠期间停止使用 (－)围生期心肌病病史患者再次妊娠时左心室功能有进一步恶化的风险
肺动脉高压	(－)原有受损的肺血管系统可能无法适应妊娠期增加的心排血量变化,从而导致右心衰竭甚至死亡 (－)妊娠期SVR降低可减少扩张和衰竭右心室的冠状动脉充盈 (－)妊娠期高凝状态可导致肺栓塞,对肺动脉高压患者尤其有致命危害
不稳定性心律失常病史/主动脉病变(如马方综合征)	(－)妊娠、临产和分娩都会引发快速心律失常 (－)妊娠、临产和分娩可能增加主动脉根部扩张 (－)妊娠、临产和分娩增加了马方综合征妇女主动脉破裂的风险
瓣膜病变/机械瓣膜	(－)妊娠期高凝状态增加瓣膜血栓形成的风险 (－)防止瓣膜血栓形成最有效的方法是使用维生素K拮抗剂,但有致畸作用;妊娠期间通常使抗凝血药物并非最理想方案
二尖瓣狭窄	(－)由于LV的容量相对固定,心脏无法对增加的心排血量做出适应性改变从而导致肺水肿 (－)有效渗透压降低进一步增加肺水肿的风险 (－)妊娠期血容量和心率增加会增加左心房压力,并可能导致心房颤动和肺水肿
主动脉瓣狭窄	(－)妊娠期SVR降低可引起左心室肥厚及冠状动脉灌注压降低 (－)因为左心室舒张功能不全,负荷过重可导致肺水肿
二尖瓣/主动脉瓣关闭不全	(＋)SVR降低导致反流量减少 (－)妊娠可加重心室扩张
右向左分流病变(如TOF、艾森门格综合征)	(－)SVR的降低增加了右向左分流和可能的发绀 (＋)在未修复的TOF和正常的RV功能中,血容量的增加反而有益,因为可以提供足够的RV负荷和增加肺血流量[a]
左向右分流(如VSD或ASD)	(＋)SVR的降低减少了左向右分流 (－)由于患者处于代偿性高血容量状态,血容量的增加可导致心力衰竭

来源:改编自Arendt KW,Lindley KJ.*Int J Obstet Anesth.*2019;37:73-85.

缩写:SVR＝全身血管阻力;LV＝左心室;RV＝右心室;TOF＝法洛四联症;ASD＝房间隔缺损;VSD＝室间隔缺损。

a.CCHD、艾森门格综合征和所有肺血管性高血压疾病在妊娠、临产、分娩和产后的死亡率都很高;所有妊娠和麻醉的管理不在本表的讨论范围之内

表8.6　母体监护

级别	机构	患者	举例	设施要求
助产分娩机构	助产分娩机构	低危	低危，单胎，头位	
第1级	普通医院	低-中危	TOLAC 非复杂性双胎 非复杂性剖宫产	基本的OB、US、血库
第2级	专科医院	中-高危	高血压 预计复杂性CS 前置胎盘 DM合并妊娠	CT/MRI检查 母体超声 非产科超声
第3级	高级专科医院	更为复杂的母体、产科，胎儿并发症	中危CVD 怀疑胎盘植入 急性脂肪肝	具备实施放射介入技术 能提供全成分血液制品
第4级	区域危重孕产妇救治中心	最为复杂的母体并发症	高危CVD 重度肺动脉HTN 合并神经外科，心血管外科疾病，或心脏移植患者	具有MFM专家共同管理的ICU

来源：改编自 American Association of Birth Centers et al. *Am J Obstet Gynecol*.2019.

缩写：TOLAC＝瘢痕子宫阴道试产；US＝超声；CVD＝心血管疾病；HTN＝高血压；ICU＝重症监护病房；MFM＝母胎医学；OB＝产科学；CS＝剖宫产；DM＝糖尿病

第二节　妊娠合并心脏病分娩镇痛原则

椎管内分娩镇痛是妊娠合并中-重度心血管疾病分娩管理的重要组成部分，原理见框8.2。高危心脏病患者如果不能进行椎管内镇痛，那么管理团队就需要重新评估其经阴道分娩的可能。无法实施椎管内分娩镇痛最常见的原因包括：担心此项技术会导致患者脊椎出血、感染或神经损伤的风险增加。此外，心脏病患者的抗凝治疗也会妨碍执行任何椎管内麻醉技术。虽然硬膜外血肿发生率很低，然而一旦发生其后果可能是致命的。因此，麻醉医师在抗凝和椎管内穿刺技术的管理上要遵循美国区域麻醉学会和产科麻醉与围生医学会的指南。这些指南汇总在图8.1和图8.2中。

总之，如果患者不符合处置常规，麻醉医师都不应进行与椎管内操作相关的分娩镇痛与麻醉。某些临产患者有时可用阿片类药物（瑞芬太尼或芬太尼）来实施自控镇痛（PCA），但是镇痛效果并不理想，而且还会导致儿茶酚胺释放增加，此外，为达到轻度镇痛效果所需剂量的阿片类药物可能会引起呼吸抑制，继而引起二氧化碳潴留，导致呼吸性酸中毒、儿茶酚胺进一步释放、肺动脉压力升高，最终引发心律失常、心肌缺血或心力衰竭，而镇痛效果却不满意。因此，患者自控镇痛（PCA）不适用于中-高危心脏病患者。椎管内分娩镇痛可减少宫缩疼痛引起的儿茶酚胺激增，避免了疼痛导致的心动过速、心律失常、高血压、心排血量和心室压力增加。如果需要紧急剖宫产，椎管内麻醉可迅速转为外科手术阻滞。

一个运作功能良好的硬膜外导管比麻醉医师选择何种椎管内麻醉技术更为重要（因

为有效的硬膜外麻醉不仅可以减少心脏压力，还可以降低血流动力学改变的幅度）。临床上，关键是要将导管安全准确地置入硬膜外腔，并且在整个分娩过程中完全阻断宫缩痛。实际操作中，腰麻－硬膜外联合麻醉（combined spinal epidurals，CSE）和硬脊膜穿刺硬膜外麻醉（dural puncture epidurals，DPE）都是可以运用的。在对心内分流术患者实施硬膜外穿刺时，建议采用生理盐水阻力消失法，避免使用空气阻力消失法来判断导管是否进入硬膜外腔，从而减少空气栓塞的可能性。CSE可考虑单纯使用阿片类药物鞘内给药，以尽量减少椎管内局部麻醉药对交感神经阻断的影响。使用DPE技术可以通过阻力消失法更好地确认导管是否进入硬膜外腔，并兼顾骶神经根的阻滞覆盖，对有心律失常病史的患者，应避免使用肾上腺素类药物进行剂量的优化。

框8.2　心脏病孕产妇椎管内分娩镇痛原则

- 临产后尽早硬膜外置管
  - 对有肺水肿风险的患者，硬膜外麻醉时不要常规使用液体预负荷
  - 麻醉实施者要使用自认为最可靠、最稳定的硬膜外技术
- 如果使用CSE，考虑在临产后尽早使用阿片类药物（如芬太尼15 μg）
- 一旦发现运作不理想的硬膜外导管，应及时更换
- 通过硬膜外导管缓慢给药
- 在硬膜外麻醉开始时密切监测血压，警惕低血压的发生（表8.7），并用液体和血管活性药物（如去甲肾上腺素和麻黄碱）维持血压正常
- 在临产过程中保持充分的硬膜外阻滞，可以消除疼痛和儿茶酚胺释放，并可在需要产科急诊剖宫产时迅速转换为外科手术阻滞

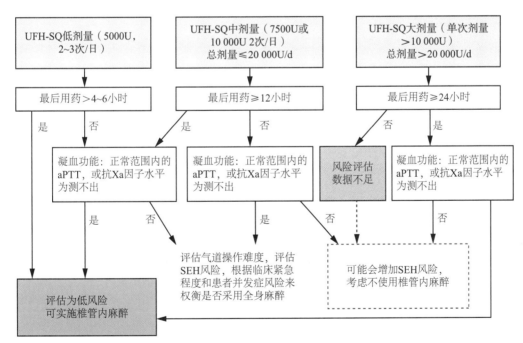

图8.1　接受普通肝素治疗孕妇的椎骨内麻醉决策。如果肾功能正常，体重＞40kg，无其他椎管内麻醉禁忌证

缩写：aPTT＝活化部分凝血活酶时间；SEH＝脊髓硬膜外血肿；SQ＝皮下；UFH＝普通肝素［改编自 Leffert L, et al.*Anesth Analg*.2018；126（3）：928-44.引用已经许可］

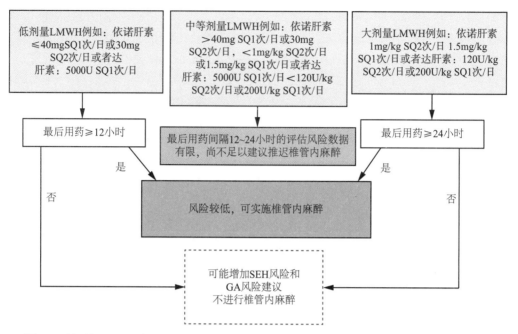

图8.2　接受低分子肝素治疗的孕妇的椎管内麻醉决策。如果肾功能正常，体重＞40kg，无其他椎管内麻醉禁忌证

缩写：GA ＝全身麻醉；LMWH ＝低分子肝素；SEH ＝脊髓硬膜外血肿〔改编自 Leffert L，et al.*Anesth Analg*.2018；126（3）：928-44. 引用已经过许可〕

表8.7　产程中的心脏监测

项目	心脏损害低风险	心脏损害中风险	心脏损害高风险
脉搏血氧饱和度监测	分娩监护中的无波形脉搏血氧饱和度监测	1.分娩监护中的无波形脉搏血氧饱和度监测 2.专门的心脏监护仪附带可视波形脉搏血氧仪	
心电监测	无	五导联连续心电监测	
血压监测	无创袖带血压测量	无创袖带血压测量，产程中每15分钟监测一次	有创脉搏血压监测
中心静脉压监测	临产时很少运用		
肺动脉压监测	临产时很少运用		

　　临产后孕妇体内儿茶酚胺释放会明显作用于心血管系统，这些变化随着产程的进展和疼痛的加剧而显著增加，分娩时孕妇心排血量会达到峰值。因此，对于心脏病患者，一旦临产就应进行硬膜外麻醉，如果镇痛效果不佳，则应立即更换麻醉方式。值得注意的是，分娩后由于下腔静脉压力的解除和产后子宫收缩使得回心血量增加，心排血量达到峰值。

　　由于椎管内麻醉阻断了交感神经从而降低了外周血管张力，增加心率，减低平均动脉压，从而减少心脏的前、后负荷。在心血管疾病患者进行椎管内分娩镇痛开始时，应对这些血流动力学变化进行适当的管理，因此了解交感神经阻断术的作用机制显得尤为重要，从而更好地应用交感神经阻断术。局部麻醉药在硬膜外或鞘内（"脊麻"）阻滞运动神经纤维、感觉神经纤维和自主神经纤维。小的、有髓鞘的、易被阻滞的交感神经纤

维从 T_1 到 L_2 出脊髓，而副交感神经纤维则与迷走神经一起从骶骨和颅骨出脊髓。当局部麻醉药注入鞘内时，可以随着脑脊液扩散迅速阻断神经冲动的传导，同样，当局部麻醉药通过硬膜外腔扩散时，可以阻断硬膜外神经根。

当胸段交感神经被鞘内或硬膜外局部麻醉药阻断时，由这些神经根支配的器官和皮肤组织会出现非对抗性副交感神经支配，在相关皮肤平面水平，迷走神经作为副交感神经发挥作用。静脉和动脉血管扩张导致心脏负荷减少和全身血管阻力降低。通常情况下，脊髓阻滞后5分钟内平均动脉压下降，但在硬膜外阻滞时发生得更慢。通过硬膜外导管缓慢给药可以使阻滞逐渐起效，使患者有更充分的时间适应循环变化，并让麻醉医师更从容地对循环进行调节。

针对交感神经阻滞带来的血流动力学变化，可以通过静脉补液来处理，但对于心脏病患者需要谨慎，尤其是患有心力衰竭或肺水肿的高风险人群，没有证据表明，常规预先静脉补充晶体液可以预防硬膜外分娩镇痛后的低血压。因此，对于有肺水肿高风险的心血管疾病患者，在硬膜外置管前应避免补液。针对交感神经阻滞后带来的血流动力学变化，可考虑使用血管活性药物如去甲肾上腺素和麻黄碱来处理。对于无肺水肿风险、可能脱水的心血管病患者，才考虑适当给予补充少量液体。在患有心血管疾病的妇女中，强调在椎管内分娩镇痛过程中密切监测心率和血压，并及时处理低血压。对于使用血管升压素的患者来说，可维持其目标血压在其基础血压的上下20%波动，目标心率在每分钟 60 ~ 100 次。对于心率快、血压低的产妇可以静脉注射小剂量去甲肾上腺素（如 50 ~ 100 μg），而对于心率慢、血压低的产妇可以用小剂量麻黄碱（如 5 ~ 10 mg）进行治疗。

妊娠及分娩期间影响孕产妇血流动力学的因素有分娩疼痛、椎管内镇痛、分娩加腹压过程中的屏气用力动作、潜在出血及产科药物的运用等。因此，有心血管疾病的妇女在分娩期间更应引起重视并密切监护。一般来说，对患有中、重度心脏病的妇女仅进行普通的分娩监护是不够的，表8.8列举对于此类孕妇应提供的分娩监护。

因为常规监护仪没有产妇的脉搏血氧饱和度的波形和声音，所以对于妊娠合并心脏病孕妇的监测是不够的，针对此类孕妇应配备一个专门具有脉搏血氧饱和度可视波形和声音警报的监护仪，一旦发现母亲发生心动过缓、心动过速或低氧血症就会立即报警；还可以同步评估母体和胎儿心率，表明正在监测的心率是母亲的，而不是胎儿的。如果患者有快速性心律失常、缺血性心脏病、主动脉狭窄、肥厚型心肌病病史，或者有心肌缺血或心律失常的风险，那么在分娩过程中强烈推荐使用5导联心电监测，这样在分娩过程中才可以及时准确地了解心电变化。

在对心脏疾病患者实施剖宫产时，血流动力学监测也非常重要，因为有创实时监测动脉血压可以帮助麻醉医师在区域阻滞和全身麻醉之间做出选择。妊娠合并心脏病患者分娩时很少需要中心静脉或肺动脉置管，因为对于一个清醒状态下临产的患者，中心静脉压的监测往往不可靠。对于特殊的高危心脏病患者，尤其是对有低血压伴有较高血流动力学失代偿风险的患者，如严重主动脉瓣狭窄、严重左心室功能不全或肺动脉高压伴右心室功能障碍的患者，临产时应放置动脉导管进行有创血流动力学监测。

表8.8 临产及分娩中的心脏监测

	心脏缺氧低风险	心脏缺氧中风险	心脏缺氧高风险
血氧脉搏监测	随分娩监护中无脉搏波形血氧脉搏监测	1.随分娩监护中无脉搏波形血氧脉搏监测 2.配备专门的可视脉搏血氧波形的心脏监护	
心电监测	无	5导联连续心电监护	
血压监测	袖带式血压测量	临产及分娩过程中每15分钟袖带测量血压一次	有创血压监测
中心静脉监测	临产及分娩时很少运用		
肺动脉监测	临产及分娩时很少运用		

第三节 妊娠合并心脏病剖宫产麻醉原则

妊娠合并心脏病患者的剖宫产麻醉可以采用全身麻醉或椎管内麻醉，术中应完全阻断手术刺激引起的疼痛。总的来说，椎管内麻醉是首选，因为它避免了对母体气道的操作，减少挥发性麻醉剂对子宫收缩的影响以及胎儿暴露于全身麻醉药的时间。如果选择椎管内麻醉，单次腰麻、CSE或连续腰麻都是适宜的技术。

在剖宫产术中，阻滞平面至少需要达到T_6水平，因此在充分阻断手术刺激引起的疼痛的同时，亦会和椎管内分娩镇痛一样阻断交感神经。椎管内传导阻滞平面越高、越充分，交感神经阻断效果就越明显。此外，由于心脏加速神经纤维在$T_1 \sim T_5$水平出脊髓，这些操作有可能导致突发心动过缓，在交感神经受到阻滞时易出现心动过缓（前负荷减少，后负荷减少），心排血量急剧下降，从而影响母体和胎儿的血流供应。因此，麻醉医师从椎管麻醉操作开始到阻滞完全期间都要高度警惕这些波动带来的不良影响。硬膜外麻醉中，局部麻醉药需要通过硬膜外腔扩散并覆盖手术区域的每个神经根，而非直接作用于脊髓，因此阻滞起效更平缓，血流动力学效更稳定。然而，在剖宫产手术中，由于产妇不适，将硬膜外麻醉转为全身麻醉并不少见。在实际工作中，腰麻比硬膜外麻醉更常用于剖宫产术，这是因为腰麻技术要求简单，阻滞失败的风险低。

值得注意的是：腰麻比硬膜外麻醉引起的血流动力学波动更加迅速和显著，在某些心脏病变中（如严重的二尖瓣狭窄、严重的主动脉瓣狭窄、主动脉缩窄或存在右向左分流风险的患者），这可能会带来更大的风险。在剖宫产麻醉实施过程中几乎都会使用血管活性药物，预防性使用去甲肾上腺素最为常见，但如果发生心动过缓（心率下降到每分钟60次以下），则可给予足量的麻黄碱进行处理。

因此，在腰麻前进行动脉置管，并在腰麻开始时谨慎滴注去甲肾上腺素，在保障麻醉阻滞效果的同时，可保证血流动力学稳定。还有一种替代单次椎管内或硬膜外技术的方法是低剂量CSE技术，据报道在高危心脏病患者中取得了成功。低剂量CSE技术采用鞘内给予布比卡因$4 \sim 5$ mg、芬太尼15 μg和长效阿片类药物。随后在硬膜外腔缓慢推注局部麻醉药（如2%利多卡因），可以达到$T_4 \sim T_6$阻滞平面。低剂量CSE技术的优点包括椎管内阻滞起效缓慢，这使得麻醉医师能够在药物发挥作用期间维持前负荷和后负荷，同时能保持鞘内局部麻醉药阻滞效能的稳定性。

在某些情况下，全身麻醉比椎管内技术更安全，例如，近期接受抗凝治疗的患者（图8.1，图8.2），因母体或胎儿的严重病变需要快速终止妊娠而接受手术麻醉的患者，心肺功能严重障碍而导致不能平卧的患者，或者在分娩过程中可能发生心血管疾病的患者。如果计划进行全身麻醉，并且有时间放置动脉导管，则应在麻醉诱导前进行。这样可以最大限度地缩短从诱导到娩出的时间，从而最大限度地减少胎儿的麻醉剂暴露。更重要的是，有创血压监测可以实现实时血压监测，这可以指导麻醉医师准确合理地使用麻醉诱导剂和血管活性药物。

第四节　产科急症

患有心脏病的孕妇发生产科出血的风险是较高的，临床上应尽早识别并积极治疗。宫缩乏力是产后出血的最常见原因，所以在分娩后产科医师会积极运用促进子宫收缩的药物，这也会对产妇的心血管造成显著影响，麻醉医师了解这些药物对产妇心血管系统造成的影响非常重要，表8.9对这些药物的作用及影响做了总结。总的来说，在产后出血时静脉使用缩宫素是治疗子宫收缩乏力的一线药物，它会导致全身血管阻力降低，其效应可被去甲肾上腺素纠正。对于心脏病患者，二线药物米索前列醇经直肠给药会诱发心脏事件和冠状动脉痉挛，但相关报道有限。由于麦角新碱和卡前列素具有显著的心血管副作用，包括高血压、冠状动脉痉挛和肺动脉压显著升高，心脏病患者通常要避免使用这些药物。早产治疗或临产后胎儿窘迫或强直宫缩发生时，产科医师也会运用宫缩抑制药物对症处理，利托君或特布他林是β受体激动剂，不仅可抑制子宫收缩，还可以导致心率显著增加和全身血管阻力降低。梗阻性肥厚型心肌病患者可出现因β受体激动而出现或（和）加重流出道痉挛，属于禁用范畴。同样，不能耐受心动过速或有快速心律失常病史的患者不应运用β受体激动剂类药物。

表8.9　心脏病患者的宫缩药物使用

药物	对心肺的影响	注意事项
缩宫素	MAP轻微↓ PAP↑	• 是最有效的宫缩剂 • 对MAP不耐受的患者谨慎缓慢地（通过泵入）给药 • 考虑用去甲肾上腺素输注抵消↓MAP • 心脏病患者能静脉推注给药
麦角新碱	会导致迅速而强烈的↑SVR，↑PVR作用，引起冠脉痉挛	
卡前列素（前列腺素F2α）	↑↑↑PAP 支气管痉挛可导致通气/灌注失衡	• 禁用于不能耐受PA压力升高的患者
米索前列醇	少见心血管事件报告	• 是效果最弱的宫缩剂 • 可预防性使用

缩写：MAP＝平均动脉压；PAP＝肺动脉压；SVR＝全身血管阻力；PVR＝肺血管阻力

第五节 心血管急症

妊娠期应及时治疗伴有血流动力学障碍的心律失常孕妇。在妊娠期间是可以进行心脏复律的，胎儿若不能耐受心律失常，便可快速复律。

如果患者安置有胎儿头皮电极，应在心脏复律前取出。自动植入式心律转复除颤器在分娩时应始终保持"开启"状态，因为这类除颤器对快速性心律失常的反应最快。紧急剖宫产需要使用单极电凝时，应立即使用负极板。美国心脏协会建议对妊娠期间心搏骤停的基本生命支持和高级心脏生命支持进行调整。这些总结见框8.3。

框8.3 妊娠期基础生命支持和高级心脏生命支持的改进

- 让孕妇左侧卧位将子宫左倾，进行有效的胸外按压
- 不要使用机械按压装置
- 将手放在胸骨上，与非妊娠状态相同
- 避免过度通气
- 在上肢开通静脉通道
- 在心搏呼吸骤停时立即开始准备剖宫产
- 组建母体心搏骤停抢救小组，包括复苏小组、产科小组、麻醉小组和新生儿小组
- 如有必要，使用较小的气管插管（6.0～7.0mm），快速移动至喉罩导气管
- 考虑镁中毒时要用钙剂治疗
- 可使用肾上腺素来升压，通常避免使用加压素
- 在心搏呼吸骤停4分钟内开始启动围死亡期剖宫产流程

总结

心脏病妇女分娩麻醉管理需要了解分娩的生理变化、心脏病的生理不稳定性及各种麻醉技术对血流动力学的影响。椎管内分娩镇痛应作为中高危心脏病孕妇阴道分娩管理的首选，以减少疼痛应激对分娩产妇的血流动力学影响。对于剖宫产，通常推荐使用椎管内麻醉，但由于母体凝血功能异常、手术的紧急性或心脏病的严重性，有时需要全身麻醉。对患有中高风险心脏病的产妇需要在阴道分娩和剖宫产过程中进行专门的心脏监测。对产科、心脏或麻醉并发症的早期识别与及时治疗至关重要。整个团队都应考虑产科用药（如宫缩剂或宫缩抑制药物）对心血管的影响。

（贾 杰 雷 琼 译）

参 考 文 献

1. Creanga AA, Syverson C, Seed K, Callaghan WM. Pregnancyrelated mortality in the United States, 2011-2013. *Obstet Gynecol*. 2017; 130（2）: 366-73.

2. Marelli AJ, Ionescu-Ittu R, Mackie AS, Guo L, Dendukuri N, Kaouache M. Lifetime prevalence of congenital heart disease in the general population from 2000 to 2010. *Circulation*. 2014; 130（9）:

749-56.

3. Thompson JL，Kuklina EV，Bateman BT，Callaghan WM，James AH，Grotegut CA. Medical and obstetric outcomes among pregnant women with congenital heart disease. *Obstet Gynecol*. 2015；126（2）：346-54.

4. Roos-Hesselink JW et al. Outcome of pregnancy in patients with structural or ischaemic heart disease：Results of a registry of the European Society of Cardiology. *Eur Heart J*. 2013；34（9）：657-65.

5. Briller J，Koch AR，Geller SE. Maternal cardiovascular mortality in Illinois，2002-2011. *Obstet Gynecol*. 2017；129（5）：819-26.

6. Hameed AB et al. Pregnancy-related cardiovascular deaths in California：Beyond peripartum cardiomyopathy. *Am J Obstet Gynecol*. 2015；213（3）：379 e1-10.

7. Regitz-Zagrosek V et al. 2018 ESC Guidelines for the management of cardiovascular diseases during pregnancy. *Eur Heart J*. 2018；39（34）：3165-241.

8. ACOG practice bulletin No. 212：Pregnancy and heart disease. *Obstet Gynecol*. 2019；133（5）：e320-e56.

9. Silversides CK et al. pregnancy outcomes in women with heart disease：The CARPREG Ⅱ study. *J Am Coll Cardiol*. 2018；71（21）：2419-30.

10. Drenthen W et al. Predictors of pregnancy complications in women with congenital heart disease. *Eur Heart J*. 2010；31（17）：2124-32.

11. Thorne S，MacGregor A，Nelson-Piercy C. Risks of contraception and pregnancy in heart disease. *Heart*. 2006；92（10）：1520-5.

12. American Association of Birth Centers et al. Obstetric Care Consensus #9：Levels of Maternal Care：（Replaces Obstetric Care Consensus Number 2，February 2015）. *Am J Obstet Gynecol*. 2019；221（6）：B19-30.

13. Horlocker TT，Vandermeuelen E，Kopp SL，Gogarten W，Leffert LR，Benzon HT. Regional Anesthesia in the Patient Receiving Antithrombotic or Thrombolytic Therapy：American Society of Regional Anesthesia and Pain Medicine Evidence-Based Guidelines（Fourth Edition）. *Reg Anesth Pain Med*. 2018；43（3）：263-309.

14. Leffert L et al. The Society for Obstetric Anesthesia and Perinatology Consensus Statement on the Anesthetic Management of Pregnant and Postpartum Women Receiving Thromboprophylaxis or Higher Dose Anticoagulants. *Anesth Analg*. 2018；126（3）：928-44.

15. Robson SC，Dunlop W，Boys RJ，Hunter S. Cardiac output during labour. *Br Med J（Clin Res Ed）*. 1987；295（6607）：1169-72.

16. Pham LH，Camann WR，Smith MP，Datta S，Bader AM. Hemodynamic effects of intrathecal sufentanil compared with epidural bupivacaine in laboring parturients. *J Clin Anesth*. 1996；8（6）：497-501；discussion 2-3.

17. Silversides CK，Harris L，Haberer K，Sermer M，Colman JM，Siu SC. Recurrence rates of arrhythmias during pregnancy in women with previous tachyarrhythmia and impact on fetal and neonatal outcomes. *Am J Cardiol*. 2006；97（8）：1206-12.

18. Arendt KW MJ，Tsen LT. Cardiovascular alterations in the parturient undergoing cesarean delivery with neuraxial anesthesia. *Exp Rev Obstet Gynecol*. 2014；7（1）.

19. Ngan Kee W，Khaw K，Ng F. Comparison of phenylephrine infusion regimens for maintaining maternal blood pressure during spinal anaesthesia for caesarean section. *Br J Anaesth*. 2004；92（4）469-74.

20. Ngan Kee WD，Lee A，Khaw KS，Ng FF，Karmakar MK，Gin T. A randomized double-blinded

comparison of phenylephrine and ephedrine infusion combinations to maintain blood pressure during spinal anesthesia for cesarean delivery: The effects on fetal acid-base status and hemodynamic control. *Anesth Analg*. 2008; 107（4）: 1295.

21. Hamlyn EL, Douglass CA, Plaat F, Crowhurst JA, Stocks GM. Low-dose sequential combined spinal-epidural: An anaesthetic technique for caesarean section in patients with significant cardiac disease. *Int J Obstet Anesth*. 2005; 14（4）: 355-61.

22. Matthesen T, Olsen RH, Bosselmann HS, Lidegaard O. Cardiac arrest induced by vasospastic angina pectoris after vaginally administered misoprostol. *Ugeskr Laeger*. 2017; 179（26）.

23. Misoprostol: Serious cardiovascular events, even after a single dose. *Prescrire Int*. 2015; 24（162）: 183-4.

24. Jeejeebhoy FM et al. Cardiac arrest in pregnancy: A scientific statement from the American Heart Association. *Circulation*. 2015; 132（18）: 1747-73.

第9章

妊娠期抗凝

要 点

- 每1000例孕妇在妊娠中有1～4例发生静脉血栓栓塞,与非妊娠状态相比,静脉血栓栓塞的风险增加了5倍
- 在妊娠期需要抗凝治疗的心脏病患者中,风险最高的是机械心脏瓣膜移植术后患者
- 血栓形成的高风险因素包括莱顿第五因子纯合子和凝血酶原基因G20210A突变纯合子
- 低分子量肝素是妊娠期首选的抗凝剂;然而,它主要通过肾脏排出,因此在严重肾功能损害时慎用
- 选择低剂量普通肝素的主要优点是它最不可能限制神经轴麻醉

引言

孕产妇在妊娠期间可因血管内凝血低水平激活而处于高凝状态。这种生理适应有助于防止胚胎植入时出血,维持子宫-胎盘界面,并在第三产程时止血。然而,与非妊娠状态相比,妊娠的高凝状态和与妊娠相关的血液淤滞可导致静脉血栓栓塞(venous thromboembolism,VTE)的风险增加。

第一节 妊娠期生理变化

每1000例孕产妇中有1～4例发生VTE,与非妊娠状态相比,静脉血栓栓塞的风险增加了5倍。这种风险的增加是由于妊娠期间生理变化和激素变化影响了Virchow三联征的3个组成部分:高凝状态、血液淤滞和血管内皮细胞的损伤。激素刺激了凝血因子的产生,同时降低了某些天然凝血酶抑制剂的水平。相关变化见表9.1。

表9.1 妊娠期凝血因子的变化

凝血因子	效应	妊娠期变化
Ⅰ(纤维蛋白原),Ⅶ,Ⅷ,Ⅸ,Ⅹ	促凝	增加
Ⅱ,Ⅴ,Ⅻ	促凝	不变或略有增加
蛋白S,纤溶酶原激活剂	抗凝	降低
蛋白S,抗凝血酶Ⅲ	抗凝	不变

在母体循环中，血小板活化的标志和低水平纤维蛋白降解产物已被记录下来，这与妊娠时处于血管内凝血状态处于较低水平相一致。这些变化发生在妊娠初期，因此导致了在妊娠早期VTE发生率增加。血液淤滞是由于子宫生长和激素介导的静脉扩张压迫下腔静脉和盆腔血管而导致的。此外，在分娩过程中，胎儿下降到骨盆，存在需要手术分娩的可能，无论是阴道分娩还是剖宫产，都可能导致血管损伤，这与产后VTE风险增加相一致。

第二节　妊娠期可能需要抗凝治疗的母体心脏病变

心脏病变需要抗凝的情况见**表9.2**。从人工瓣膜、心脏结构性病变到心律失常，在妊娠期需要抗凝治疗的心脏病患者中，风险最高的是机械心脏瓣膜移植术后患者。因为瓣膜血栓形成、全身性血栓栓塞甚至死亡的风险增加。在非妊娠状态下，维生素K拮抗剂（vitamin K antagonists, VKAs）是首选的抗凝血药物。已证实妊娠期间使用VKAs具有最低的瓣膜血栓形成及循环血栓栓塞风险，其发生率为3.9%；然而，由于VKAs具有致畸性，妊娠期间可采用其他治疗方案。

表9.2　妊娠期间可考虑抗凝的心脏病变

心脏损害	抗凝指示	治疗
先天性瓣膜病	仅在心房颤动、心房扑动、左心房血栓形成或既往栓塞的情况下	治疗性抗凝： 联合或不联合 VKA、UFH、LMWH
人工心脏瓣膜	是	治疗性抗凝： VKA、UFH、LMWH
心肌病-收缩功能障碍	仅在存在心内血栓或心房颤动或溴隐亭治疗的情况下	治疗性抗凝： 心内血栓或心房颤动 联合或不联合 VKA、UFH、LMWH 预防性抗凝治疗： 溴隐亭 UFH、LMWH
植入式心律转复除颤器（ICD）	否	N/A
肺动脉高压	是，慢性血栓栓塞性肺动脉高压患者	治疗性抗凝： UFH或LMWH
先天性矫正大动脉转位	是，应考虑抗凝	治疗性抗凝： UFH或LMWH

缩写：VKA=维生素K拮抗剂；UFH=普通肝素；LMWH=低分子肝素

第三节　妊娠遗传性血栓形成患者抗凝治疗的其他考虑因素

遗传性血栓性疾病是一组VTE风险增加的遗传性疾病。最常见和最深入研究的有莱顿第五因子突变、凝血酶原基因G20210A突变、蛋白C缺乏、蛋白S缺乏和抗凝血酶缺乏。其中，血栓性疾病的高危因素包括莱顿第五因子突变纯合子和凝血酶原基因G20210A突变纯合子。在患有这些疾病的妇女中，与妊娠相关的VTE的风险约为4%。除了抗凝血酶缺乏外，莱顿第五因子的复合杂合子和凝血酶原基因突变也被认为是VTE的高危因素。其他血栓形成的重要危险因素包括亚甲基四氢叶酸还原酶（methylenetetrahydrofolate reductase，MTHFR）和同型半胱氨酸水平升高。目前，由于证据不足，不建议进行常规检测。此外，虽然由MTHFR突变引起的同型半胱氨酸水平升高被认为是VTE的一个风险较低的危险因素，但MTHFR突变本身似乎与VTE风险的增加无关。

患有遗传性血栓形成的妇女在妊娠期和产后的抗凝取决于基础诊断加上既往血栓栓塞症的个人或家族病史。ACOG和美国胸科医师学会（American College of Chest Physicians，ACCP）的指南总结见表9.3。

表9.3　抗凝指南与血栓性疾病、既往病史和妊娠时间的关系

血栓状态	既往史	ACOG指南		美国胸科医师学会（胸科）指南	
		产前抗凝	产后抗凝	产前抗凝	产后抗凝
否	由于不再存在的暂时性风险因素导致的1次VTE发作	无	• 无 • 预防剂量 • VKA 目标INR为2.0～3.0	无	• 预防剂量 • 中等剂量 • VKA 目标INR为2.0～3.0
否	1例无故、无关妊娠或雌激素相关的静脉血栓栓塞，未接受长期抗凝治疗	无 预防剂量	预防剂量或VKA 目标INR为2.0～3.0	• 预防剂量 • 中等剂量	• 预防剂量 • 中等剂量 • VKA 目标INR为2.0～3.0
低风险	无VTE	无	• 无 • 如果有其他危险因素（与50岁以前的血栓性事件、肥胖、长时间静止不动相关有一级风险关系），可考虑预防性抗凝或VKA，目标INR为2.0～3.0	无	• 预防剂量 • 中等剂量 • VKA 蛋白C或蛋白S缺乏症的妇女可考虑目标INR控制到2.0～3.0
低风险	静脉血栓栓塞1例，未接受长期抗凝治疗	预防性中剂量也可考虑不抗凝	• 预防性或VKA，目标INR为2.0～3.0 • 中等剂量	无具体建议	无具体建议

续表

血栓状态	既往史	ACOG 指南		美国胸科医师学会（胸科）指南	
		产前抗凝	产后抗凝	产前抗凝	产后抗凝
高风险	无 VTE	预防剂量	•预防剂量或 VKA 目标 INR 为 2.0～3.0	•无 VTE 家族史，无抗凝治疗 •阳性家族史，预防剂量或中等剂量	•预防剂量 •中等剂量
高风险	静脉血栓栓塞 1 例，未接受长期抗凝治疗	•预防剂量 •中等剂量 •调整剂量	•预防剂量或 VKA 目标 INR 为 2.0～3.0 •中等剂量 •调整剂量	无具体建议	无具体建议
有血栓形成或无血栓形成	妊娠期急性静脉血栓栓塞	治疗剂量	未给出建议	调整剂量至少持续 3 个月，然后是预防剂量或中等剂量	•预防剂量 •中等剂量 •治疗剂量（如果在分娩前未达到最短治疗时间）
有血栓形成或无血栓形成	≥2 次静脉血栓栓塞，未接受长期抗凝治疗	•预防剂量 •治疗剂量	•预防剂量或 VKA 目标 INR 为 2.0～3.0 •治疗剂量	无具体建议	无具体建议
有血栓形成或无血栓形成	≥2 次静脉血栓栓塞，并接受长期抗凝治疗	治疗剂量	恢复长期抗凝治疗	无具体建议	无具体建议
有血栓形成或无血栓形成	机械心脏瓣膜	治疗剂量	治疗剂量	治疗剂量加上小剂量阿司匹林 选项包括： •整个妊娠期间治疗性 LMWH 或 UFH •UFH 或 LMWH 至妊娠 13 周，过渡到 VKA，直到分娩，恢复 UFH 或 LMWH •整个妊娠期间使用 VKA，分娩时过渡到 UFH 或 LMWH	治疗剂量

缩写：LMWH＝低分子肝素；UFH＝普通肝素；VTE＝静脉血栓栓塞；VKA＝维生素 K 拮抗剂；INR＝国际标准化比率；ACOG＝美国妇产科医师协会。产后治疗水平应至少达到产前凝血水平。血栓形成低风险因素包括莱顿第五因子杂合子、凝血酶原基因 G20210A 突变杂合子、蛋白 C 缺乏或蛋白 S 缺乏。血栓形成高风险因素包括抗凝血酶Ⅲ缺乏症、凝血酶原基因 G20210A 突变的双杂合子和莱顿第五因子、莱顿第五因子纯合子或凝血酶原基因 G20210A 突变纯合子

一、抗磷脂抗体综合征

与遗传性血栓形成不同，抗磷脂抗体综合征（antiphospholipid syndrome，APS）是一种获得性血栓形成倾向，VTE 的风险增加，并伴有妊娠并发症。它是一种自身免疫性疾病，其特征是至少存在一种循环抗磷脂抗体（相隔至少 12 周出现两次或两次以上），并至少伴有一种临床标准。表 9.4 总结了诊断 APS 的要求。

由于血管内血栓形成和妊娠相关并发症的风险增加，符合 APS 诊断标准的妇女必须在妊娠前、妊娠期间和妊娠后接受治疗。APS 检测的适应证包括静脉或动脉血栓形成史或流产史，妊娠 10 周前有 3 次或 3 次以上不明原因的流产，或妊娠 10 周后有 1 次不明原因的胎儿死亡。APS 的临床标准还包括需要在妊娠 34 周前分娩的早发型子痫前期或胎儿生长受限，但专家并不建议对有此病史的妇女进行 APS 筛查，因为没有足够的证据表明在这些情况下对 APS 的诊断和治疗可以改善后续妊娠结局。其他常与 APS 相关的疾病包括溶血性贫血、自身免疫性血小板减少症、黑矇症、网状青斑、系统性红斑狼疮和假阳性快速血浆恢复试验。然而，由于这些都不在 APS 的临床诊断标准之列，ACOG 不建议在这些患者中进行 APS 检测。表 9.5 总结了妊娠合并 APS 的抗凝建议。

表 9.4 抗磷脂抗体综合征（APS）诊断所需的实验室和临床标准[a]

实验室标准[b]	临床标准
1. 循环狼疮抗凝物 2. 中高滴度的抗心磷脂抗体［IgM 和（或）IgG］ 3. 中高滴度的抗 β2 糖蛋白 I 抗体［IgM 和（或）IgG］	1. 血管血栓形成 一次或多次动脉、静脉或小血管血栓形成史 2. 妊娠并发症 既往妊娠丢失，包括妊娠 10 周前 3 次或 3 次以上不明原因的自然流产，排除其他原因 妊娠 10 周后 1 次或多次不明原因的胎儿死亡，排除其他原因 妊娠 34 周前 1 次或多次早产，原因是子痫、有严重并发症的子痫前期或者有证据表明的胎盘功能不全

a. 对于 APS 的诊断，患者必须至少有一种循环抗体，同时至少符合一项临床标准

b. 实验室标准要求循环中至少有一种抗磷脂抗体（相隔至少 12 周出现 2 次或 2 次以上）

表 9.5 抗磷脂抗体综合征（APS）患者的抗凝指南

既往血栓栓塞史	美国妇产科医师协会指南		美国胸科医师学会（胸科）指南	
	产前抗凝	产后抗凝[a]	产前抗凝	产后抗凝
无	无或预防剂量	预防剂量	无具体建议	无具体建议
反复妊娠丢失	预防剂量和小剂量阿司匹林	预防性抗凝和小剂量阿司匹林	预防剂量和小剂量阿司匹林 中等剂量和小剂量阿司匹林	无具体建议
动脉、静脉或小血管血栓形成史	预防剂量 ± 小剂量阿司匹林	预防性抗凝		

a. 产后治疗水平应至少达到产前凝血水平

二、妊娠期抗凝有哪些选择

关于妊娠期血栓预防指南的高质量研究非常有限。然而与普通肝素（unfractionated heparin，UFH）相比，多个指南推荐在分娩前门诊首选低分子肝素（low molecular weight heparin，LMWH）。在选择治疗方案时，必须平衡母体和胎儿的安全，考虑因素包括药物的药动学改变，对胎儿的致畸作用，以及分娩前后的抗凝管理。

抗凝血药分为两种：预防性抗凝和治疗性抗凝。预防性抗凝可降低VTE的风险，同时最大限度地减少了出血并发症。治疗性抗凝用于治疗活动性血栓栓塞性疾病，或预防性抗凝不足以治疗高风险血栓栓塞的患者。如果需要，应在确认宫内妊娠后立即进行预防性和治疗性抗凝治疗。ACOG和ACCP都发表了指南，以帮助确定患者是否需要预防性和治疗性抗凝治疗。

有低风险血栓形成（莱顿第五因子或凝血酶原基因杂合子突变，蛋白C或蛋白S缺乏），或有VTE家族病史的低风险血栓形成，或先前发生过VTE（与手术、留置导尿管、长时间制动等危险因素相关）的患者被认为是低风险患者，不需要产前预防性或治疗性抗凝。中等风险类别包括：

1. 既往特发性VTE。
2. 妊娠或口服含雌激素避孕药的既往VTE。
3. 既往有低风险血栓形成的VTE。
4. 伴有高危血栓形成的VTE家族史。
5. 高危血栓形成或抗磷脂抗体综合征。

高危的血栓性疾病包括抗凝血酶Ⅲ缺乏、莱顿第五因子或凝血酶原基因纯合子突变或复合杂合子突变。属于这一类的患者应在整个妊娠期间接受预防性LMWH或UFH治疗。妊娠期发生静脉血栓栓塞的高危人群包括：

1. 现发VTE或多次既往VTE。
2. 有高危血栓形成倾向的既往VTE。
3. 既往VTE伴抗磷脂抗体综合征。

这些患者一旦确诊为妊娠，应立即开始使用治疗剂量的LMWH或UFH。如果患者有其他需要抗凝治疗的疾病（如机械心脏瓣膜），妊娠期间应继续进行预防血栓形成治疗。建议接受抗凝治疗的妇女应与母胎医学科和血液科联合治疗。

第四节　抗凝治疗有哪些不同的选择

一、低分子肝素

现认为在妊娠期间使用肝素（LMWH和UFH）是安全的，因为它们不会透过胎盘屏障，也没有发现致畸作用。LMWH更常被推荐，因为它具有可预测的抗凝反应，并且不需要像UFH那样进行频繁监测。

LMWH皮下注射，每日1次或2次，取决于需要治疗性或预防性剂量。低分子肝素有几种方案。由于依诺肝素在美国应用最为广泛，因此将作为以下讨论的基础。对于预防性剂量，通常剂量为每24小时使用40 mg依诺肝素。当患者妊娠期间体重增加时，剂量可增加至每日1 mg/kg。治疗剂量是根据患者的体重（kg）和抗Xa因子水平来确定的。治疗性LMWH通常每12小时给予依诺肝素1 mg/kg。每日给予依诺肝素1.5 mg/kg也可达到治疗剂量。这种方案会使肝素水平产生更大的波动，在妊娠期间应避免。

LMWH在肝脏代谢，由肾脏排出。在开始使用LMWH进行预防性治疗之前，需确定血小板和肌酐的基础水平。治疗性LMWH需要定期监测。其作用机制为抑制活化因子X（Xa）。为了评估抗凝效果，在第三次给药后进行抗Xa测定，测量凝血因子的失活情况。一般来说，在接受一定剂量的依诺肝素4～6小时后，抗Xa抗体水平达到0.6～1.0 U/ml被认为是有治疗效果的。值得注意的是，抗Xa抗体水平在妊娠期尚未得到验证。由于成本高和缺乏高质量证据，在依诺肝素达到治疗剂量后，不建议进行常规抗Xa监测。

此外，对于接受LMWH治疗的患者，应获取血小板的基础水平。且应定期获取血小板计数值，以监测肝素诱导的血小板减少症（heparin-induced thrombocytopenia，HIT）的发展，HIT是肝素使用过程中一种罕见、潜在危及生命的并发症。由于使用UFH时HIT的发病风险比LMWH高14倍，因此将在UFH中进一步讨论。在未使用肝素的患者中，HIT通常在接受肝素治疗后5～10天发病；所以应在肝素治疗后的前2周密切观察血小板计数。

低分子肝素的局限性和优点

LMWH的半衰期比UFH长，且不能用硫酸鱼精蛋白完全逆转。

关于分娩计划，产科麻醉、围生期医学会、美国区域麻醉和疼痛医学协会（American Society of Regional Anesthesia and Pain Medicine，ASRA）指出，如果患者在过去12小时内接受了预防性剂量的LMWH或在过去24小时内接受了治疗性剂量的LMWH，都不能接受神经轴麻醉。为了避免这种不便，医师可以安排引产，或者出于产科原因，可以安排剖宫产，并指导患者在手术前12小时或24小时最后一次用药，具体时间取决于剂量大小。

LMWH主要由肾脏排泄，所以严重肾损害为相对禁忌证。如果患者出现肾损害的迹象，可能需要改用UFH，其由肾脏及肝脏排泄。

尽管存在这些局限性，LMWH仍是大多数患者首选的抗凝血药物。它较易获得，且性价比高，比UFH具有更高的生物利用度，并且不会穿过胎盘屏障，最大限度地降低了凝血与胎儿致畸的风险。如前所述，剂量和抗凝效果之间具有更强的相关性，因此不必过于频繁地进行监测。此外，在使用LMWH的女性中，HIT的发生率明显较低。

二、普通肝素

UFH的半衰期比LMWH短。大多数妇女在妊娠36～37周或更早的时间（如果担心早产）改用UFH，以增加患者可以接受神经轴麻醉分娩的可能性。有很高VTE风险的女性（如机械心脏瓣膜、伴有血栓的心房颤动）除外，应尽早进行抗凝治疗。对于这些妇女的抗凝和分娩计划，有单独的指南指导。

UFH有皮下注射或静脉滴注两种给药途径。UFH的预防性剂量通常从妊娠早期每日2次，每次5000～7500U开始，在妊娠晚期，每日2次皮下注射10 000U。

治疗剂量根据活化部分凝血活酶时间进行评定。治疗范围通常是患者基线APTT的1.5～2.5倍，但可以根据抗凝治疗的原因而改变。在注射后6小时采集APTT的血液样本。活化部分凝血活酶时间每天测量1次，直到达到治疗剂量，随后每1～2周测量一次。

（一）普通肝素的局限性和优势

在使用UFH的女性中，HIT的发生率较高，这是由于抗血小板因子4-肝素复合物的自身抗体形成，反常地导致血栓形成。要诊断HIT，患者必须至少表现出以下一种情况：使用肝素后血小板计数下降50%，肝素注射部位坏死，全身皮肤坏死，或肝素依赖的血小板活化IgG抗体。如果对HIT有所疑虑，产科医师必须咨询血液科医师。在过去100天内接受过任何类型肝素治疗，并正准备再次接受UFH或LMWH治疗的患者中，高达0.8%的患者可能会发生HIT。在再次接受治疗的24小时内获取血小板计数。如果最近使用过肝素，HIT将在最初的24小时内出现，而不是肝素使用后的5～10天。

尽管一些研究表明，长期使用UFH会导致骨密度降低，但仍有争议。

UFH在围生期是首选的，因为它不会限制患者进行神经轴麻醉。关于小剂量UFH与脊髓和（或）硬膜外给药之间的时间间隔，专家意见存在差异；麻醉和产科团队与患者应就时间安排进行协商。硫酸鱼精蛋白可以逆转UFH的作用。由于UFH主要由网状内皮系统清除，因此对于肌酐清除率＜30 ml/min的肾衰竭患者，UFH是首选药物。

（二）肝素滴注

对于妊娠期间使用LMWH治疗并在分娩时需要抗凝的患者，通常在入院时开始静脉滴注肝素。如果出现紧急情况，静脉滴注可以快速调整剂量并更快地开始或终止治疗。

当需要治疗性抗凝的患者即将分娩时，至少应该有全血细胞计数基线值、凝血酶原时间（PT）、国际标准化比率（INR）和α-凝血酶原时间（APTT）等检测结果。在许多机构，肝素滴注是通过药房进行的。关于肝素滴注的最佳起始剂量，目前尚无确凿证据。2012年ACCP建议采用初始5000 U的固定方案，然后是1300 U/h，或者以体重为基础的方案（Raschke方案）。在非妊娠人群中，不同预防VTE的方案并无差异。因此适用于产科患者。

一旦开始肝素滴注，应在开始治疗6小时后测量抗凝血因子Xa水平。治疗性抗凝的肝素的目标水平为0.3～0.7 U/ml。在输液过程中，即使已经达到治疗水平，仍需每4～8小时监测抗凝血因子Xa。肝素输注通常在预产期前6小时停止。

监测血小板是否有HIT迹象也很重要（血小板下降＞50%或减少＜150×10⁹/L）。

（三）肝素滴注的局限性和优点

UFH使用的主要挑战是非线性剂量-反应关系。尽管如此，分娩时仍首选UFH滴注，因为相比LMWH，它们更易允许患者选择神经轴麻醉。

指南建议在硬膜外麻醉前4～6小时停止滴注普通肝素，应先检查APTT是否正常。硬膜外腔导管置入后，仅需1小时就可再次接受治疗。

如果需要紧急分娩，普通肝素可以用硫酸鱼精蛋白完全逆转。因此，肝素在灵活性及分娩的控制方面具有更大的优势。

三、华法林

华法林是一种口服维生素K拮抗剂，因为它可以穿过胎盘屏障，导致胎儿凝血功能受损及先天性缺陷，通常在妊娠期间避免使用。但是有机械心脏瓣膜和其他危险因素（如心房颤动、既往血栓栓塞并发症或多个机械瓣膜）的女性可考虑使用。建议这类女性在妊娠36周内继续使用华法林，可降低母体血栓事件的发生风险。如果优先考虑降低胎儿的风险，应告知患者华法林与骨和软骨的发育不良有关，会导致鼻骨和四肢骨发育不良和骨骺点刺。它也可能与早期和晚期流产有关。至于这是因为华法林本身的作用，还是因为其他需用华法林抗凝的疾病导致的，目前研究尚无定论。

尽管有报道称华法林具有致畸作用，但是如果继续使用，每天少于5 mg的剂量似乎是最安全的。妊娠第6～12周无论使用多大剂量，胎儿并发症的风险都是最高的。如果患者妊娠前每日剂量大于5 mg，建议患者在妊娠早期改用低分子肝素治疗。

华法林仅用于治疗性抗凝。在开始治疗之前，要测量患者的血细胞计数、基础代谢检查和凝血检查（PT、APTT、INR），以评估血小板、肌酐、肝功能和凝血功能是否正常。Cochrane的一项随机试验回顾性比较了华法林初始剂量为5 mg或10 mg的患者，结果并无明显区别。此外，10 mg的剂量更有可能导致超过治疗性的INR，从而增加出血风险。建议起始剂量小于5 mg。

华法林的完全抗凝作用要在第一次给药后2～3天才会出现。第一个反应抗凝效果的实验室指标是PT/INR，因为因子Ⅶ很快就被耗尽了。其他维生素K依赖因子需要更长的时间来消耗，也就是说，还要2～3天。目标INR值可能因临床情况而有所不同，但推荐的范围通常是正常值的2.0～3.0倍。使用华法林的患者必须在第一次用药后3～4天对其INR进行监测，然后在整个妊娠期进行连续监测。根据血液学和（或）母胎医学专家确定的剂量和适应证，间隔时间可能会有所不同。一旦达到治疗性抗凝水平，华法林应持续到妊娠36周，此时患者过渡到治疗性抗凝剂量的LMWH或UFH。如果患者早产的风险很高，这种转变剂量所需要的时间可能会有所不同。

华法林的局限性和优点

华法林在妊娠期间的使用频率较低。如前所述，其主要缺点是能够透过胎盘屏障，使胎儿致畸性及出血的风险增加。治疗窗口狭窄以及监测频繁也使其应用极具挑战性。由于它是一种维生素K拮抗剂，患者需要避免食用富含维生素K的食物（如绿叶蔬菜、花椰菜、肝脏等）。

尽管华法林有局限性，但它也有明显优势。华法林价格便宜，而且较易获得。用维生素K、新鲜冷冻血浆或凝血酶原复合物浓缩物可以逆转其抗凝作用。更重要的是，它是口服制剂，可使恐惧打针的患者更易接受。

四、其他抗凝剂

有许多新的口服抗凝剂，其中包括直接凝血酶抑制剂，如达比加群和阿加曲班，以及直接凝血因子Xa抑制剂,如利伐沙班和阿哌沙班。一般来说,这些药物应避免在妊娠期间使用,因为其治疗效果和胎儿安全性还有待考证。如果妇女在服药期间妊娠,应立即改用LMWH。

五、阿司匹林

阿司匹林(乙酰水杨酸)不是一种抗凝剂,但通常在妊娠期间作为血栓预防方案的一部分使用,其作用机制是通过不可逆地抑制环氧合酶1和2(COX-1和2)来抑制血小板聚集。

研究表明,阿司匹林与血栓预防性治疗联合使用对机械瓣膜置换术后的女性及近期发生脑卒中或发生缺血性事件的高危女性治疗效果更好。

妊娠期间也可使用小剂量阿司匹林预防子痫前期的发生。子痫前期的病因有很多,有证据表明,前列环素和TXA2的失衡可能导致子痫前期的发生。当剂量<150 mg/d时,阿司匹林可通过优先抑制TXA2而发挥作用。最初,使用小剂量阿司匹林预防子痫前期是基于几个小规模临床试验而得出的结果。最近,更大规模的随机对照试验和多重荟萃分析证实了这项研究结果。阿司匹林的应用通常在妊娠12～28周开始,但最近的一项荟萃分析表明,只有在16周前开始治疗才能达到最大疗效。虽然在治疗时机和剂量上还没有达到共识,但包括WHO、ACOG和美国预防工作组在内的多个指南建议使用小剂量阿司匹林预防子痫前期的发生,因为它有明显的益处,而且对母体或胎儿的副作用很少。

小剂量阿司匹林也被用于治疗患有APS的女性。有三种抗磷脂抗体可作为APS诊断的一部分:狼疮抗凝物、抗心磷脂抗体和抗β_2糖蛋白抗体。β_2糖蛋白在临床上主要相关,因为它可能在凝血和纤溶中起调节作用。对于有血栓形成事件的APS患者,建议在整个妊娠期间和产后6周内进行预防性抗凝治疗。小剂量阿司匹林也应使用,尽管相关证据有限。

对于没有血栓形成病史的APS患者最佳治疗方案还没有得到很好的研究。专家一致建议,除了产后6周的抗凝治疗外,还应进行临床监测或预防性肝素治疗。最近的一项荟萃分析发现,在反复流产和抗磷脂抗体阳性妇女中,预防性使用肝素和小剂量阿司匹林可使流产减少50%。这种联合用药优于单独使用小剂量阿司匹林或泼尼松。

到目前为止,没有足够的证据表明使用小剂量阿司匹林可预防死产、胎儿生长受限或早产。

第五节 妊 娠 前

大多数女性妊娠前不需要预防性抗凝治疗。已经接受抗凝治疗或有高危因素而且需要在妊娠期间进行预防性抗凝治疗的女性需要进行孕前咨询。现有的ACOG和ACCP指南可以识别高危患者。有关更多信息,请参阅第4章关于妊娠前咨询。

第六节　分娩计划

分娩期是妇女出血风险增加的时期。因此，必须对需要预防血栓形成的患者进行详细的多学科规划。LMWH是妊娠期首选的抗凝剂，但其半衰期会限制患者神经轴麻醉的耐受性，理论上会增加产后出血的风险。因此，在妊娠36周后，或如果有早产风险，应提前制订替代的抗凝方案。患者可以选择继续使用LMWH（预防剂量或治疗剂量），过渡到低剂量UFH，每日2次（5000U），或过渡到高剂量UFH，每日2次（ACOG推荐10 000U）。

如果患者选择继续使用LMWH，其主要优点是剂量与抗凝效果密切相关。此外，也无须严格监测。最主要的缺点是从最后一次注射LMWH到可以进行神经轴麻醉之间的时间间隔较长。

选择低剂量UFH的主要优点是它对神经阻滞麻醉的影响较小。潜在缺点包括每天需2次给药，而且妊娠晚期剂量要求增加，最后一次给药时间和神经轴麻醉之间的时间间隔指南上存在显著差异。

高剂量UFH可能比低剂量UFH具有更好预防血栓形成的疗效，但目前没有高质量的研究来证实这一观点。主要缺点与低剂量UFH类似，包括剂量-反应关系不确定性、实验室监测频繁及每日2次给药。

目前没有确定的最佳分娩孕周，分娩孕周取决于抗凝适应证。指导患者在计划引产或计划剖宫产前12 ～ 24小时最后一次用药。

一、引产

准备引产时，已接受治疗性抗凝的患者应开始改用UFH滴注。用APTT密切监测治疗效果。当患者需要神经阻滞麻醉时，早期ASRA指南建议在应用治疗剂量给药和神经轴阻滞麻醉之间应间隔4 ～ 6小时。在放置导管之前，APTT应该已经达到正常值。如果没有达到正常值，则在1小时内再次监测APTT，并在放置导管进行神经阻滞麻醉之前需重复监测，直到数值正常后再进行神经阻滞麻醉。

2018年ASRA指南建议在放置硬膜外或脊髓导管4小时后，再重新开始滴注UFH。如果神经轴麻醉的放置较为复杂，产科和麻醉团队必须多学科合作，以平衡母体抗凝的需要和罕见但严重的脊髓血肿风险。如果已经重新开始滴注UFH，并且患者仍需继续分娩，那么产科医师应该应用临床专业知识来确定停止宫颈扩张的时间，通常是在宫颈扩张6 ～ 8 cm时停止。关于产后应何时重新开始血栓预防，请参阅下一节。

二、自然分娩

近期使用抗凝血药物的患者在临产时往往不能立即进行硬膜外麻醉。低分子肝素的效应不能用硫酸鱼精蛋白有效逆转，因此这些患者的抗凝作用不能用硫酸鱼精蛋白进行逆转。这部分患者的分娩镇痛可采用静脉用药作为替代方案。如果在分娩过程中，确定放置硬膜外导管麻醉是安全的，则由其团队来决定是否放置导管。如果患者一直在接受UFH作为抗凝剂，可用硫酸鱼精蛋白逆转，而且其半衰期更短。这些患者可考虑采用神经轴阻滞麻醉。

三、紧急剖宫产

如果一个已经接受完全抗凝的患者需要紧急行剖宫产，无论是LMWH还是UFH，均应注射硫酸鱼精蛋白。团队的所有成员均应了解患者使用的抗凝剂类型，并联合麻醉科和血液科制订相应的应急计划。如果发生产后或手术相关的出血，应立即提供血液制品。

第七节　产后出血的风险

在妊娠期使用抗凝剂会增加产后出血（postpartum hemorrhage，PPH）的风险，但尚未在文献中得到证实。一项关于LMWH对阴道分娩时出血影响的小型回顾性队列研究发现，在接受治疗性LMWH的妇女队列中，PPH的风险显著增高。然而，两组之间发生严重PPH［估计失血量＞1000 cc（1 cc＝1 ml）］的风险相当。剖宫产（包括紧急分娩）患者的PPH无显著差异。总的来说，最后一次注射LMWH后24小时内分娩的妇女与24小时以上分娩的妇女相比，PPH的风险并未增加。

另一项回顾性队列研究（$n=77$）发现，产前接受抗凝治疗的患者伤口相关并发症发生率更高，但在预估失血量或需要接受输血的妇女人数上没有差异。虽然这些研究规模很小，但不同研究得到了相似的结果。

第八节　产　　后

关于产后最佳预防性抗凝方案缺乏高质量的证据。对于已经接受UFH方案的患者，可以在放置脊髓针或移除硬膜外导管1小时后给予第一剂药物。CMQCC孕产妇VTE工作组和ASRA建议，如果已使用LMWH进行预防，从拔出硬膜外导管或脊髓针到使用LMWH之间至少要间隔12小时。

对于妊娠期间接受过治疗性抗凝的患者，ACOG和ASRA建议开始低分子肝素治疗［如依诺肝素1 mg/（kg·12h）］的时间应至少等到分娩后（阴道或剖宫产）24小时。最新的ASRA初步指南也支持在神经轴阻滞或硬膜外导管拔出1小时后，再给予治疗性UFH（＞10 000 U/d）。ACOG建议治疗性抗凝的剂量应不少于妊娠所需的剂量。

对于产后VTE高危的妇女，应在产后6周内继续抗凝。这包括有高危血栓形成倾向、有VTE病史的女性，或有家族VTE病史的血栓形成较低风险的女性。产后VTE高危妇女（抗凝血酶Ⅲ缺乏、心脏机械瓣膜、近期VTE）也应在产后6周内继续抗凝。

如果患者之前仅有一次肺栓塞或血栓形成风险较低，则不需要产前抗凝。随着产后VTE风险的增加，NPMS、ACCP和RCOG建议产后预防性抗凝6周。ACOG允许产后抗凝4周。

第九节　桥接抗凝

如果患者在产后6周内不需要抗凝治疗，通常会选择继续使用LMWH，而不是使用华法林。对于妊娠前服用华法林或抗凝时间超过6周的患者，建议使用桥接抗凝。关于产后何时重新开始使用华法林，众说纷纭。华法林在分娩后24～48小时后再次应用并不少见。然而，CMQCC孕产妇VTE工作组不建议产后2周内进行桥接抗凝。桥接抗凝时，患者通常需要同时使用华法林和肝素，这会增加患者的出血风险。在INR达到治疗范围之前，需要频繁监测。在这个过渡期，患者应由抗凝专家和（或）血液学家专密切随访。

母乳喂养

肝素和华法林的使用都不是母乳喂养的禁忌证。如果患者希望过渡到一种新的口服抗凝血药，则没有足够数据支持母乳喂养时药物使用的安全性。

第十节　避　孕

避孕措施的选择取决于妊娠期预防血栓形成的适应证。一般来说，在妊娠期间和产后，VTE的风险会增加。这种风险在分娩后的前3周最高，产后42天降至基线水平。详情请参阅关于避孕内容的章节。

总结

妊娠给有潜在静脉和（或）动脉血栓形成风险的妇女带来了独特挑战。妊娠本身可能会增加这类妇女血栓形成的风险，因为妊娠状态会导致高凝状态的变化。考虑到潜在的胎儿风险，在妊娠期间也可能需要对使用VKA的妇女进行个体化治疗。考虑到分娩过程中固有的出血风险，对于需要抗凝的妇女来说，分娩的管理可能特别复杂。因此，麻醉医师与血液科医师多学科诊疗显得尤为重要。

（陈艺璇　牛建民　译）

参考文献

1. Jacobsen AF，Skjeldestad FE，Sandset PM. Incidence and risk patterns of venous thromboembolism in pregnancy and puerperium-a register-based case-control study. *Am J Obstet Gynecol*. 2008. doi：10.1016/j.ajog. 2007.08.041.

2. James AH，Jamison MG，Brancazio LR，Myers ER. Venous thromboembolism during pregnancy and the postpartum period：Incidence，risk factors，and mortality. *Am J Obstet Gynecol*. 2006. doi：10.1016/j.ajog. 2005.11.008.

3. Chan WS，Anand S，Ginsberg JS. Anticoagulation of pregnant women with mechanical heart valves：A systematic review of the literature. *Arch Intern Med*. 2000.

4. Bourjeily G，Khalil H，Rodger M. Pulmonary embolism in pregnancy—Authors' reply. *Lancet*.

2010. doi: 10.1016/S0140-6736（10）60800-8.

5. Marik PE, Plante LA. Venous thromboembolic disease and pregnancy. *N Engl J Med*. 2008. doi: 10.1056/NEJMra0707993.

6. Kujovich JL. Hormones and pregnancy: Thromboembolic risks for women. *Br J Haematol*. 2004. doi: 10.1111/j.1365-2141.2004.05041.x.

7. Heit J et al. Trends in the incidence of venous throm-boembolism during pregnancy or postpartum: A 30-year population-based study. *Ann Intern Med*. 2005. doi: 10.7326/0003-4819-143-10-200511150-00006.

8. Simpson EL, Lawrenson RA, Nightingale AL, Farmer RDT. Venous thromboembolism in pregnancy and the puerpe-rium: Incidence and additional risk factors from a London perinatal database. *Br J Obstet Gynaecol*. 2001. doi: 10.1016/S0306-5456（00）00004-8.

9. Gabbe SG et al. Obstetrics: Normal and Problem Pregnancies. 2012. doi: 10.1017/CBO9781107415324. 004.

10. Barbour LA. ACOG practice bulletin: Thromboembolism in pregnancy. *Int J Gynecol Obstet*. 2001. doi: 10.1016/S0020-7292（01）00535-5.

11. Lockwood CJ, Krikun G, Rahman M, Caze R, Buchwalder L, Schatz F. The role of decidualiza-tion in regulating endo-metrial hemostasis during the menstrual cycle, gestation, and in pathological states. *Semin Thromb Hemost*. 2007. doi: 10.1055/s-2006-958469.

12. Lockwood CJ, Krikun G, Schatz F. The decidua regu-lates hemostasis in human endometrium. *Semin Reprod Endocrinol*. 1999. doi: 10.1055/s-2007-1016211.

13. Clark P, Brennand J, Conkie JA, McCall F, Greer IA, Walker ID. Activated protein C sensitivi-ty, protein C, protein S and coag-ulation in normal pregnancy. *Thromb Haemost*. 1998.

14. Macklon NS, Greer IA, Bowman AW. An ultrasound study of gestational and postural changes in the deep venous system of the leg in pregnancy. BJOG *An Int J Obstet Gynaecol*. 1997. doi: 10.1111/j.1471-0528. 1997. tb11043.x.

15. Jackson E, Curtis KM, Gaffield ME. Risk of venous thrombo-embolism during the postpartum peri-od: A systematic review. *Obstet Gynecol*. 2011. doi: 10.1097/AOG. 0b013e31820ce2db.

16. Kamel H, Navi BB, Sriram N, Hovsepian DA, Devereux RB, Elkind MSV. Risk of a thrombotic event after the 6-week postpartum period. *N Engl J Med*. 2014. doi: 10.1056/NEJMoa1311485.

17. Sultan AA, West J, Tata LJ, Fleming KM, Nelson-Piercy C, Grainge MJ. Risk of first venous thromboembolism in and around pregnancy: A population-based cohort study. *Br J Haematol*. 2012. doi: 10.1111/j.1365-2141.2011.08956.x.

18. Regitz-Zagrosek V et al. ESC Guidelines on the management of cardiovascular diseases during preg-nancy. *Eur Heart J*. 2011. doi: 10.1093/eurheartj/ehr218.

19. Whitlock RP, Sun JC, Fremes SE, Rubens FD, Teoh KH. Antithrombotic and thrombolytic ther-apy for valvular dis-ease: Antithrombotic therapy and prevention of thrombosis, 9th ed: American College of Chest Physicians evidence-based clinical practice guidelines. *Chest*. 2012. doi: 10.1378/chest. 11-2305.

20. Hall JG, Pauli RM, Wilson KM. Maternal and fetal sequelae of anticoagulation during pregnancy. *Am J Med*. 1980. doi: 10.1016/0002-9343（80）90181-3.

21. Guyatt GH, Akl EA, Crowther M, Gutterman DD, Schünemann HJ. Executive summary: An-tithrombotic ther-apy and prevention of thrombosis, 9th ed: American College of Chest Physicians evidence-based clinical practice guide-lines. *Chest*. 2012. doi: 10.1378/chest. 1412S3.

22. Bates SM, Greer IA, Middeldorp S, Veenstra PharmD DL, Prabulos A-M, Olav Vandvik P VTE,

thrombophilia，anti-thrombotic therapy，and pregnancy. *Chest*. 2012；141：e691S-736S. doi：10.1378/chest. 11-2300.

23. Silverman NS. ACOG Practice Bulletin No. 197：Inherited thrombophilias in pregnancy. *Obstet Gynecol*. 2018. doi：10.1097/AOG. 0000000000002703.

24. APA Syndrome-ACOG Pr Bulletin No 132.

25. ACOG. Practice Bulletin No. 132：Antiphospholipid syndrome. *Obstet Gynecol*. 2012. doi：10.1097/01. AOG. 0000423816. 39542. 0f.

26. Cantwell R et al. Saving mothers' lives：Reviewing mater-nal deaths to make motherhood safer：2006-2008. The Eighth Report of the Confidential Enquiries into Maternal Deaths in the United Kingdom. *Bjog*. 2011. doi：10.1111/j. 1471-0528. 2010. 02847.x.

27. Hameed AB. Improving Health Care Response to Maternal VTE：A California Quality Improvement Toolkit. 2018.

28. Petersen JF, Bergholt T, Nielsen AK, Paidas MJ, Lokkegaard ECL. Combined hormonal contra-ception and risk of venous thromboembolism within the first year following pregnancy. Danish nation-wide historical cohort 1995-2009. *Thromb Haemost*. 2014. doi：10.1160/TH13-09-0797.

29. Bates SM, Middeldorp S, Rodger M, James AH, Greer I. Guidance for the treatment and preven-tion of obstetric-asso-ciated venous thromboembolism. *J Thromb Thrombolysis*. 2016. doi：10.1007/s11239-015-1309-0.

30. Hunt BJ et al. Thromboprophylaxis with low molecular weight heparin（Fragmin）in high risk preg-nancies. *Thromb Haemost*. 1997.

31. D'Alton ME et al. National Partnership for Maternal Safety：Consensus bundle on venous thrombo-embolism. *Obstet Gynecol*. 2016；128（4）：688-98.

32. Geerts WH et al. Prevention of venous thromboembolism：American College of Chest Physicians evi-dence-based clini-cal practice guidelines（8th edition）. *Chest*. 2008. doi：10.1378/chest. 08-0656

33. Weitz JI. Low-molecular-weight heparins. N Engl J Med. 1997. doi：10.1056/NEJM199709043371007.

34. Litin SC, Gastineau DA. Current concepts in antico-agulant therapy. *Mayo Clin Proc*. 1995. doi：10.1016/S0025-6196（11）64947-1.

35. Greer IA, Nelson-Piercy C. Low-molecular-weight heparins for thromboprophylaxis and treatment of venous thromboem-bolism in pregnancy：A systematic review of safety and effi-cacy. *Blood*. 2005. doi：10.1182/blood-2005-02-0626.

36. Warkentin TE, Kelton JG. Temporal aspects of heparin-induced thrombocytopenia. *N Engl J Med*. 2001. doi：10.1056/NEJM200104263441704.

37. Leffert L et al. The society for obstetric anesthesia and peri-natology consensus statement on the anes-thetic management of pregnant and postpartum women receiving thrombopro-phylaxis or higher dose anticoagulants. *Anesth Analg*. 2017. doi：10.1213/ANE. 0000000000002530.

38. Horlocker TT et al. Regional anesthesia in the patient receiv-ing antithrombotic or thrombolytic ther-apy：American Society of Regional Anesthesia and Pain Medicine Evidence-Based Guidelines（Third Edition）. *Reg Anesth Pain Med*. 2010. doi：10.1097/Aap. 0b013e3181c15c70.

39. Knol HM, Schultinge L, Veeger NJGM, Kluin-Nelemans HC, Erwich JJHM, Meijer K. The risk of postpartum hem-orrhage in women using high dose of low-molecular-weight heparins during preg-nancy. *Thromb Res*. 2012；130（3）：334-8. doi：10.1016/j.thromres. 2012. 03. 007.

40. Kominiarek MA, Angelopoulos SM, Shapiro NL, Studee L, Nutescu EA, Hibbard JU. Low-mo-lecular-weight heparin in pregnancy：Peripartum bleeding complications. *J Perinatol*. 2007；27（6）：

329-34. doi: 10.1038/sj. jp. 7211745.

41. Chan WS et al. Venous thromboembolism and antithrom-botic therapy in pregnancy. *J Obstet Gynaecol Can*. 2014. doi: 10.1016/S1701-2163（15）30569-7.

42. Gyamfi C, Cohen R, Desancho MT, Gaddipati S. Prophylactic dosing adjustment in pregnancy based upon measurements of anti-factor Xa levels. *J Matern Neonatal Med*. 2005. doi: 10.1080/14767050500275796.

43. Brancazio LR, Roperti KA, Stierer R, Laifer SA. Pharmacokinetics and pharmacodynamics of subcutaneous heparin during the early third trimester of pregnancy. *Am J Obstet Gynecol*. 1995. doi: 10.1016/0002-9378（95）91362-9.

44. Royal College Obstetricians and Gynaecologists. *Reducing the Risk of Venous Thromboembolism during Pregnancy and the Puerperium Green-top Guideline No. 37a*. RCOG Press; 2015.

45. Linkins L-A et al. Treatment and prevention of heparin-induced thrombocytopenia. *Chest*. 2012. doi: 10.1378/chest. 11-2303.

46. Snijder CA, Cornette JMW, Hop WCJ, Kruip MJHA, Duvekot JJ. Thrombophylaxis and bleeding complications after cesarean section. *Acta Obstet Gynecol Scand*. 2012. doi: 10.1111/j.1600-0412. 2012. 01351.x.

47. Osterman MJK, Martin JA. Epidural and spinal anesthesia use during labor: 27-state reporting area, 2008. *Natl Vital Stat Rep*. 2011; 133（6 Suppl）: 381S-453S.

48. Leffert LR, Dubois HM, Butwick AJ, Carvalho B, Houle TT, Landau R. Neuraxial anesthesia in obstetric patients receiving thromboprophylaxis with unfractionated or low-molecular-weight heparin: A systematic review of spinal epidural hematoma. *Anesth Analg*. 2017. doi: 10.1213/ANE. 0000000000002173.

49. Smythe MA, Priziola J, Dobesh PP, Wirth D, Cuker A, Wittkowsky AK. Guidance for the practical management of the heparin anticoagulants in the treatment of venous throm-boembolism. *J Thromb Thrombolysis*. 2016; 41（1）: 165-86. doi: 10.1007/s11239-015-1315-2.

50. Douketis JD et al. Perioperative management of antithrom-botic therapy. Antithrombotic therapy and prevention of thrombosis, 9th ed: American College of Chest Physicians evidence-based clinical practice guidelines. *Chest*. 2012. doi: 10.1378/chest. 11-2298.

51. Garcia DA, Baglin TP, Weitz JI, Samama MM. Parenteral anticoagulants—Antithrombotic therapy and prevention of thrombosis, 9th ed: American College of Chest Physicians evidence-based clinical practice guidelines. *Chest*. 2012. doi: 10.1378/chest. 11-2291.

52. Spruill WJ, Wade WE, Huckaby WG, Leslie RB. Achievement of anticoagulation by using a weight-based heparin dosing pro-tocol for obese and nonobese patients. *Am J Heal Pharm*. 2001.

53. Horlocker TT, Vandermeuelen E, Kopp SL, Gogarten W, Leffert LR, Benzon HT. Regional anesthesia in the patient receiving antithrombotic or thrombolytic therapy: American Society of Regional Anesthesia and Pain Medicine Evidence-Based Guidelines（Fourth Edition）. *Reg Anesth Pain Med*. 2018. doi: 10.1097/AAP. 0000000000000763.

54. Gogarten W, Vandermeulen E, Van Aken H, Kozek S, Llau JV, Samama CM. Regional anaesthesia and antithrombotic agents: Recommendations of the European Society of Anaesthesiology. *Eur J Anaesthesiol*. 2010. doi: 10.1097/EJA. 0b013e32833f6f6f.

55. Pauli RM, Lian JB, Mosher DF, Suttie JW. Association of con-genital deficiency of multiple vitamin K-dependent coagula-tion factors and the phenotype of the warfarin embryopathy: Clues to the mechanism of teratogenicity of coumarin derivatives. *Am J Hum Genet*. 1987.

56. Schaefer C et al. Vitamin K antagonists and pregnancy out-come. A multi-centre prospective study.

Thromb Haemost. 2006. doi：10.1160/TH06-02-0108.

57. Barbour LA. Current concepts of anticoagulant therapy in pregnancy. *Obstet Gynecol Clin North Am*. 1997. doi：10.1016/S0889-8545（05）70319-3.

58. Cotrufo M et al. Risk of warfarin during pregnancy with mechanical valve prostheses. *Obstet Gynecol*. 2002. doi：10.1016/S0029-7844（01）01658-1.

59. D'Souza R et al. Anticoagulation for pregnant women with mechanical heart valves：A systematic review andmeta-Anal-ysis. *Eur Heart J*. 2017. doi：10.1093/eurheartj/ehx032.

60. Vitale N，De Feo M，De Santo LS，Pollice A，Tedesco N，Cotrufo M. Dose-dependent fetal complications of warfarin in pregnant women with mechanical heart valves. *J Am Coll Cardiol*. 1999. doi：10.1016/S0735-1097（99）00044-3.

61. Basu S，Aggarwal P，Kakani N，Kumar A. Low-dose maternal warfarin intake resulting in fetal warfarin syndrome：In search for a safe anticoagulant regimen during pregnancy. *Birth Defects Res Part A-Clin Mol Teratol*. 2016. doi：10.1002/bdra. 23435.

62. Goland S，Schwartzenberg S，Fan J，Kozak N，Khatri N，Elkayam U. Monitoring of anti-xa in pregnant patients with mechanical prosthetic valves receiving low-molecular-weight heparin：Peak or trough levels? *J Cardiovasc Pharmacol Ther*. 2014. doi：10.1177/1074248414524302.

63. Garcia P，Ruiz W，Loza Munárriz C. Warfarin initiation nomograms of 5 mg and 10 mg for venous thromboembolism. *Cochrane Database Syst Rev*. 2013. doi：10.1002/14651858. CD007699. pub3. http：//www. cochranelibrary. com.

64. Kovacs MJ et al. Comparison of 10-mg and 5-mg Warfarin initiation nomograms together with low-molecular-weight heparin for outpatient treatment of acute venous throm-boembolism：A randomized，double-blind，controlled trial. *Ann Intern Med*. 2003. doi：10.7326/0003-4819-138-9-200305060-00007.

65. Crowther MA et al. A randomized trial comparing 5-mg and 10-mg warfarin loading doses. *Arch Intern Med*. 1999. doi：10.1001/archinte. 159. 1. 46.

66. Becker DM，Humphries JE，Walker IV FB，DeMong LK，Bopp JS，Acker MN. Standardizing the prothrombin time：Calibrating coagulation instruments as well as thromboplastin. *Arch Pathol Lab Med*. 1993.

67. Paez Espinosa EV，Murad JP，Khasawneh FT. Aspirin：Pharmacology and clinical applications. *Thrombosis*. 2012. doi：10.1155/2012/173124.

68. Roberts JM et al. *ACOG Guidelines：Hypertension in Pregnancy*；2012. doi：10.1097/01. AOG. 0000437382. 03963. 88.

69. ACOG. ACOG Committee opinion No. 743：Low-dose aspi-rin use during pregnancy. *Obstet Gynecol*. 2018. doi：10.1097/AOG. 0000000000002708.

70. Schiff E et al. The use of aspirin to prevent pregnancy-induced hypertension and lower the ratio of thromboxane A2to pros-tacyclin in relatively high risk pregnancies. *Obstet Gynecol Surv*. 1990. doi：10.1097/00006254-199003000-00008.

71. Benigni A et al. Effect of low-dose aspirin on fetal and maternal generation of thromboxane by platelets in women at risk for pregnancy-induced hypertension. *N Engl J Med*. 1989. doi：10.1056/NEJM198908103210604.

72. Caritis S et al. Low-dose aspirin to prevent preeclamp-sia in women at high risk. National Institute of Child Health and Human Development Network of Maternal-Fetal Medicine Units. *N Engl J Med*. 1998. doi：10.1056/NEJM199803123381101.

73. Rolnik DL et al. ASPRE trial：Performance of screening for preterm pre-eclampsia. *Ultrasound Ob-*

stet Gynecol. 2017. doi：10.1002/uog. 18816.

74. Roberge S，Nicolaides KH，Demers S，Villa P，Bujold E. Prevention of perinatal death and adverse perinatal outcome using low-dose aspirin：A meta-analysis. *Ultrasound Obstet Gynecol*. 2013. doi：10.1002/uog. 12421.

75. Bujold E，Morency A-M，Roberge S，Lacasse Y，Forest J-C，Giguère Y. Acetylsalicylic acid for the prevention of pre-eclampsia and intra-uterine growth restriction in women with abnormal uterine artery Doppler：A systematic review and meta-analysis. *J Obstet Gynaecol Can*. 2009. doi：10.1016/S1701-2163（16）34300-6.

76. Roberge S，Nicolaides K，Demers S，Hyett J，Chaillet N，Bujold E. The role of aspirin dose on the prevention of pre-eclampsia and fetal growth restriction：Systematic review and meta-analysis. *Am J Obstet Gynecol*. 2017. doi：10.1016/j.ajog. 2016. 09. 076.

77. De Laat B，Derksen RHWM，Urbanus RT，De Groot PG. IgG antibodies that recognize epitope Gly40-Arg43 in domain I of β_2-glycoprotein I cause LAC，and their presence corre-lates strongly with thrombosis. *Blood*. 2005. doi：10.1182/blood-2004-09-3387.

78. Levine JS，Branch DW，Rauch J. The antiphospholipid syn-drome. *N Engl J Med*. 2002. doi：10.1056/NEJMra002974.

79. Empson M，Lassere M，Craig JC，Scott JR. Recurrent pregnancy loss with antiphospholipid anti-body：A systematic review of therapeutic trials. *Obstet Gynecol*. 2002. doi：10.1016/S0029-7844（01）01646-5.

80. Pacheco LD，Saade GR，Costantine MM，Vadhera R，Hankins GD V. Reconsidering the switch from low-molecular-weight heparin to unfractionated heparin during pregnancy. *Am J Perinatol*. 2014. doi：10.1055/s-0033-1359719.

81. Limmer JS，Grotegut CA，Thames E，Dotters-Katz SK，Brancazio LR，James AH. Postpartum wound and bleeding complications in women who received peripartum anticoagulation. *Thromb Res*. 2013；132（1）：e19-23. doi：10.1016/j.thromres. 2013. 04. 034.

82. Sultan AA et al. Development and validation of risk pre-diction model for venous thromboembolism in postpartum women：Multinational cohort study. *BMJ*. 2016. doi：10.1136/BMJ. I6253.

第10章

妊娠合并先天性心脏病

要 点

- 先天性心脏病（congenital heart disease，CHD）是最常见的先天性缺陷，约占活产儿的0.8%
- 超过80%的先天性心脏病患者可以生存到成年
- 除二叶式主动脉瓣外，房间隔缺损（aside from bicuspid aortic valves，atrial septal defects，ASD）是最常见的先天性心脏病，占先天性心脏病的10%～20%
- 对于合并心脏中高风险的孕产妇，应制订易于医护人员操作的分娩计划
- 艾森门格综合征（Eisenmenger syndrome）在育龄女性中发病率和死亡风险都很高，属妊娠禁忌证

引言

先天性心脏病（CHD）是指因宫内心脏发育异常导致或在出生几周后仍然持续存在（如动脉导管未闭）的心脏和（或）大血管结构畸形。先天性心脏病是最常见的先天性缺陷，约占活产儿的0.8%。随着诊断工具的改进及外科手术和经导管技术的进步，超过80%的CHD患者可以存活至成年。越来越多的CHD女性可以生存到生育年龄，这些患者需要由包含母婴医学专家、成人先天性心脏病专家和产科麻醉专家组成的多学科团队提供专业管理。

在管理先天性心脏病孕妇时，首先是要明确患者的先天性心脏病诊断。尽管有些患者自幼就开始接受心脏病治疗，并且很了解自己的疾病，但还是有些患者并不熟悉相关专业术语，因而无法向医师说明或描述自己的心脏病。在后一种情况下，复习先天性心脏病的影像学资料和相关知识可能有助于明确诊断。尽管大多数患者都是在儿童时期被诊断出先天性心脏病的，但有30%患者到成年后才被诊断出先天性心脏病。妊娠后血流动力学变化会使有些患者出现症状或心脏杂音，从而诊断为先天性心脏病。

管理先天性心脏病孕妇的第二步是了解他们先前有关心脏病的治疗。成人先天性心脏病领域的创始人之一Perloff博士曾在1983年明确写道：几乎所有先天性心脏病患者都会遗留残余病变或后遗症，需要接受终身管理。残余病变是指"生理上不重要而未纠正的缺损"，例如瓣膜狭窄患者的二叶式主动脉瓣畸形。后遗症是指心脏外科手术后产生的不良反应（但通常是不可避免的），例如主动脉瓣狭窄切除术后出现的心脏传导阻滞。了解患者的手术史可指导对此类残余病变和后遗症的管理。比如，因为心房切开术后产生瘢痕，接受外科手术进行封堵房间隔缺损的患者比经导管封堵缺损的患者更有可能发生房性心律失常。最后，医师应设法了解患者当前的生理状况，以指导整个妊娠期间的监测和管理。尽管许多CHD患者都认为童年时期的外科手术已经"治愈"了她们

的心脏病，但几乎所有患者均需要接受终身的管理。

在本章中，我们将回顾常见先天性心脏病诊断和每种疾病常见残余病变和后遗症，以及这部分患者常见血流动力学问题和妊娠期管理策略。表10.1概述了先天性心脏病妇女妊娠期间在心内科或产科就诊时的基本检查项目。

对先天性心脏病患者的管理需要了解其已修补或未修补的心脏缺损给血流动力学产生的影响，包括以下一项或多项：容量负荷、压力负荷或低心排血量等状态（表10.2）。表10.3概述了常见先天性心脏缺损和妊娠期间的管理措施。

表10.1　妊娠期CHD随访的检查项目

过去的心脏病病史	先天性心脏病诊断
	既往接受过外科和（或）经导管手术
	既往心律失常和（或）电生理检查/消融术
	植入式心脏装置（起搏器、植入式心脏复律除颤仪、心脏时间循环记录仪）和装置设定
	抗血小板/抗凝血药及使用指征
目前状态	最近一次心脏专科随访
	最近一次超声心动图检查
	最近一次心电图检查
	目前NHYA心功能分级
风险评估	modified WHO分级
	ZAHARA
	CARPREG2
	生理状况
妊娠期管理	增加/维持抗血小板或抗凝血药物
	超声心动图检查频率
	心电图检查频率
	X线胸片检查频率
	额外的检查
	额外的咨询：母胎医学、成人先天性心脏病专家
胎儿随访	畸形的风险
	胎儿解剖筛查，包括胎儿超声
	生长趋势
	产前胎儿心率检查

表10.2　先天性心脏病的血流动力学负荷

血流动力学负荷	举例	妊娠期症状	干预措施	注释
右心容量负荷	房水平分流	劳力性呼吸困难，下肢水肿增加，房性心律失常	利尿剂	妊娠期通常能耐受，但可能需要利尿剂治疗
右心压力负荷	肺动脉瓣/动脉狭窄，右室双腔心	劳力性呼吸困难，下肢水肿增加，室性心律失常	利尿剂，β受体阻滞剂	若出现难治性症状，考虑经导管手术（球囊血管成形术或瓣膜成形术）

续表

血流动力学负荷	举例	妊娠期症状	干预措施	注释
左心容量负荷	二尖瓣或主动脉反流	劳力性呼吸困难，端坐呼吸，阵发性夜间呼吸困难，房性心律失常。室性心律失常，尤其是在左心室功能障碍时	利尿剂、β受体阻滞剂	妊娠期通常能耐受，但可能需要利尿剂治疗
左心压力负荷	主动脉狭窄，主动脉瓣狭窄	劳力性呼吸困难，正气呼吸，阵发性夜间呼吸困难，房性心律失常。室性心律失常，尤其是在左心室功能障碍时	利尿剂、β受体阻滞剂	若出现难治性症状，考虑经导管手术（球囊血管成形术或瓣膜成形术）

表10.3 常见先天性心脏病和妊娠期管理概览

先天性心脏病	血流动力学	体格检查	辅助检查	改良WHO风险分级	妊娠期风险	推荐处理措施
未修复的心房水平分流（继发孔型或原发孔型ASD，静脉窦型缺损，无顶冠状窦型缺损）	• 左向右房内分流导致右心容量负荷增加 • 右心室功能障碍（不同程度） • 肺动脉压力轻中度升高，尤其是年长者	• 第二心音分裂 • 右心室扩大 • 胸骨左上缘收缩期杂音	• ECG：不完全右束支传导阻滞 • 心脏超声：右心房和右心室扩张 • 原发孔型和继发孔型房缺常能通过经胸心超发现 • 静脉窦型和无顶冠状窦型缺损往往需要通过经食管心脏超声、MRI或CT发现和诊断	Ⅱ	矛盾性血栓可能导致脑卒中或心肌梗死	• 考虑阿司匹林81mg/d • 如果有心脏栓塞时间，考虑低分子肝素抗凝 • 考虑到分娩时可能存在短暂性右向左分流，可以考虑SBE预防 • 静脉使用微泡或颗粒过滤器
未修补的所有室间隔缺损，未修补的PDA小VSD或PDA	没有明显血流动力学影响	小VSD：胸骨左缘全收缩期杂音 小PDA：左锁骨下轻微、连续的杂音	ECG：正常 TTE：流速快的左向右分流的小VSD或PDA，房室内径正常	Ⅱ	无明显的风险	小VSD 考虑到有可能有SBE，可采取预防

续表

先天性心脏病	血流动力学	体格检查	辅助检查	改良WHO风险分级	妊娠期风险	推荐处理措施
中等大小VSD或PDA	右心室压力负荷增加 肺动脉压力轻中度升高 左心房/左心室容量增加	中等大小的VSD：轻度收缩期杂音 如果存在肺动脉高压，右心室抬高 中等大小PDA：左锁骨下持续性杂音	ECG：可能提示右心室肥厚 TTE： • VSD伴左向右分流或PDA伴主动脉-肺动脉分流 • 右心室肥厚和压力升高 • 左心房/左心室扩张	Ⅱ～Ⅲ	心力衰竭风险	• 避免容量过多 • 静脉使用微泡或颗粒过滤器 • 心内膜炎低风险，可以考虑SBE预防
左心室流出道梗阻（主动脉瓣膜下或瓣膜上狭窄）	左心室压力负荷增加	• 胸骨右上缘递增粗糙杂音 • 左心室搏动增强（左心室肥厚时）	ECG：左心室肥厚 TTE： • 左心室肥厚 • 左心室扩张（长时间的左心室肥厚） • 主动脉瓣膜下狭窄（纤维膜状或者隧道状）伴血流加速 • 主动脉瓣膜上狭窄，多在窦管交界处	Ⅱ（如果是中度狭窄） Ⅲ（如果是重度狭窄，并且患者有症状）	如果病情严重，可能会有心力衰竭、室性或房性心律失常	• 避免容量过载 • 如果主动脉瓣增厚，考虑SBE预防
主动脉狭窄						
轻度主动脉狭窄，或主动脉狭窄手术治疗后不伴有残余狭窄	无明显血流动力学影响	• 右侧肱动脉和股动脉搏动无明显延迟 • 如果曾做过锁骨下皮瓣修复，左侧上肢搏动可能减弱或消失	ECG：正常	Ⅱ	由于主动脉僵硬，可能易患高血压	如果先前左侧锁骨下皮瓣修复，避免在左上肢测量血压。如果不确定是否做过修复，就测量双侧上肢血压，两者中取较高者

续表

先天性心脏病	血流动力学	体格检查	辅助检查	改良 WHO 风险分级	妊娠期风险	推荐处理措施
中等或重度先天或术后残留的主动脉狭窄	左心室压力负荷增加	• 和右侧上肢动脉搏动相比，股动脉搏动可能延迟或减弱 • 左心室搏动增强（左心室肥厚时）	ECG：左心室肥厚	Ⅲ（重度且无症状） Ⅳ（重度且有症状）	• 由于狭窄处的压差，导致上肢血压升高，下肢血压相对较低 • 心力衰竭的风险	• 监测四肢血压，胎盘灌注与左侧肢体血压相关 • 母胎能耐受的高血压治疗药物的监测 • 镇痛，避免血压波动
埃博斯坦畸形	• 如果存在中重度反流，右心容量负荷增加 • 右心室收缩功能通常是不正常的	第二心音宽分裂、额外心音常见 如果同时存在ASD，可能存在发绀	ECG：右束支传导阻滞，PR间期多延长。注意有无预激综合征（Wolff-Parkinson-White综合征） TTE：右心房扩张，三尖瓣瓣隔移位瓣前叶拉长，三尖瓣反流。评估右心室功能，注意有无继发孔型房缺	Ⅱ～Ⅲ（取决于右/左心室功能、有无心律失常史和有无发绀）	• 房性心律失常风险（室上性心动过速伴或不伴预激、房性期前收缩） • 室性心律失常风险，尤其是心室功能不全 • 如果存在ASD，有矛盾性血栓的风险	• 监测心律失常 • 避免容量过多 • 如果存在ASD，可使用微泡/颗粒过滤器 • 如果存在ASD，注意SBE预防
肺动脉瓣狭窄，肺动脉瓣膜下狭窄，肺动脉狭窄	右心压力负荷增加	胸骨左上缘递增收缩期杂音	ECG：右心室肥厚 TTE：瓣膜下/瓣膜/薄膜上狭窄；右心室肥厚；右心房扩大	Ⅰ（轻中度狭窄） Ⅱ～Ⅲ（重度狭窄）	• 房性或室性心律失常的风险，尤其是重度狭窄者 • 如果右心功能下降，有右心衰竭的风险	• 监测心律失常 • 避免容量过多 • 预防SBE

先天性心脏病	血流动力学	体格检查	辅助检查	改良WHO风险分级	妊娠期风险	推荐处理措施
法洛四联症修补术后	• 如果存在慢性肺动脉瓣反流，右心容量负荷增加 • 如果肺动脉瓣是有功能的，患者可能有相对正常的血流动力学	• 固定分裂的第二心音 • 如果有重度肺动脉反流，有短暂舒张期递减杂音	ECG：右束支传导阻滞 TTE：已修补的VSD 如果存在长期肺动脉瓣反流，右心房和右心室可能扩大	Ⅱ	• 房性或室性心律失常风险，尤其是有过心律失常病史者和（或）重度右心房/右心室扩大 • 如果有右心房/右心室扩大或严重右心室功能不全者，有右心衰竭的风险	• 监测心律失常 • 避免容量过多 • 预防SBE
右室双出口，Rastelli修复术后 永存动脉干修复术后	程度不同，取决于有无残余病变： • RV-PA导管狭窄或反流 • 主动脉瓣反流	• 收缩期递增杂音（穿过RV-PA导管） • 胸骨左上缘（RV-PA导管反流）或右上缘（主动脉瓣反流）收缩期递减杂音	ECG：右束支传导阻滞 TTE：已修补的VSD，右心房和右心室大小、室壁厚度和功能，均取决于RV-PA导管的状态	Ⅱ～Ⅲ，取决于有无残余病变	风险取决于残余病变。如果RV-PA导管功能不全，会增加右心衰竭的风险	如果有严重的RV-PA导管功能障碍或右心室功能障碍，避免容量过多
D型大动脉转位，大动脉转位术后	正常（无残余病变情况下） 潜在的远期并发症包括主动脉根部扩张、主动脉瓣反流和重新移植的冠状动脉狭窄	正常	ECG：正常 TTE：大动脉转位术后主动脉和肺动脉位置异常。大多数患者左心室功能正常	Ⅱ（如果无明显残余病变）	如果无残余病变，并发症风险较低	如果无残余病变，并发症风险较低

续表

先天性心脏病	血流动力学	体格检查	辅助检查	改良WHO风险分级	妊娠期风险	推荐处理措施
D型大动脉转位，心房内调转术后	• 右心室通常在成年时有轻度收缩功能障碍 • 常见三尖瓣反流瓣右心房/右心室容量负荷增多	• 右心室抬高/隆起 • 全收缩期杂音（三尖瓣反流）	ECG：右心室肥厚 TTE：主动脉位置异常（转向右前）。右心室收缩功能通常正常。常见三尖瓣反流	Ⅲ（心室功能正常或轻度下降） Ⅳ（如果心室功能中重度下降）	• 心力衰竭风险 • 室性心律失常风险，尤其是既往有心律失常史者	• 监测心律失常 • 避免容量过多 • 预防SBE
先天性矫正型大动脉转位	• 右心室通常在成年时有轻度收缩功能障碍 • 常见三尖瓣反流瓣右心房/右心室容量负荷增多	右心室抬高/隆起 全收缩期杂音（三尖瓣反流）	ECG：右心室肥厚，右侧胸前导联 $V_1 \sim V_3$ q波 TTE：右心室左转；三尖瓣埃博斯坦样畸形	Ⅲ（心室功能正常或轻度下降） Ⅳ（如果心室功能中重度下降）	• 心力衰竭风险 • 室性心律失常的风险，尤其是既往有心律失常史者	• 监测心律失常 • 避免容量过多 • 预防SBE
单心室，Fontan术后	• 全身静脉回流被引入肺动脉 • 由于肺动脉血流流速较慢，左心室前负荷降低 • 单心室功能取决于解剖	单一的第一、第二心音 饱和度可高达90%，也可能更低	ECG：根据不同解剖而不同，常可见心室肥厚 TTE：取决于解剖。如果接受心房-肺Fontan，可能有严重的右心房扩大	Ⅲ	• 心力衰竭风险 • 血栓栓塞事件风险 • 房性心律失常风险	• 监测心律失常 • 避免容量过多 • 预防SBE • 静脉使用微泡/颗粒过滤器

第一节　分　流

一、房间隔缺损

除二叶式主动脉瓣畸形外，房间隔缺损（atrial septal defect，ASD）是最常见的先天性心脏病类型，占先天性心脏病的10%～20%。其中，以继发孔型房间隔缺损和原发孔型房间隔缺损最为常见，分别占ASD的75%和20%。严格来讲，静脉窦型缺损和无顶冠状窦型缺损并不是ASD，因为它们不涉及第一房间隔或第二房间隔，但由于与ASD产生的生理变化相同，因此包括在ASD中。静脉窦型缺损发生在上腔静脉或下腔静脉和右心房的连接部位，占ASD的15%。无顶冠状窦型缺损是由于冠状窦在房室沟内经过左心房后壁时顶部产生缺口，使含氧血液从左心房分流入冠状窦，然后排入右心房。无顶冠状窦型缺损很少见，约占房水平分流的1%。

房水平分流导致右心房和右心室容量负荷增加，继而随着时间变化出现心房扩张。劳力性呼吸困难和心悸的症状可能在患者任何阶段甚至晚年出现，因为随着年龄的增长，心室僵硬程度增加，缺损双侧的分流程度也会增加。

如果怀疑是ASD，且经胸超声心动图（transthoracic echocardiogram，TTE）无法清晰显像，可以加做"发泡试验"（bubble study）来帮助诊断心房水平的分流。发泡试验是进行超声心动图检查时，在外周静脉注入微气泡盐水。在没有分流的患者中，通过超声心动图可以看到微气泡出现在右心房和右心室，然后经肺滤出，而左心房或心室中不会出现气泡。如果左心房或心室中出现微气泡，则提示心脏内（或肺内）存在右向左分流。值得注意的是，发泡试验阴性并不能完全排除心房水平分流，因为左向右为主的心房水平分流也可能导致发泡试验阴性。

由于右心室顺应性更高，导致左心房压力通常高于右心房，所以未修补的心房水平分流通常为左向右分流。但无论如何，右心房压力或容量在短时间增加会导致短暂性心房水平右向左分流。由于妊娠期血容量增加和高凝状态，妊娠期通过房间隔缺损发生反常性栓塞的风险增加。分娩和胎儿娩出后是栓塞风险极高的阶段，因为Valsalva动作会增加静脉至心脏的回流；产褥期的风险也很高，这是由于产后下腔静脉压迫被解除和体循环回流至右心房血量增加。微泡/颗粒过滤器可降低反常性栓塞的风险，应在所有可能存在右向左分流的患者中使用。在诊治未进行修补手术的患者时，医务人员应警惕有无脑血管意外的相关神经症状或体征，以及提示冠状动脉栓塞引起的心肌梗死所产生的胸痛、胸闷或原因不明的呼吸困难。尽管数据很少，但通常建议使用阿司匹林降低这种风险，建议发生过血栓栓塞事件的孕妇使用低分子量肝素进行抗凝治疗。

ASD是否需要封堵应与经验丰富的成人先天性心脏病医师一起决定。继发孔型ASD通常适合经导管行封堵术。对于血栓栓塞事件复发风险高的患者，可以考虑妊娠期行封堵治疗，但必须权衡全身麻醉情况下发生流产或早产的风险以及再次发生血栓栓塞事件的风险。其他类型的心房水平分流（原发孔型、静脉窦型、无顶冠状窦型）则需要通过外科手术进行封堵（图10.1）。

二、室间隔缺损

室间隔缺损（ventricular septal defect，VSD）文献报道的发生率差异很大，因为许多患者无症状，或者许多小的缺损能自发闭合，但VSD是儿童期最常见的先天性心脏病。在美国，每年有10 000～11 000个婴儿被诊断为VSD。根据缺损在室间隔内的位置，VSD分为4种类型。

1.膜周部VSD：占80%。

2.肌型VSD：占10%～50%。

3.流入道型VSD：占5%。

4.嵴上型VSD：占5%～7%。

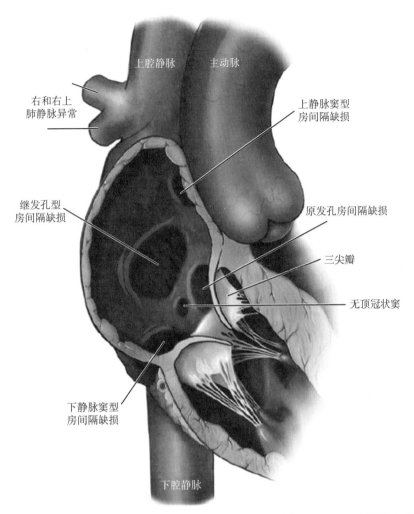

图 10.1　心房水平分流的位置、冠状面。房间隔的右心房视图显示不同类型房间隔分流的位置。房间隔缺损（ASD）（改编自 Otto CM et al.*Textbook of Clinical Echocardiography*，6th ed.Philadelphia：Elsevier；2019，ch.1.引用已经过许可）

由于右心承受来自体循环的压力，VSD 患者右心室和肺动脉压力负荷增高。同时，由于左心室的含氧血从室间隔缺损处流入右心室，并再次通过肺循环回到左心，导致左心房和左心室的容量负荷增加。轻度 VSD 患者的肺动脉压、左心房和心室大小可以正常。中度 VSD 患者可能进展为中度肺动脉高压，左心房和心室可能扩张。重度非限制性 VSD 患者可能年轻时就出现心力衰竭症状。如果不予修补，重度 VSD 患者将在 2 ～ 3 岁前就出现肺动脉压的进行性升高，到成年时，进展为重度肺动脉高压，出现双向或右向左分流（参见生理学）。

三、动脉导管未闭

动脉导管是位于降主动脉近端和肺动脉干靠近左肺动脉分叉处的一根血管。胎儿时期，血液通过动脉导管从肺动脉进入主动脉，而不进入肺部。动脉导管通常在出生后闭合，如果在出生后最初几周内动脉导管没有闭合，就考虑为先天性心脏病，称之为动脉导管未闭（patent ductus arteriosus，PDA）。PDA的发病率约为1/2000，占所有CHD的5%～10%。

类似于VSD，PDA的分流量也可分为小、中、大等三种情况，而且中等和较大分流量的PDA会增加右心室和肺动脉的压力负荷以及左心容量负荷。分流量较小者通常能终身耐受，可能永远不需要干预；而分流量较大者如果在早期未能解决，可能导致心力衰竭和艾森门格综合征。尽管经导管闭合术比起外科闭合术，在未闭动脉导管钙化的成人中操作难度较大，但仍考虑首选经导管闭合术，并且可以在任何年龄进行。重度肺动脉高压和艾森门格综合征是PDA闭合术的禁忌证。

第二节 左心室流出道梗阻

一、主动脉瓣下狭窄、瓣膜狭窄、瓣膜上狭窄

主动脉瓣膜下狭窄（subvalvar aortic stenosis，SAS）约占先天性左心室出口梗阻（left ventricular outflow obstruction，LVOT）病变的30%，可由一系列畸形导致，如瓣膜纤维膜状狭窄、左心室流出道被隧道状纤维肌束包裹。随着疾病进展，左心室压力负荷增加，如果不及时治疗，会导致心室壁肥厚、舒张功能障碍，最终进展为收缩功能障碍。SAS的外科手术治疗取决于梗阻的类型，有的是切除瓣膜纤维膜状狭窄，在隧道型狭窄的患者中可能要行室间隔切除术来扩大左心室流出道。不幸的是，SAS很容易复发，复发率为14%～27%。因为主动脉瓣叶不断地承受高速血流的剪切力进而纤维化增厚，所以约60%的SAS患者都存在轻中度主动脉反流。

主动脉瓣狭窄在年轻人中以二叶式主动脉瓣畸形常见，单叶式主动脉瓣畸形较少见。二叶式主动脉瓣（bicuspid aortic valve，BAV）是最常见的先天性心脏畸形，人群发生率约为3%，且男性多于女性。有些患者在新生儿期就可能出现重度先天性主动脉瓣狭窄，需要立即接受主动脉瓣球囊成形术。其他患者因为瓣膜功能正常，可能到老年时仍无症状。约50%的BAV患者在50～60岁时需要进行瓣膜手术。

主动脉瓣膜上狭窄（supravalvar aortic stenosis，SVAS）是最罕见的LVOT，约占8%。约60%的SVAS患者会伴有Williams综合征，其特征是"小精灵样"面容、星状虹膜、身材矮小和"鸡尾酒型"性格。其余40%SVAS可能是家族遗传或散发的。SVAS是指主动脉窦管交界处的固定狭窄，并伴有累及主动脉及其分支和肺动脉的全身性动脉疾病。对于严重的SVAS，建议手术干预。

二、主动脉缩窄

主动脉缩窄（aortic coarctation，CoA）是主动脉的局灶性狭窄，大多位于主动脉弓远端和降主动脉连接处，就在发出左锁骨下动脉的下方，并与全身性动脉疾病和高血压有关。CoA占先天性心脏病的5%～8%，约70%的患者伴有二叶式主动脉瓣畸形、室间隔缺损和二尖瓣病变。3%～5%CoA患者伴有颅内动脉瘤，通常是Willis环小动脉瘤。婴幼儿时期对CoA的治疗通常是进行外科手术；对于年龄较大的儿童、青少年和成人，

解剖结构稳定的患者首选血管成形术和支架置入术。残余病变和后遗症包括潜在动脉病变引起的高血压、在支架或手术修复后残留的局灶性狭窄或手术修复后在缝合线处出现囊状动脉瘤。

第三节　右心室流出道梗阻

一、肺动脉瓣狭窄

肺动脉瓣狭窄（pulmonary stenosis，PS）占先天性心脏病的7% ～ 10%，通常单发。肺动脉瓣可能融合，在经胸超声心动图中呈"拱形"，或者因瓣叶增厚出现瓣叶增生不良。PS会增加右心室压力负荷。首选治疗方法是经皮球囊瓣膜成形术。如果瓣膜成形术不成功，增生不良的瓣膜可能需要外科手术。肺动脉瓣反流是外科瓣膜切开术的常见后遗症，日后可能需要再次进行肺动脉瓣置换术。

二、右室双腔心

右室双腔心（double-chamber right ventricular，DCRV）是一种罕见的先天性心脏缺陷，当心室或流出道内肌束异常或肥厚引起心室内梗阻时，就会出现这种疾病。梗阻的肌束将心室分为与三尖瓣连通的高压近侧腔室和与肺动脉瓣连通的低压远侧腔室。DCRV占所有CHD的0.5% ～ 2%，常与室间隔缺损、肺动脉狭窄和法洛四联症有关。手术切除异常或肥厚的肌束是一种有效的治疗方法，适用于中度或重度梗阻的患者。

第四节　其他复杂的先天性心脏病

一、埃伯斯坦畸形

埃伯斯坦畸形（Ebstein anomaly）是指三尖瓣隔瓣与室间隔分离失败、功能性三尖瓣环向心尖和后部移位以及前瓣拉长的先天性三尖瓣畸形。解剖学右心室的一部分被"心房化"，右房室连接处（真正的三尖瓣环）被扩张。右心室壁通常变薄并扩张，由于右心房和右心室之间的房-室延搁被破坏，常并发Wolf-Parkinson-White综合征（预激综合征）。轻型埃伯斯坦畸形患者可能不需要治疗，而畸形严重的患者可能会因严重的心室功能障碍在婴儿时期就需要行心脏移植。诊断为埃伯斯坦畸形的成人可能未接受修复手术并伴有慢性三尖瓣反流，可能曾进行过三尖瓣修复但残留不同程度的三尖瓣反流，或者可能已经进行过三尖瓣置换。

二、右室双出口

右室双出口（double-outlet right ventricular，DORV）是一种心室-动脉连接异常，主动脉、肺动脉两根大血管全部或主要起源于右心室。DORV占所有先天性心脏病的1%，并经常伴有其他畸形，例如缩窄、内脏异位和染色体突变，如13三体、18三体和22q11染色体缺失。DORV的手术方法以及相关的残余病变和后遗症取决于VSD与大动脉的关系、VSD的大小、大动脉的大小、心室的大小和房室瓣。心室－肺动脉管道和心室内板障手术通常用于双心室修复，并且与导管狭窄或反流及板障狭窄或渗漏有关。单心室修复将在下面讨论。

三、动脉干

动脉干（truncus arteriosus），也称为永存动脉干，是一种罕见的发绀型先天性心脏病，尸检样本提示占心脏病的1%～4%，发病率为（0.6～1.4)/10 000例活产儿。永存动脉干是指肺动脉干或肺动脉分支由主动脉发出，以升主动脉发出多见。几乎所有患者都伴有大的非限制性室间隔缺损，69%患者主动脉瓣膜形态正常，22%患者为四叶式，9%患者为二叶式。瓣膜畸形、主动脉瓣膜环扩张会使永存动脉干患者容易发生主动脉瓣反流。

永存动脉干患者因为肺动脉循环负荷过重，往往在新生儿或婴儿时期就出现心力衰竭的症状。不手术能存活到成年的情况很少。即便幸存，也往往合并严重的肺动脉高压。1967年首例永久动脉干修复术问世，即Rastelli修复，手术包括封堵VSD、将肺动脉与主动脉分离，以及右心室与肺动脉导管连接（right ventricular to pulmonary artery，RV-PA）以分开静脉和动脉循环。由于RV-PA导管的尺寸小、导管退化及患者年龄的增长，患者往往在成年之前需要重新手术来更换RV-PA导管。

在管理接受过修复手术的患者需要了解以下方面：①RV-PA导管狭窄或反流的程度，可能会增加右心室容量或压力负荷；②有无出现主动脉瓣反流，可能会增加左心室容量负荷；③双心室功能是否正常，这取决于既往和目前心室压和容量负荷的严重程度。妊娠期间的体征和管理策略也应因是否存在以上后遗症而有所不同。

四、D型大动脉转位

D型大动脉转位（D-transposition of the great arteries，D-TGA）是指主动脉从右心室发出而肺动脉由左心室发出。这就创建了两个单独的循环，全身静脉的脱氧血液汇入右心房、右心室、主动脉，再回到全身静脉；而肺静脉含氧血液则进入左心房、左心室、肺动脉，再回到肺静脉。为了使新生儿存活，全身和肺部静脉循环必须混合，通常通过室间隔缺损（占40%～45%）、房间隔缺损或动脉导管未闭来实现。如果这些都不存在或血液混合不充分，则幼年时期就需进行经皮球囊房间隔造口术来使两条循环的血液更好地混合。

第一个针对D-TGA的外科修复手术是由Senning和Mustard进行的心房内调转术。心房内调转术是一种生理矫正，它通过外科手术放置板障，再次改变血流方向，使全身静脉血通过房间隔流入左心房，从而使不含氧血液流入肺动脉。肺静脉处也放置板障，使肺静脉血通过房间隔重新回到右心房，从而使含氧血液汇入主动脉。在心房内调转术中，右心室起着全身心室的作用，将含氧的血液泵入主动脉，而左心室是肺部下心室，将不含氧血液泵入肺动脉。心房内调转术远期并发症包括补片处狭窄从而导致全身或肺静脉压力负荷增加、补片处渗漏从而导致房内分流、右心室收缩和舒张功能障碍、三尖瓣反流、房性快速性心律失常和窦房结功能障碍。

由于心房内调转术存在上述远期并发症，这种手术直到 1975 年才得到完善并首次由 Jatene 及其同事成功完成。但是，因存在冠状动脉缺血这一早期术后并发症，大动脉调转术直到 20 世纪 90 年代初才常规开展。在大动脉调转术中，在血管根部剪断主动脉和肺动脉，同时将冠状动脉与原始主动脉断开。然后以"切换"的方式对大动脉进行解剖学再吻合，通过外科手术将主动脉与原始肺动脉根部吻合（起源于左心室），将肺动脉与原始主动脉根部吻合（起源于右心室），冠状动脉也重新吻合到新构建的主动脉根部（"新主动脉"）。大动脉调转术的长期并发症包括心室功能障碍和心肌缺血，多是由于冠状动脉吻合所致。新的主动脉扩张和主动脉瓣反流也可能出现。

五、先天性矫正型大动脉转位

在先天性矫正型大动脉转位（congenitally corrected transposition of the great arteries，ccTGA）中，心室的位置被颠倒，体循环静脉血通过右心房流入位于右侧的解剖学左心室，将不含氧血液泵送到肺动脉。肺静脉血液流入左心房，经三尖瓣进入左侧的解剖学右心室，这个时候右心室起着全身心室的作用，将含氧血液泵入主动脉。因此，尽管解剖连接存在异常，但房室（如右心房到左心室、左心房到右心室）和心室动脉（如左心室到肺动脉、右心室到主动脉）之间均存在异常连接，反而导致血液方向在生理学上的正常。

这些先天性心脏病的常见后遗症是心脏传导阻滞，发生率约为每年 2%。三尖瓣可能存在畸形，如 Ebstein 样畸形并伴反流，或一开始瓣膜形态正常，但由于三尖瓣环扩张而继发反流。重度三尖瓣反流患者应考虑三尖瓣置换术，尽管该手术的最佳时机尚有争议。随着年龄的增长，右心室功能障碍也更加常见，严重心室功能障碍会导致心力衰竭，多发生于 40 岁或 50 岁以后。

六、单心室生理学

在本章讨论的许多先天性心脏病中可能会出现不同程度的心室发育不全。真正解剖意义上的单心室指的是缺乏第二个心室，这种情况并不常见，但是在某些左室双入口患者中可以出现。生理学意义的单心室比较常见，并且通常是指接受外科 Fontan 姑息手术的患者。

在 Fontan 手术中，可以通过几种方法将全身静脉血液重新引入肺动脉。早期的 Fontan 姑息术是通过将右心耳吻合到肺动脉，使来自上腔静脉和下腔静脉的血能进入右心房，然后流入肺动脉干。但这会导致右心房高血压、右心房扩张和房性心律失常，因此在 20 世纪 90 年代初期已被基本弃用，取而代之的是侧隧道和心外 Fontan 手术。侧隧道（lateral tunnel，LT）Fontan 术是用心房内补片做成管状隧道，引流下腔静脉血流，并与右肺动脉下缘吻合。Glenn 分流术是将上腔静脉与肺动脉上侧（通常为右侧）吻合，使上腔静脉血流直接汇入肺动脉。心外（extracardiac，EC）Fontan 术与 LT Fontan 术类似，但使用的是心外导管而不是心房内隧道将血液从下腔静脉引流入肺动脉。

Fontan 姑息术使许多不能耐受双心室修复术的发绀型先天性心脏病患者能存活到成年。然而，它们的生理仍存在明显异常。Fontan 术后靠压力差、低肺血管阻力和胸腔内负压来促进全身静脉回流。单心室的前负荷或充盈均取决于肺血管内血流的流动，辅以单心室的舒张将血液从肺静脉房和肺静脉中抽吸出。舒张功能不全、房室瓣关闭不全、肺静脉狭窄、肺动脉狭窄或肺血管疾病会进一步阻碍肺血流流动、心室充盈，导致Fontan循环中的压力升高（下腔静脉、上腔静脉和右心房/房内隧道/心外导管）。慢性肝充血是常见的，患者可能会因此出现肝纤维化甚至肝硬化。母体Fontan循环是胎儿早产和小于胎龄胎儿等不良胎儿结局的主要预测指标，可能与长期低心排血量有关，在某些患者中，也可能与多级静脉侧支分流有关。

七、艾森门格综合征

艾森门格综合征（Eisenmenger syndrome）最早是由保罗·伍德（Paul Wood）于1958年提出的，被定义为"由于肺血管阻力高，在主动脉肺动脉、心室或心房水平发生反向或双向分流而引起的肺动脉高压"。在过去50年里，发达国家艾森门格综合征的患病率下降了约50%，得益于小儿心脏病学诊断和外科技术的进步，医师可以更早地做出诊断，在疾病进展之前及时关闭大的分流。由于治疗措施的改进和肺血管扩张药物的发展，艾森门格综合征患者的生存期得到了延长。

严重的肺动脉高压伴有心内心外分流者，常因右到左分流、右心室肥大和舒张功能障碍以及不同程度的右心室收缩功能不全而出现发绀。艾森门格综合征也是一种累及多器官的疾病。由于血小板低和von Willebrand因子功能障碍，出血风险增加，但在肺动脉中也可能形成原位血栓，且易出现血栓栓塞事件，如分流处矛盾性栓塞引起的脑卒中。右向左分流也会增加感染风险，尤其是感染性心内膜炎和菌栓引起的脑脓肿。有时会出现肾功能不全，多由肾病综合征或心肾综合征引起。

艾森门格综合征患者的改良WHO（mWHO）分级是Ⅳ级，孕产妇发病率和死亡率很高。建议所有育龄妇女避免妊娠。如果妊娠，应与孕妇讨论终止妊娠。对于选择继续妊娠的患者，强烈建议由包括艾森门格综合征治疗方面有经验的心脏病医师、心脏病和产科麻醉医师及母婴医学专科医师在内的多学科团队共同管理。

第五节 孕前和妊娠期咨询

应为患者提供有关以下方面的详细咨询。

1.妊娠期和产后产妇和胎儿发生不良结局的风险。

2.妊娠后发生长期不良事件的可能性，如心室功能不全患者心室功能继续下降的风险，以及妊娠引起的主动脉进行性扩张风险。

3.先天性心脏病父母的后代患先天性心脏病的风险更高。对于再次发生突变的患者，尽管房室间隔缺损和左心室流出道梗阻性病变的相对风险较高，但大多数CHD症状再发的风险为3% ～ 5%。异位综合征患者的症状再发相对风险是非异位综合征患者的80倍。患有遗传病的患者应接受遗传咨询，例如马方综合征、Holt-Oram综合征、Noonan综合征、Alagille综合征、CHARGE综合征、22q11.2微缺失综合征和威廉姆斯综合征。

先天性心脏病在妊娠、围生期和产后的管理

除上述风险评估方案外,《2018年AHA/ACC成人先天性心脏病的管理指南》针对残余病变和后遗症,将患者生理情况概括为A～D四个阶段(表10.4)。

表10.4　先天性心脏病的生理学分期

A
NYHA Ⅰ级
无血流动力学或解剖学后遗症
无心律失常
正常运动能力
正常肝、肾、肺功能

B
NYHA Ⅱ级
轻度血流动力学后遗症(主动脉轻度扩张、心室轻度扩大、轻度心室功能障碍)
轻度瓣膜病变
微小或小分流(无血流动力学改变)
无须治疗的心律失常
客观的运动能力受限

C
NYHA Ⅲ级
中度或更重的瓣膜疾病;中度或更重度的心室功能不全(全身性、肺动脉性或两者兼有)
中度主动脉扩张
静脉或动脉狭窄
轻度或中度低氧血症/发绀
血流动力学明显分流
通过治疗控制的心律失常(消融或药物治疗)
肺动脉高压(轻中度)
对治疗有反应的终末期器官功能障碍

D
NYHA Ⅳ级
重度主动脉扩张
难治性心律失常
严重的低氧血症(发绀)
重度肺动脉高压
艾森门格综合征
难治性终末器官功能障碍

来源: Stout KK, et al.*J Am College Cardiol*.2019; 73(12): 1494-563.引用已经过许可

不同患者心脏专科随访次数是不同的,应根据患者妊娠风险评估分级、残余病变对患者血流动力学带来的负担(表10.3)以及包括残余病变和后遗症在内的CHD的生理情况来决定。处于A期的患者,如瓣膜功能正常且无主动脉扩张的二叶式主动脉瓣患者,可能仅需在妊娠中期或妊娠晚期进行一次心脏专科随访。处于B期的患者,如瓣膜

功能正常但伴有轻度主动脉的二叶式主动脉瓣患者，可能妊娠早、中、晚期都需要进行心脏专科随访和超声心动图检查。处于C期的患者，例如中度主动脉瓣狭窄伴或不伴反流的二叶式主动脉瓣患者，可能每1～2个月就需要进行一次专科随访。处于D期的患者，如伴有重度主动脉扩张的二叶式主动脉瓣患者，可能随访更加频繁，甚至需要每周就诊以密切监测和调整药物。

同样，产科产前检查也应根据患者风险分级个性化制订。处于A期患者可以由母胎医学专家也可以由普通产科医师进行管理。但是，处于B、C或D期的患者，应由接受过母胎医学培训或在CHD孕妇处理经验丰富的产科医师处进行管理。对于C期或D期的患者，一旦到了妊娠第23～24周胎儿获得生存能力后，就应展开包括产科、心脏专科和麻醉科在内的多学科讨论。

CHD患者流产率为15%～25%，略高于普通人群。CHD患者的早产率（10%～12%）比正常孕妇要高，尤其是复杂CHD患者。新生儿不良事件的发生率也较高，如小于胎龄儿、呼吸窘迫综合征、脑室内出血和新生儿死亡等，发生率约27.8%。目前已知孕妇发绀、主动脉下心室流出道梗阻和低心排血量是围生期不良事件的危险因素。

由于CHD患者后代CHD发生率增加，所以，父母中患有CHD的胎儿，都应对在妊娠第18～23周进行全面的超声心动图检查，以评估胎儿是否患有CHD。

对于有中高风险出现心脏并发症的产妇应制订分娩计划（表10.5），并且随时都能较快转诊至具有救治能力的医疗机构。

表10.5　分娩计划简述

患者风险分级
- WHO Ⅰ级（孕产妇发病和死亡的风险不是明显高于普通人群）
- WHO Ⅱ或Ⅲ级（WHO Ⅱ级孕产妇死亡率或发病率轻度增加。WHO Ⅲ级孕产妇发病率或死亡风险明显增加）
  - WHO Ⅱ级（如果情况良好且无合并症）（6.8%*Heart 2014*）
  - WHO Ⅱ～Ⅲ级（取决于个体）
  - WHO Ⅲ级（24.5%，*Heart 2014*）
- WHO Ⅳ级（产妇死亡率或发病率极高；妊娠属禁忌证。如果妊娠，应讨论终止妊娠。如果继续妊娠，按照WHO Ⅲ级进行管理）（100%，*Heart 2014*）

患者有以下风险
- 房性心律失常
- 室性心律失常
- 心力衰竭/容量超负荷
- 其他

入院
- 通知心脏病或成人先天性心脏病（ACHD）小组
- 除了常规L＆D监控外，无须其他监控
- 入院时持续心电监测。心电监测直到产后24小时或按照ACHD小组的建议进行
- 在分娩过程中持续血氧饱和度监测
- 考虑到母亲心脏不良事件，建议入心脏专科或ICU监护室
- 侵入性血流动力学监测：

CVP线
动脉监测

续表

□ 入院时心电图

□ 入院时 BNP、CMP、镁、CBC

□ 入院时 PT / INR

□ 其他入院检查

产科麻醉

□ 如果患者需要，无硬膜外麻醉的禁忌证

□ 从心脏角度建议硬膜外麻醉

住院围生期管理

□ 弹力袜

□ 连续压迫设备

□ 气泡 / 颗粒过滤器

□ 避免容量过量。如果禁食 > 6 小时，0.5ml/（kg・h）静脉液体维持。静脉内液体不要超过 250 ml，除非重大失血时液体复苏

□ 严格控制出入量

感染性心内膜炎的预防

□ 无指征

□ 氨苄青霉素 2 g 静脉注射或头孢唑林或头孢曲松 1 g 静脉注射，分娩前 30 ～ 60 分钟使用

□ 青霉素过敏者可使用其他抗生素：克林霉素 600 mg 静脉注射，分娩前 30 ～ 60 分钟使用

分娩期管理

□ 心脏方面没有剖宫产的指征，但是如果出于产科指征则可以行剖宫产

□ 可能在分娩的第二产程助产

□ 尽量减少第二产程的助产

□ 由于产科原因计划剖宫产

□ 由于心脏原因建议剖宫产

恢复 / 产褥期

□ 常规的产后恢复和护理

□ 转移到 CCU 进行产后监测

□ 产后出院前超声心动图检查。选择"经胸超声"并在注释中说明"ACHD 参与检查"

□ 产后 BNP 检查

出院

□ 出院前 ACHD 团队将为随访检查提供建议并进行访视

□ 避孕指导

　　肠外营养通常用于禁食时间较长的患者，但对于心力衰竭的高危孕产妇，尤其是妊娠期间需要利尿剂进行基础治疗的患者，应谨慎使用。但是在大量失血的情况下，可根据具体情况进行液体复苏治疗。

　　通常认为促进宫颈成熟的药物是安全的。宫缩抑制剂一般也是安全的，但特布他林在有心律失常病史的产妇中应谨慎使用。患有严重梗阻性疾病（如主动脉狭窄）的产妇应谨慎使用硝酸盐类药物。高镁血症可能导致低血压和心动过缓，有严重梗阻性病变或有缓慢性心律失常倾向的产妇应慎用。

　　鉴于缺乏有力证据，心内膜炎的预防尚存争议。当前美国妇产科医师协会（ACOG）与美国心脏协会（American Heart Association，AHA）和美国心脏病学会

（American College of Cardiology，ACC）的指南建议相同。在这两个指南中，建议在经阴道分娩的孕妇中，仅对高风险人群使用抗生素预防心内膜炎：人工瓣膜置换术或在瓣膜修复手术中使用过人工材料的患者、既往感染性心内膜炎的患者、未进行过修复手术的发绀型CHD患者、6个月内接受过使用人工材料的经导管或外科手术的患者，以及接受过修复手术但存在残余分流的CHD患者。但是，这并不排除其他有心内膜炎风险的产妇考虑或使用抗生素预防（如二叶式主动脉瓣、限制性室间隔缺损）。鉴于心内膜炎发病率较高，患者和医师应共同讨论决定是否使用抗生素。

对大多数CHD产妇推荐经阴道分娩。对于主动脉夹层风险较高的患者，如二叶式主动脉瓣伴升主动脉内径明显扩大，或主动脉扩张的马方综合征，采用硬膜外麻醉进行镇痛、第二产程助产进行分娩或剖宫产等干预措施都可以缓解来自产程和分娩相关的主动脉压力升高。

产后，来自子宫的血液"自体回输"，可能导致容量负荷过重的产妇发生心力衰竭。对于心力衰竭或心律失常高风险的患者，应考虑分娩后24～48小时在心脏病房或重症监护病房进行观察。

结论

因为大多数患有先天性心脏病的女性能存活到成年，对产科、心脏科和麻醉医师来说，管理合并先天性心脏病孕产妇显得越来越重要。明确先天性心脏病、后遗症和残余分流有助于对孕产妇进行危险分层和管理。强烈建议由母婴医学专家和先天性心脏病团队组成多学科团队进行，尤其是对合并复杂先天性心脏病的孕产妇。

（缪慧娴　林建华　译）

参 考 文 献

1. Perloff JK. Adults with surgically treated congenital heart disease. Sequelae and residua. *JAMA*. 1983；250（15）：2033-6.

2. Stout KK et al. 2018 AHA/ACC Guideline for the Management of Adults with Congenital Heart Disease：Executive Summary：A Report of the American College of Cardiology/American Heart Association Task Force on Clinical Practice Guidelines. *J Am Coll Cardiol*. 2019；73（12）：1494-563.

3. Campbell M. Natural history of atrial septal defect. *Br Heart J*. 1970；32（6）：820-6.

4. Van Praagh S, Carrera ME, Sanders SP, Mayer JE, Van Praagh R. Sinus venosus defects：Unroofing of the right pulmonary veins—Anatomic and echocardiographic findings and surgical treatment. *Am Heart J*. 1994；128（2）：365-79.

5. Kirklin JK, Barratt-Boyes B. *Cardiac Surgery*. New York：Wiley；1986，pp. 463-97.

6. Otto CM. *Textbook of Clinical Echocardiography*，6 ed. Philadelphia：Elsevier；2019，ch. 1.

7. Mitchell SC, Korones SB, Berendes HW. Congenital heart disease in 56，109 births. Incidence and natural history. *Circulation*. 1971；43（3）：323-32.

8. Hoffman JI. Congenital heart disease：Incidence and inheritance. *Pediatr Clin North Am*. 1990；37（1）：25-43.

9. Brauner R, Laks H, Drinkwater DC, Jr., Shvarts O, Eghbali K, Galindo A. Benefits of early sur-

gical repair in fixed subaortic stenosis. *J Am Coll Cardiol*. 1997；30（7）：1835-42.

10. Serraf A et al. Surgical treatment of subaortic stenosis：A seventeen-year experience. *J Thorac Cardiovasc Surg*. 1999；117（4）：669-78.

11. van Son JA，Schaff HV，Danielson GK，Hagler DJ，Puga FJ. Surgical treatment of discrete and tunnel subaortic stenosis. Late survival and risk of reoperation. *Circulation*. 1993；88（5 Pt 2）：Ⅱ 159-69.

12. Geva A，McMahon CJ，Gauvreau K，Mohammed L，del Nido PJ，Geva T. Risk factors for reoperation after repair of discrete subaortic stenosis in children. *J Am Coll Cardiol*. 2007；50（15）：1498-504.

13. Walters HL 3rd，Mavroudis C，Tchervenkov CI，Jacobs JP，Lacour-Gayet F，Jacobs ML. Congenital Heart Surgery Nomenclature and Database Project：Double outlet right ventricle. *Ann Thorac Surg*. 2000；69（4 Suppl）：S249-63.

14. Sondheimer HM，Freedom RM，Olley PM. Double outlet right ventricle：Clinical spectrum and prognosis. *Am J Cardiol*. 1977；39（5）：709-14.

15. Van Praagh R，Van Praagh S. The anatomy of common aorticopulmonary trunk（truncus arteriosus communis）and its embryologic implications. A study of 57 necropsy cases. *Am J Cardiol*. 1965；16（3）：406-25.

16. Hoffman JI，Kaplan S. The incidence of congenital heart dis-ease. *J Am Coll Card*. 2002；39（12）：1890-900.

17. McGoon DC，Rastelli GC，Ongley PA. An operation for the correction of truncus arteriosus. *JAMA*. 1968；205（2）：69-73.

18. Senning A. Surgical correction of transposition of the great vessels. *Surgery*. 1959；45（6）：966-80.

19. Mustard WT. Successful two-stage correction of transposition of the great vessels. *Surgery*. 1964；55：469-72.

20. Jatene AD et al. Anatomic correction of transposition of the great vessels. *J Thorac Cardiovasc Surg*. 1976；72（3）：364-70.

21. Wood P. The Eisenmenger syndrome or pulmonary hypertension with reversed central shunt. *Br Med J*. 1958；2（5099）：755-62.

22. Diller GP，Gatzoulis MA. Pulmonary vascular disease in adults with congenital heart disease. *Circulation*. 2007；115（8）：1039-50.

23. Oyen N，Poulsen G，Boyd HA，Wohlfahrt J，Jensen PK，Melbye M. Recurrence of congenital heart defects in families. *Circulation*. 2009；120（4）：295-301.

24. Drenthen W et al. Outcome of pregnancy in women with con-genital heart disease：A literature review. *J Am Coll Cardiol*. 2007；49（24）：2303-11.

25. Khairy P，Ouyang DW，Fernandes SM，Lee-Parritz A，Economy KE，Landzberg MJ. Pregnancy outcomes in women with congenital heart disease. *Circulation*. 2006；113（4）：517-24.

26. American College of Obstetricians and Gynecologists et al. ACOG Practice Bulletin No. 120：Use of prophylactic antibiotics in labor and delivery. *Obstet Gynecol*. 2011；117（6）：1472-83.

27. Nishimura RA et al. 2017 AHA/ACC Focused Update of the 2014 AHA/ACC Guideline for the Management of Patients With Valvular Heart Disease：A Report of the American College of Cardiology/ American Heart Association Task Force on Clinical Practice Guidelines. *J Am Coll Cardiol*. 2017；70（2）：252-89.

第11章

妊娠合并瓣膜性心脏病

要 点

- 许多妊娠妇女在血流动力学负荷过重引起临床症状的情况下才发现合并瓣膜性心脏病（valvular heart disease，VHD）。与反流性瓣膜病相比，狭窄性瓣膜病引起母婴发生不良结局的风险更高
- 对于合并重度症状性主动脉瓣狭窄（aortic stenosis，AS）的女性，应在手术治疗纠正瓣膜病后再考虑妊娠；如果已经妊娠，应考虑采取相应的干预措施包括终止妊娠
- 控制麻醉强度和持续时间可改善整个分娩期间瓣膜性心脏病引起的血流动力学改变
- 分娩后24～72小时血流动力学变化达到峰值，此时是瓣膜性心脏病产妇发生心力衰竭的高风险期

引言

妊娠合并心血管疾病占所有妊娠的1%～3%，是孕产妇死亡的主要原因。在过去的几十年中，随着心血管内科和外科手术技术的进步，越来越多的先天性和获得性心脏病妇女能存活至生育年龄，其中先天性和获得性瓣膜性心脏病（valvular heart disease，VHD）的疾病谱广泛（图11.1）。尽管在发达国家因风湿性心脏病（rheumatic heart disease，RHD）引起的VHD发病率近年来有所下降，但它仍然是全世界孕产妇心血管疾病和孕产妇死亡的主要原因。虽然诊断和治疗水平有所改善，但VHD仍会导致母婴不良结局。然

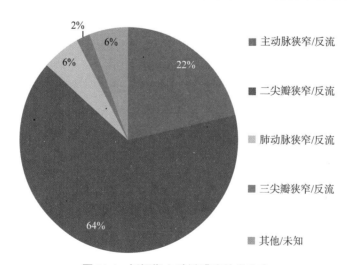

图11.1 妊娠期心脏瓣膜病的发生率

而，许多妊娠妇女在血流动力学负荷过重引起临床症状的情况下才发现合并VHD。

第一节　妊娠期瓣膜性心脏病对血流动力学的影响

妊娠引起的血流动力学变化，包括心排血量（cardiac output，CO）增加、血管内容量增多和全身血管阻力（systemic vascular resistance，SVR）下降，都可能导致瓣膜性心脏病（VHD）孕产妇出现失代偿症状。妊娠初期，因循环血容量增加和心率加快，CO可增加30%～50%。至妊娠晚期，心率加快对CO增加的影响更大。妊娠期间血浆容量增加的幅度比红细胞计数增长的幅度更大，会出现生理性贫血，这将导致瓣膜病变处血流速度和跨瓣压差的增加。另外，随着胎盘循环的成熟，至妊娠中期末SVR会逐渐下降，至足月又会缓慢上升。妊娠期增大的子宫在妊娠中期会压迫下腔静脉，降低心脏前负荷，同时压迫腹主动脉从而增加心脏后负荷。反过来，这些变化引起了孕妇CO的改变，使其在妊娠中晚期达到高输出状态。

临床影响：妊娠会引起凝血方面的一系列变化，导致血液高凝状态及血栓栓塞风险增加，在管理合并VHD或人工心脏瓣膜（prosthetic heart valves，PHV）孕产妇时应对此足够重视。子宫对下腔静脉的压迫也可能增加深静脉血栓形成的风险。需要注意的是，心脏病药物的药动学可能会在妊娠期间发生变化，需要对孕妇进行更频繁的监测或药物剂量的调整。

在待产和分娩过程中，产妇的血流动力学受到一系列因素的影响，包括疼痛、焦虑、分娩方式、镇痛方式、失血和子宫收缩。急剧的变化可能会对VHD孕妇产生重大影响。第一产程CO增加约30%，而到了产后早期，CO可增加约80%。儿茶酚胺引起每搏输出量和心率增加，反过来引起CO增加。子宫收缩一次，从胎盘到母体循环可回输超过500 ml自体血，同时，全身血压可升高15～20 mmHg。硬膜外麻醉和腰麻可以减轻分娩相关的某些血流动力学改变。控制麻醉的强度和持续时间以达到最佳血管舒张效果，缓解焦虑/压力以降低产妇心率和心脏后负荷，控制失血量及产后利尿，都可以减轻待产和分娩过程中相关血流动力学变化对VHD孕妇的影响。

产后最初阶段心脏血流动力学的变化十分迅速。分娩时血管内血容量减少，阴道分娩时可减少500 ml以上，剖宫产时可能高达1000 ml。妊娠子宫的压迫解除后，下肢血流重新分配，心脏前负荷和循环量增加。而且，由于低阻力胎盘循环不复存在和组织间隙液体的回流，心脏后负荷总体上增加。血流动力学变化在分娩后24～72小时达到高峰，这是VHD产妇最有可能出现症状性心力衰竭（heart failure，HF）的阶段。

妊娠期狭窄性瓣膜病与反流性瓣膜病

通常，狭窄性瓣膜病比反流性瓣膜病具有更高的产妇和胎儿不良事件风险。对于狭窄性病变，妊娠和分娩引起CO的升高会导致跨瓣膜血流和压差增加。瓣膜狭窄性病变，如二尖瓣狭窄（mitral stenosis，MS）会使孕妇难以耐受心率的加快，然而左心室充盈很大程度上取决于心室舒张期的持续时间。跨瓣膜血流量增加、心室舒张期缩短，将导致症状性心力衰竭、肺水肿和心律失常，如心房颤动。

经胸超声心动图（transthoracic echocardiography，TTE）对于狭窄性VHD的诊断和

评估至关重要。孕妇心动过速和CO升高会增加TTE上测量的跨瓣压差，但不会影响通过连续性方程计算得到的瓣膜面积。二维平面描记法是一种不依赖于血流速度的面积测量方法，它可能比依靠血流速度进行测量的方法（如压力减半时间法）更准确。尽管如此，跨瓣平均压差依旧是特定时间点反映瓣膜狭窄血流动力学状态的最佳指标。

合并左心慢性反流性瓣膜病［二尖瓣反流（mitral regurgitation，MR）和主动脉反流（aortic regurgitation，AR）］的孕妇通常在妊娠期间能耐受血流动力学改变，因为胎盘循环阻力低会降低SVR，反而会缓解瓣膜反流。然而，在左心室或右心室收缩功能不全或急性瓣膜关闭不全的情况下，严重的反流性瓣膜病可导致心力衰竭。表11.1总结了孕妇常见的瓣膜病及其病因，还有母婴的风险及相关的治疗和分娩方式。

通常，为减少产妇和胎儿的风险，应在孕前对孕龄女性进行VHD的评估，若为症状明显的VHD患者（如需要手术干预），应提前矫治瓣膜病。若合并VHD妊娠妇女表现为心力衰竭症状、心律失常或血流动力学不稳定时，应积极治疗VHD以预防母婴不良事件的发生（表11.2）。

表11.1　特殊瓣膜妊娠期风险分层和处理

病变	常见病因	母亲风险	胎儿风险	相关干预	推荐的分娩方式
二尖瓣狭窄	风湿性	• 轻度MS（瓣口面积 >1.5cm²）/无症状：低风险 • 中度至重度MS（面积 <1.5 cm²，伴有AF）：可能发展为HF；死亡率高达3%	早产（20%～30%），宫内发育迟缓（5%～20%），死胎（1%～3%）。NYHA心功能Ⅲ/Ⅳ级女性的后代发生风险更高	• 未孕：中度至重度MS应行产前咨询，可能需要干预 • 妊娠期：β受体阻滞剂和利尿剂；AF：地高辛 • 经药物治疗的NYHA心功能Ⅲ/Ⅳ级或PAP>50mmHg，可能需行经皮二尖瓣切开术	经阴道分娩：轻度MS 剖宫产：NYHA心功能Ⅲ级/Ⅳ级或有重度PH且需要药物治疗的中重度MS
主动脉狭窄	先天性二叶式畸形	• 重度AS和运动试验无症状：低风险 • 有症状的重度AS或运动试验出现BP下降：10%心力衰竭，3%～25%心律失常	中度和重度AS胎儿并发症增加 早产、宫内发育迟缓、低出生体重可达25%	• 未孕：有症状的重度AS或无症状的LV功能不全或主动脉扩张>45 mm的患者，应建议不宜妊娠或进行干预 • 妊娠期：限制活动，AF可用β受体阻滞剂或非二氢吡啶类钙离子通道阻滞剂控制心率 • 卧床休息和药物治疗无效，有严重症状的患者需行经皮瓣膜成形术	经阴道分娩：非重度AS 剖宫产：部分重度AS

续表

病变	常见病因	母亲风险	胎儿风险	相关干预	推荐的分娩方式
二尖瓣关闭不全	风湿性，先天性	• LV功能良好的中度至重度MR：严密监测下低风险 • LV功能不全的重度MR：心力衰竭或心律失常高风险	尚无胎儿并发症风险增加的报道	• 未孕：有重度反流和症状或左心室收缩或舒张障碍的患者应在妊娠前进行手术 • 妊娠期：利尿剂可以缓解容量过多带来的症状。难治性HF妇女需手术	推荐在硬膜外麻醉下阴道分娩，并尽量缩短第二产程
主动脉关闭不全	风湿性，先天性，退行性	• LV功能良好的中度至重度AR：严密监测下低风险 • LV功能不全的重度AR：心力衰竭或心律失常高风险	尚无胎儿并发症风险增加的报道	• 未孕：有重度反流和症状或左心室收缩或舒张障碍的患者应在妊娠前进行手术 • 妊娠期：利尿剂和卧床休息可以缓解容量过多带来的症状。难治性HF需手术，最好在分娩前进行	推荐在硬膜外麻醉下阴道分娩，并尽量缩短第二产程
三尖瓣关闭不全	功能性，Ebstein畸形，心内膜炎	• RV功能良好的中度至重度TR：心律失常 • RV功能不全的中度至重度TR：心力衰竭	尚无胎儿并发症风险增加的报道	• 未孕：重度反流和症状或左心室和（或）右心室收缩或扩张受损的患者应在孕前进行TV修复手术 • 妊娠期：重度TR通常需要使用利尿剂治疗	推荐阴道分娩

来源：Reproduced with permission from Sliwa K et al.*Eur Heart J*.May 7 2015；36（18）：1078-89.

缩写：AF＝心房颤动；AR＝主动脉关闭不全；AS＝主动脉瓣狭窄；BP＝血压；LV＝左心室；MR＝二尖瓣闭不全；MS＝二尖瓣狭窄；NYHA＝纽约心脏病协会；RV＝右心室；TR＝三尖瓣关闭不全；TV＝三尖瓣；PAP＝肺动脉压；PH＝肺动脉高压，HF＝心力衰竭

表11.2　有症状的VHD妊娠期药物治疗

药物/分类	治疗目的	备注
利尿剂 呋塞米	• 避免容量超负荷或肺水肿 • 尽可能使用最低剂量	• 可以导致子宫胎盘血流低灌注 • 在子宫胎盘血流已经低灌注的情况下（IUGR、子痫前期），禁止使用
抗心律失常药物 卡维地洛，拉贝洛尔，美托洛尔，普萘洛尔	• 在慢性心力衰竭治疗中很重要 • 更推荐选择性β₁受体阻滞剂	• 在妊娠期一般是安全且有效的 • 可能导致IUGR • 服用β受体阻滞剂的母亲后代在出生后至少观察72小时

续表

药物/分类	治疗目的	备注
地高辛	• 在非孕妇中不作为心力衰竭治疗的一线药物 • 不提高死亡率 • 考虑到其他抗心律失常药物的毒性，在妊娠期是可以使用的	• 一般认为是安全的 • 低血压可能 • 妊娠期出现SVR • 避免血压大量或急剧减少
ACEI/ARB	• 在非孕妇慢性心力衰竭治疗中是有益的	• 因为致畸风险，妊娠期禁用。可能有羊水过少，肾衰竭导致的胎儿死亡，胎儿肾发育不全
氨氯地平 硝酸盐	• 在妊娠期作为ACEI的替代治疗 • 可用来治疗失代偿心力衰竭	• 必要时可与肼屈嗪一起使用
醛固酮拮抗剂 螺内酯，依普利农	• 延长部分心力衰竭患者的生存期 • 妊娠期不常规使用	• 妊娠期安全数据有限

来源：Stergiopoulos K et al.*J Am Coll Cardiol*.Jul 19 2011；58（4）：337-350.

缩写：ACEI＝血管紧张素转化酶抑制剂；IUGR＝宫内生长受限；SVR＝全身血管阻力；ARB＝血管紧张素Ⅱ受体阻滞剂

第二节　特殊心脏瓣膜病损伤

一、二尖瓣狭窄

二尖瓣狭窄（MS）是孕妇最常见的后天获得性VHD。如果二尖瓣瓣膜面积≤1.5cm^2（表11.3），即可诊断为MS。评估MS严重程度的金标准是TTE二维平面描记法，但是这种方法还有技术上的限制，并且受限于图像质量。多普勒测得的压力减半时间依赖心率，慢心律时测得的跨瓣压差也低。多普勒超声心动图可以估算跨瓣膜平均压差和肺动脉压力，可以提供MS的血流动力学信息。在考虑进行经皮二尖瓣切开术（瓣膜成形术）之前，对二尖瓣解剖结构的评估非常重要，具体包括瓣叶钙化、增厚、瓣膜下病变以及有无MR和Wilkins评分。无症状女性在妊娠前可以进行运动TTE检查，有

表11.3　经胸超声心动图MS的严重程度分级

严重程度	二尖瓣面积 （cm^2）	舒张压差减半时间 （ms）	平均压力差 （mmHg）	肺动脉收缩压 （mmHg）
轻度	＞1.5	＜150	＜5	＜30
中度	1.0～1.5	≥150	5～10	＞30
重度	≤1.5，≤1.0为极重度	≥150，≥220为极重度	＞10	＞30

来源：Nishimura RA et al.*J Am Coll Cardiol*.Jun 10 2014；63（22）：2438-88；Zoghbi WA et al.*J Am Soc Echocardiogr*.Apr 2017；30（4）：303-71；Baumgartner H et al.*J Am Soc Echocardiogr*.Jan 2009；22（1）：1-23.quiz 101-102.

注：修订后的 AHA/ACC 分期在轻度MS中增加了MS危险期和MS进展期，将重度MS分成无症状的重度病变期和有症状的重度病变期

助于评估患者的运动耐力、多普勒血流压差的变化和疾病预后。在妊娠期间，建议每个月或每2个月对中度或重度MS进行临床和超声心动图随访。

轻度MS通常在妊娠期间耐受良好。超过1/3的中度MS和超过1/2的重度MS孕妇可能发生HF，甚至在孕前无症状的患者中也是如此，并且最常见于妊娠中晚期。在中重度MS孕妇中，持续性心房颤动的发生率高达10%，且易发生症状性心力衰竭和血栓栓塞事件。据报道，西方发达国家MS孕产妇死亡率0～3%，但在世界其他地区可能更高。对胎儿的影响包括宫内生长受限和早产，并且与MS的严重程度成正比，在轻度MS孕妇中发生率约为14%，重度MS中约为35%。据报道，严重MS患者中，胎儿死亡率为1%～5%。

管理：

1.有症状的MS患者应限制运动。

2.选择性β_1受体阻滞剂是妊娠期治疗MS的一线药物。

3.利尿剂常用来减少容量负荷。

4.地高辛可用于心力衰竭和那些β受体阻滞剂无法控制心率的心房颤动患者。

5.抗凝治疗推荐用于阵发性或永久性心房颤动、左心房血栓或既往血栓栓塞史患者。

中度或重度MS女性，在得到治疗前不宜妊娠，且应在妊娠前进行干预。若瓣膜在解剖学上适合介入治疗，则应首选经皮瓣膜成形术；如果已经妊娠，建议终止妊娠。妊娠期间，对于纽约心脏协会（NYHA）心功能Ⅲ～Ⅳ级HF或估计肺动脉收缩压≥50 mmHg的女性应考虑经皮二尖瓣成形术，且应推迟至妊娠20周后进行。仅仅在孕妇有难治性症状且经皮瓣膜成形术失败或无法进行时，才应考虑行二尖瓣置换术，因为对于母亲和胎儿而言，开胸手术的风险很大。

轻度MS患者和NYHA心功能Ⅰ～Ⅱ级且不伴肺动脉高压（pulmonary hypertension，PH）的中重度MS患者，通常首选阴道分娩。NYHA心功能Ⅲ～Ⅳ级、重度PH、经皮二尖瓣成形术失败或无发行成形术的产妇，首选剖宫产。

二、主动脉瓣狭窄

孕妇主动脉瓣狭窄（aortic stenosis，AS）最常见原因是二叶式主动脉瓣畸形，通常伴有升主动脉扩张，其次是RHD。大多数轻度或中度AS患者可以耐受妊娠（表11.4）。HF很少见，在妊娠前无症状的中度AS患者中发生率低于10%。据报道，即使是重度AS患者，在密切随访和治疗下，孕产妇死亡率也低于1%。母婴不良事件与AS的严重程度成正比：约1/3的重度AS妇女在妊娠期间需要住院治疗；20%～25%的中度或重度AS的母亲可能发生胎儿不良事件，包括宫内生长受限、低出生体重和早产。TTE是评估AS严重程度的金标准（表11.4）。对于妊娠前合并无症状重度AS的女性，可考虑运动TTE。研究显示，在运动试验后无症状的重度AS患者，母婴结局良好。但是，对于运动后出现症状（如呼吸急促、胸痛、头晕）、血压下降或左心室功能不全的女性，应考虑在妊娠前进行手术。在二叶式主动脉瓣畸形中，妊娠前、妊娠期和分娩后均应评估升主动脉直径，以排除进一步扩张。建议合并重度AS的孕妇每个月或每2个月进行临床和超声心动图随访。

表11.4　经胸超声心动图AS的严重程度分级

严重程度	主动脉瓣面积（cm^2）	平均压力差（mmHg）	主动脉瓣峰值流速（m/s）	瓣口面积指数（cm^2/m^2）
轻度	＞1.5	＜20	2.0～2.9	＞0.85
中度	1.0～1.5	20～39	3.0～3.9	0.6～0.85
重度	≤1.0	≥40	≥4.0	≤0.6

来源：Nishimura RA et al.*J Am Coll Cardiol*.Jun 10 2014；63（22）：2438-88；Zoghbi WA et al.*J Am Soc Echocardiogr*.Apr 2017；30（4）：303-71；Baumgartner H et al.*J Am Soc Echocardiogr*.Jan 2009；22（1）：1-23.quiz 101-102.

备注：修订后的AHA/ACC分期在轻中度AS中增加了危险期AS和进展期AS，将重度AS分成无症状的重度病变期和有症状的重度病变期

合并症状性重度AS的女性在手术纠正狭窄之前都不宜妊娠，一旦妊娠，则应考虑终止妊娠。AHA／ACC指南进一步细分了AS的不同阶段。在这些阶段中包括无症状、重度或有症状，以及伴有左心功能不全的重度AS。如果当前没有症状，在运动心肺试验中可能会出现不适或引出相应症状。先前运动耐力试验正常的重度AS患者妊娠期往往具有良好的耐受性，而异常结果可预示不良妊娠结局。对于所有症状性和无症状左心功能不全的AS患者，如果妊娠前未进行手术干预，不建议妊娠，如果妊娠，则建议终止妊娠。

管理：

1.合并重度AS的孕妇应避免劳累。

2.HF需利尿和减少后负荷治疗，但是，由于依赖前负荷，应避免脱水和使用硝酸盐类药物。

3.对于在妊娠期间出现难治性症状的患者，可以考虑进行球囊主动脉瓣膜成形术。

4.对于症状严重、药物治疗无效且不宜行瓣膜成形术的患者，在权衡母婴风险后，可考虑外科主动脉瓣置换术。

5.经导管主动脉瓣置换术可以作为孕妇治疗的一种选择，但是这种方法的临床经验极为有限。

6.合并症状性重度AS的孕妇，通常接受剖宫产，而合并无症状重度AS或轻中度AS的妇女通常可经阴道分娩。

三、二尖瓣和主动脉瓣反流

在发达国家，孕妇二尖瓣反流（MR）的最常见原因是二尖瓣脱垂，其次是RHD。主动脉瓣反流（AR）的原因包括二叶式主动脉瓣畸形、导致升主动脉和主动脉环形扩张的主动脉病变（如马方综合征）、感染性心内膜炎和RHD。MR和AR的评估应在妊娠前进行（表11.5，表11.6）。运动试验可以预测无症状重度关闭不全患者的预后。据报道，合并症状性重度关闭不全或伴有左心功能不全妇女在妊娠期间HF发生率为20%～25%，尽管如此，胎儿不良事件发生率却很低。建议合并轻度MR/AR的孕妇每3个月进行一次随访，对于合并严重反流性瓣膜病的孕妇应根据症状进行更频繁的随访。

表11.5 经胸超声心动图上MR的分级

严重程度	有效反流口面积（cm²）	反流量（ml）	反流分数（%）	反流面积/LA面积（%）	流颈宽度ᵃ（cm）
轻度	<0.20	<30	NA	<20	<0.3
中度	<0.40	<60	<50	20～40	<0.7
重度	≥0.40	≥60	≥50	>40	≥0.7

来源：Nishimura RA et al.*J Am Coll Cardiol*.Jun 10 2014；63（22）：2438-88；Zoghbi WA et al.*J Am Soc Echocardiogr*.Apr 2017；30（4）：303-71；Baumgartner H et al.*J Am Soc Echocardiogr*.Jan 2009；22（1）：1-23.quiz 101-102；Lancellotti P et al.*Eur Heart J Cardiovasc Imaging*.Jul 2013；14（7）：611-44.

备注：修订后的AHA/ACC分期将轻中度疾病分为MR危险期和MR进展期，将重度MR分为无症状重度病变期和有症状重度病变。它还根据原发性MR（由于内在瓣膜性疾病）和继发性MR进行了分类

缩写：LA＝左心房；NA＝未提供；MR＝二尖瓣反流

a.反流束最窄之处

表11.6 经胸超声心动图上AR的分级

严重程度	有效反流口面积（cm²）	反流量（ml）	反流分数（%）	反流宽度/LV流出道面积（%）	流颈宽度（cm）
轻度	<0.10	<30	<30	<25	<0.3
中度	0.10～0.29	30～59	30～49	25～64	0.3～0.6
重度ᵃ	≥3.0ᵇ	≥60	≥50	≥65	>0.6

来源：Nishimura RA et al.J Am Coll Cardiol.Jun 10 2014；63（22）：2438-88；Zoghbi WA et al.*J Am Soc Echocardiogr*.Apr 2017；30（4）：303-71；Baumgartner H et al.*J Am Soc Echocardiogr*.Jan 2009；22（1）：1-23.quiz 101-102；Lancellotti P et al.*Eur Heart J Cardiovasc Imaging*.Jul 2013；14（7）：611-44.

备注：修改后的AHA/ACC分期将轻中度病变分为AR危险期和AR进展期，将重度AR分为无症状重度病变期和有症状重度病变期

a.重度AR的诊断同时还需要左心室扩张的依据

b.译者注：此处数值应为0.30

　　合并症状性重度瓣膜关闭不全或左心衰竭的MR或AR女性，理想情况下应在妊娠前进行手术，如果希望手术效果能持续较长时间，则首选二尖瓣置换术。合并严重左侧反流病变的孕妇，很少建议妊娠期接受手术治疗。如果必须进行手术干预，应在心脏手术前终止分娩。应参考当前指南共同制订的关于重度MR和AR相关手术策略。

　　对于合并MR的孕妇，建议限制运动量，可使用利尿剂、β受体阻滞剂和血管扩张剂（表11.2）。相反，β受体阻滞剂不适合用于治疗AR，因为它们可以延长心脏舒张期并增加反流量。MR和AR者，恰当的方法是配合使用利尿剂和减轻后负荷治疗，在硬膜外麻醉下经阴道分娩，以缩短第二产程。

四、三尖瓣反流

　　三尖瓣反流（tricuspid regurgitation，TR）常见的继发性病因是左心疾病引起的右心室（right ventricle，RV）压力或容量过重导致右心室扩大进而三尖瓣瓣环扩张。原发

性TR可能继发于RHD、心内膜炎或Ebstein畸形，Ebstein畸形由于先天性三尖瓣下移而导致右心房增大和右心室缩小，并且伴有房间隔缺损，所以易发生房性心律失常和右心衰竭。妊娠前对左心瓣膜病变行手术修复时，重度TR患者也建议接受三尖瓣修复术（**表11.7**）。未合并右心功能不全的重度TR患者，通常可以耐受妊娠，并且很少需要在妊娠前进行修复。对于合并症状性重度TR，或已行左心瓣膜手术但三尖瓣环≥40 mm或出现过右心衰竭的女性，建议在妊娠前进行瓣膜修复手术。患有Ebstein畸形和重度TR的患者可能出现心房水平右向左分流、右心扩大和妊娠期HF，这些患者应尽量在妊娠前接受治疗。在VHD的各种表现中，三尖瓣狭窄是最不常见的，本章不会对此进行深入阐述。

表11.7　经胸超声心动图上TR严重程度分级标准

严重程度	瓣膜病变	RA/RV/IVC	肝静脉血流	EROA（cm^2）
轻度	正常，轻度瓣叶病变	正常	正常收缩期血流	<0.20
中度	中度瓣叶病变	轻度扩大	收缩期血流减弱	
重度	严重瓣叶病变	扩大	收缩期反向	≥0.40

来源：Nishimura RA et al.*J Am Coll Cardiol*.Jun 10 2014；63（22）：2438-88；Zoghbi WA et al.*J Am Soc Echocardiogr*.Apr 2017；30（4）：303-71；Baumgartner H et al.*J Am Soc Echocardiogr*.Jan 2009；22（1）：1-23.quiz 101-102；Lancellotti P et al.*Eur Heart J Cardiovasc Imaging*.Jul 2013；14（7）：611-44.

备注：修改后的AHA/ACC分期将轻中度病变分为TR危险期和TR进展期，将重度TR分为无症状重度病变和有症状重度病变期

缩写：EROA＝有效反流口面积；IVC＝下腔静脉；RA＝右心房；RV＝右心室

五、肺动脉狭窄和反流

肺动脉狭窄（pulmonic stenosis，PS）可以是先天性的，也可以是接受Ross术后的同种移植器官退化所导致的。PS严重程度通常需要TTE来评估（**表11.8**），患者通常可耐受妊娠。与AS或MS相比，轻中度PS孕妇发生母婴不良事件的风险较低。应在妊娠前利用TTE来评估PS的严重程度。无症状重度PS（峰值压力差＞60 mmHg，平均压力差＞40 mmHg）或有症状重度PS（峰值压力差＞50 mmHg，平均压力差＞30 mmHg）的患者，应先行球囊肺动脉瓣成形术然后再考虑妊娠。

表11.8　PS严重程度分期

严重程度	峰值流速（m/s）	峰值压差（mmHg）
轻度	<3	<36
中度	3～4	36～64
重度	>4	>64

来源：Nishimura RA et al.*J Am Coll Cardiol*.Jun 10 2014；63（22）：2438-88；Zoghbi WA et al.*J Am Soc Echocardiogr*.Apr 2017；30（4）：303-71；Baumgartner H et al.*J Am Soc Echocardiogr*.Jan 2009；22（1）：1-23.quiz 101-102.

备注：修改后的AHA/ACC分期删除了轻/中度分期

严重的PS与胎儿的不良预后相关，早产率约20%，胎儿死亡率约5%。合并重度PS的孕妇应避免劳累，可使用利尿剂，以降低右心室容量负荷。妊娠期球囊肺动脉瓣成形术通常只用于药物治疗无效的难治性患者。合并轻中度PS、无症状的重度PS、NYHA心功能Ⅰ～Ⅱ级但无重度PH的孕妇可选择经阴道分娩。重度PS、NYHA心功能Ⅲ～Ⅳ级且经皮瓣膜成形术无法进行或手术失败的孕妇应考虑行剖宫产。

重度PR可能是由球囊瓣膜成形术后同种异体移植物退化或曾接受过法洛四联症修复术所致，并且是母亲发生不良事件的独立预测因子。对于有症状的重度PR和右心室扩张或有HF临床表现的患者，应考虑在妊娠前行瓣膜置换手术。

第三节　风险评估

如前所述，合并VHD的妇女妊娠后会增加母婴不良事件发生的风险，包括心力衰竭、血栓栓塞事件和死亡。女性产后发生不良事件的风险应尽早由多学科团队进行评估，最好是在妊娠前进行（图11.2），团队至少包括心内科、妇产科、麻醉科和母胎医

1. 病史和母亲风险评估	2. 患者/医生宣教	3. 妊娠计划
VHD诊断： □ 疾病类型：_____ □ 诊断的时间和情境 □ 目前的治疗方法 □ 最近一次心脏随访时间 □ 目前的NYHA心功能分级 □ AHA/ACC指南的疾病分期 □ 最近有无疾病进展？ **既往病史：** □ 过去的心脏事件（如心律失常、心力衰竭、脑卒中/TIA） □ 产科病史（产次和胎次，阴道分娩/剖宫产，并发症等） □ 合并症（高血压，糖尿病，吸烟史等） □ 手术史 **风险评估：** □ 根据既往病史、临床评估和当前的瓣膜处血流动力学，对产妇发病和死亡的风险进行多学科评估 □ CARPREG Ⅰ和Ⅱ，ZAHARA和mWHO分级作为评估的工具 □ 使用特定的疾病诊断工具评估严重程度	**患者要了解的事情：** □ VHD的长期并发症和预后 □ 正常的心脏血流动力学 □ 病变对血流动力学的影响 □ 妊娠期间血流动力学生理变化 □ 她的VHD妊娠期间如何影响血流动力学 □ 与VHD相关的孕产妇发病和死亡风险 □ 与VHD相关的胎儿风险 □ 根据目前指南，是否属于妊娠禁忌证 □ 妊娠对其VHD潜在的远期影响 □ 她的药物在妊娠期间将如何调整（表11.2） □ 正常妊娠症状和VHD疾病进展的症状难以区分，因此需要与妊娠心脏团队保持长期随访 **医生需要了解的事情：** □ 女性的家庭或文化价值观 □ 女性的生活计划 □ 女性健康方面社会因素影响她获得专科护理的机会	**患者选择避免妊娠带来的风险：** □ 提供安全适当的避孕方法 □ 提供有关安全的终止意外妊娠的信息 □ 提供有关收养或代孕的信息 **患者决定继续妊娠：** □ 向心内科、母胎医学科和麻醉科组成的妊娠心脏团队咨询 □ 根据指南确定患者是否需要孕前干预 □ 与妊娠心脏团队进行孕前咨询 □ 调整药物以避免致畸作用 □ 安排与妊娠心脏团队的随访时间 □ 根据所需的专业化程度确定护理地点 □ 确定分娩地点和方式（表11.1），以及是否需要心电监测或重症监护

图11.2　考虑妊娠VHD妇女的多学科护理

ACC ＝ 美国心脏病学会；AHA ＝ 美国心脏协会；VHD ＝ 心脏瓣膜病；NYHA ＝ 纽约心脏病协会；CARPREG ＝ 妊娠期心脏疾病（Cardiac Disease in Pregnancy）评分；mWHO ＝ 改良版世界卫生组织（modied World Health Organization）评分；ZAHARA ＝ 先天性心脏异常妊娠

学科（maternal-fetal medicine，MFM），并且根据患者个体情况，可酌情增加心胸外科或成人先天性心脏病学科的专家。计量表可以帮助量化孕前死亡和不良事件风险的评估，且可用于VHD患者的产前咨询。CARPREG I 评分涵盖了四项因素：既往出现过心脏事件或心律失常、NYHA心功能 II 级以上或发绀、左心梗阻性疾病（二尖瓣面积 $<2cm^2$，主动脉瓣面积 $<1.5cm^2$ 或TTE上左心室流出道压差 $<30\ mmHg$），以及 LVEF 降低 $<40\%$。CARPREG II 增加了一般情况、特异性病变和分娩变化三项变量以提高预测能力。ZAHARA评分建立在CARPREG I 基础上，预测因素包括：中至重度PR或MR、发绀型心脏病，以前使用过心脏病药物以及接受过人工机械瓣膜植入。WHO评分是根据专家共识制定的，然后进行了修改，即mWHO分级（modified WHO，mWHO）。两项多中心队列研究通过比较CARPREG I、ZAHARA和mWHO分级，发现mWHO分级是预测母亲不良事件最准确的方法。但是，这些评分系统并不能评估所有患者的风险。

每一次妊娠的相关风险都与心脏疾病种类及其合并症有关，个体间也存在差异。由于当前预测模型无法分析每位患者的病史和诊断的特异性，所以对发生不良事件风险的评估应该个性化。应该由经验丰富的医师组成多学科团队，基于患者病史、常规心脏评估结果和其他诊断工具来评估风险。团队应根据诊断的时间和患者的病情调整治疗措施，以最好地满足患者的需求和健康。例如，对于无症状的AS或MS患者，孕前可以进行运动试验，以更好地对病情进行评估，从而确定妊娠所承担的风险。

第四节 生物瓣膜与机械瓣膜

对于必须在妊娠前进行瓣膜置换的患者，孕前咨询需包括选择生物瓣膜或机械瓣膜的讨论。虽然机械瓣膜比生物瓣膜使用时间更长，但是需要长期抗凝治疗，并且在妊娠期间发生重大心脏事件的风险更高。相反，在较小的年龄使用生物瓣，在生育年龄时可能会出现瓣膜退化导致瓣膜结构破坏。功能障碍的人工瓣膜在妊娠期间的风险与原始病变瓣膜带来的风险相当。由于有上述原因，心脏瓣膜病女性应仔细权衡风险、受益和后续治疗方案，并与妊娠心脏团队协商，做出最终决定。

第五节 心脏瓣膜病女性的孕前咨询

心脏瓣膜病（VHD）女性孕前咨询的目的是根据患者的意愿和专家的建议制订详细的受孕计划。如果可能的话，应该在患者达到生育年龄就开始进行纵向方案调整。研究表明，在青春期开始时就进行方案调整的先天性心脏病患者，女孩对疾病的了解更多，更能理解需进行终身随访，并且应该在孕前进行评估。孕前咨询应根据患者个人意愿、避孕功效、每种方法的风险/益处和费用，对既往避孕方案进行总结回顾后再制订适合的避孕方案。孕前咨询方法应以患者为中心，需包括以下方面：关于VHD的宣教、VHD血流动力学变化可能带来的后果、与病变相关的风险、相关体征和症状及治疗方案选择（表11.4）。在谈话过程中，应对患者的当前状况进行全面评估，以及是否属于妊娠禁忌证，如有症状的重度AS、MS或LVEF $<40\%$。

有一部分孕前咨询会考虑是否需要在妊娠前进行干预，或者患者是否可以耐受妊娠和围生期的血流动力学变化。谈话应询问有可能表明患者临床状况恶化的一系列症状，包括呼吸困难、头晕、晕厥、心悸等。这些症状往往与没有VHD的孕妇的主诉非常相似，往往很难区分是生理性还是病理性症状。因此，重要的是要定期心内科和MFM随访，通常需要利用TTE进行评估，以确定是否有因为由血流动力学改变、心律失常或由于LVEF改变所引起的症状。如果妊娠风险太大，则可能需要讨论其他生育方案，如流产。

结论

VHD的妇女，尤其是那些中重度类型、合并有HF的VHD、心律失常、低LVEF，机械瓣或生物瓣退化的患者，有可能会有不良预后。理想情况下，VHD妇女应通过孕前咨询来了解妊娠可能产生的风险。对于那些想要妊娠的人，建议最少每3个月进行一次心脏检查，但中重度患者可能随访间隔更短，不断重复TTE以监测LVEF及压差的变化，并监测BNP来评估有无HF。内科治疗通常旨在避免容量超负荷和心律失常。当药物治疗不足以避免心力衰竭时，应考虑经皮介入治疗或外科手术。

（缪慧娴　林建华　译）

参 考 文 献

1. Cantwell R et al. Saving Mothers' Lives: Reviewing maternal deaths to make motherhood safer: 2006-2008. The Eighth Report of the Confidential Enquiries into Maternal Deaths in the United Kingdom. *BJOG*. Mar 2011; 118（Suppl 1）: 1-203.

2. Elkayam U, Goland S, Pieper PG, Silverside CK. High-risk cardiac disease in pregnancy: Part I. *J Am Coll Cardiol*. Jul 26 2016; 68（4）: 396-410.

3. van Hagen IM et al. Global cardiac risk assessment in the Registry of Pregnancy and Cardiac disease: Results of a registry from the European Society of Cardiology. *Eur J Heart Fail*. May 2016; 18（5）: 523-33.

4. Siu SC et al. Prospective multicenter study of pregnancy outcomes in women with heart disease. *Circulation*. Jul 31 2001; 104（5）: 515-21.

5. European Society of G, Association for European Paediatric C, German Society for Gender M. et al. ESC Guidelines on the management of cardiovascular diseases during pregnancy: The Task Force on the Management of Cardiovascular Diseases during Pregnancy of the European Society of Cardiology(ESC). *Eur Heart J*. Dec 2011; 32（24）: 3147-97.

6. Kassebaum NJ et al. Global, regional, and national levels and causes of maternal mortality during 1990-2013: A systematic analysis for the Global Burden of Disease Study 2013. *Lancet*. Sep 13 2014; 384（9947）: 980-1004.

7. Sliwa K et al. Spectrum of cardiac disease in maternity in a low-resource cohort in South Africa. *Heart*. Dec 2014; 100（24）: 1967-74.

8. Diao M et al. Pregnancy in women with heart disease in sub-Saharan Africa. *Arch Cardiovasc Dis*. Jun-Jul 2011; 104（6-7）: 370-4.

9. Carapetis JR, Steer AC, Mulholland EK, Weber M. The global burden of group A streptococcal dis-

eases. *Lancet Infect Dis*. Nov 2005; 5（11）: 685-94.

10. Sliwa K, Johnson MR, Zilla P, Roos-Hesselink JW. Management of valvular disease in pregnancy: A global perspective. *Eur Heart J*. May 7 2015; 36（18）: 1078-89.

11. Roos-Hesselink JW et al. Outcome of pregnancy in patients with structural or ischaemic heart disease: Results of a regis-try of the European Society of Cardiology. *Eur Heart J*. Mar 2013; 34（9）: 657-65.

12. Nanna M, Stergiopoulos K. Pregnancy complicated by valvular heart disease: An update. *J Am Heart Assoc*. Jun 5 2014; 3（3）: e000712.

13. van Oppen AC, van der Tweel I, Alsbach GP, Heethaar RM, Bruinse HW. A longitudinal study of maternal hemo-dynamics during normal pregnancy. *Obstet Gynecol*. Jul 1996; 88（1）: 40-6.

14. Hunter S, Robson SC. Adaptation of the maternal heart in pregnancy. *Br Heart J*. Dec 1992; 68（6）: 540-3.

15. Robson SC, Hunter S, Boys RJ, Dunlop W. Serial study of factors influencing changes in cardiac output during human pregnancy. *Am J Physiol*. Apr 1989; 256（4 Pt 2）: H1060-1060-5.

16. James AH. Pregnancy and thrombotic risk. *Crit Care Med*. Feb 2010; 38（2 Suppl）: S57-63.

17. Cornette J et al. Hemodynamic adaptation to pregnancy in women with structural heart disease. *Int J Cardiol*. Sep 30 2013; 168（2）: 825-31.

18. Regitz-Zagrosek V et al. 2018 ESC Guidelines for the management of cardiovascular diseases during pregnancy. *Eur Heart J*. Sep 7 2018; 39（34）: 3165-241.

19. Rossi A et al. Quantitative cardiovascular magnetic resonance in pregnant women: Cross-sectional analysis of physiological parameters throughout pregnancy and the impact of the supine position. *J Cardiovasc Magn Reson*. Jun 27 2011; 13: 31.

20. Anderson GD. Pregnancy-induced changes in pharmacokinetics: A mechanistic-based approach. *Clin Pharmacokinet*. 2005; 44（10）: 989-1008.

21. Robson SC, Dunlop W, Boys RJ, Hunter S. Cardiac output during labour. *Br Med J（Clin Res Ed）*. Nov 7 1987; 295（6607）: 1169-72.

22. Robson SC, Dunlop W, Moore M, Hunter S. Combined Doppler and echocardiographic measure-ment of cardiac output: Theory and application in pregnancy. *Br J Obstet Gynaecol*. Nov 1987; 94（11）: 1014-27.

23. Lee W, Rokey R, Miller J, Cotton DB. Maternal hemodynamic effects of uterine contractions by M-mode and pulsed-Doppler echocardiography. *Am J Obstet Gynecol*. Oct 1989; 161（4）: 974-7.

24. Stones RW, Paterson CM, Saunders NJ. Risk factors for major obstetric haemorrhage. *Eur J Obstet Gynecol Reprod Biol*. Jan 1993; 48（1）: 15-8.

25. Stergiopoulos K, Shiang E, Bench T. Pregnancy in patients with pre-existing cardiomyopathies. *J Am Coll Cardiol*. Jul 19 2011; 58（4）: 337-50.

26. Balci A et al. Prospective validation and assessment of cardio-vascular and offspring risk models for pregnant women with congenital heart disease. *Heart*. Sep 2014; 100（17）: 1373-81.

27. Samiei N et al. Echocardiographic evaluation of hemodynamic changes in left-sided heart valves in pregnant women with valvular heart disease. *Am J Cardiol*. Oct 1 2016; 118（7）: 1046-52.

28. Nishimura RA et al. 2014 AHA/ACC guideline for the management of patients with valvular heart dis-ease: Executive summary: A report of the American College of Cardiology/ American Heart Association Task Force on Practice Guidelines. *J Am Coll Cardiol*. Jun 10 2014; 63（22）: 2438-88.

29. Zoghbi WA et al. Recommendations for noninvasive evaluation of native valvular regurgitation: A Report from the American Society of Echocardiography developed in collaboration with the Society for

Cardiovascular Magnetic Resonance. *J Am Soc Echocardiogr*. Apr 2017；30（4）：303-71.

30. Baumgartner H et al. Echocardiographic assessment of valve stenosis：EAE/ASE recommendations for clinical practice. *J Am Soc Echocardiogr*. Jan 2009；22（1）：1-23. quiz 101-102.

31. Lancellotti P et al. Recommendations for the echocardiographic assessment of native valvular regurgitation：An executive summary from the European Association of Cardiovascular Imaging. *Eur Heart J Cardiovasc Imaging*. Jul 2013；14（7）：611-44.

32. Hameed A et al. The effect of valvular heart disease on mater-nal and fetal outcome of pregnancy. *J Am Coll Cardiol*. Mar 1 2001；37（3）：893-9.

33. Lesniak-Sobelga A，Tracz W，KostKiewicz M，Podolec P，Pasowicz M. Clinical and echocardiographic assessment of pregnant women with valvular heart diseases—Maternal and fetal outcome. *Int J Cardiol*. Mar 2004；94（1）：15-23.

34. Mahli A，Izdes S，Coskun D. Cardiac operations during pregnancy：Review of factors influencing fetal outcome. *Ann Thorac Surg*. May 2000；69（5）：1622-6.

35. John AS et al. Cardiopulmonary bypass during pregnancy. *Ann Thorac Surg*. Apr 2011；91（4）：1191-6.

36. Stout KK，Otto CM. Pregnancy in women with valvular heart disease. *Heart*. May 2007；93（5）：552-8.

37. Baumgartner H et al. 2017 ESC/EACTS Guidelines for the management of valvular heart disease. *Eur Heart J*. Sep 21 2017；38（36）：2739-91.

38. Baumgartner H et al. Echocardiographic assessment of valve stenosis：EAE/ASE recommendations for clinical practice. *Eur J Echocardiogr*. Jan 2009；10（1）：1-25.

39. van Hagen IM et al. Pregnancy outcomes in women with rheumatic mitral valve disease：Results from the Registry of Pregnancy and Cardiac Disease. *Circulation*. Feb 20 2018；137（8）：806-16.

40. Silversides CK，Colman JM，Sermer M，Siu SC. Cardiac risk in pregnant women with rheumatic mitral stenosis. *Am J Cardiol*. Jun 1 2003；91（11）：1382-5.

41. Avila WS et al. Pregnancy in patients with heart dis-ease：Experience with 1，000 cases. *Clin Cardiol*. Mar 2003；26（3）：135-42.

42. Elassy SM，Elmidany AA，Elbawab HY. Urgent cardiac surgery during pregnancy：A continuous challenge. *Ann Thorac Surg*. May 2014；97（5）：1624-9.

43. Baumgartner H et al. ESC Guidelines for the management of grown-up congenital heart disease（new version 2010）. *Eur Heart J*. Dec 2010；31（23）：2915-57.

44. Orwat S et al. Risk of Pregnancy in moderate and severe aortic stenosis：From the Multinational ROPAC Registry. *J Am Coll Cardiol*. Oct 18 2016；68（16）：1727-37.

45. Silversides CK，Colman JM，Sermer M，Farine D，Siu SC. Early and intermediate-term outcomes of pregnancy with congenital aortic stenosis. *Am J Cardiol*. Jun 1 2003；91（11）：1386-9.

46. Yap SC et al. Risk of complications during pregnancy in women with congenital aortic stenosis. *Int J Cardiol*. May 23 2008；126（2）：240-6.

47. Lui GK et al. Heart rate response during exercise and pregnancy outcome in women with congenital heart disease. *Circulation*. Jan 25 2011；123（3）：242-8.

48. Ohuchi H et al. Cardiopulmonary variables during exercise predict pregnancy outcome in women with congenital heart disease. *Circ J*. 2013；77（2）：470-6.

49. Bhargava B，Agarwal R，Yadav R，Bahl VK，Manchanda SC. Percutaneous balloon aortic valvu-loplasty during preg-nancy：Use of the Inoue balloon and the physiologic antegrade approach. *Cathet Cardiovasc Diagn*. Dec 1998；45（4）：422-5.

50. Ramsey PS, Hogg BB, Savage KG, Winkler DD, Owen J. Cardiovascular effects of intravaginal misoprostol in the mid-trimester of pregnancy. *Am J Obstet Gynecol.* Nov 2000; 183（5）: 1100-2.

51. Lind J, Wallenburg HC. The Marfan syndrome and pregnancy: A retrospective study in a Dutch population. *Eur J Obstet Gynecol Reprod Biol.* Sep 2001; 98（1）: 28-35.

52. Montoya ME, Karnath BM, Ahmad M. Endocarditis during pregnancy. *South Med J.* Nov 2003; 96（11）: 1156-7.

53. Nishimura RA et al. 2017 AHA/ACC Focused Update of the 2014 AHA/ACC Guideline for the Management of Patients with Valvular Heart Disease: A Report of the American College of Cardiology/ American Heart Association Task Force on Clinical Practice Guidelines. *Circulation.* Jun 20 2017; 135（25）: e1159-95.

54. Khairy P, Ouyang DW, Fernandes SM, Lee-Parritz A, Economy KE, Landzberg MJ. Pregnancy outcomes in women with congenital heart disease. *Circulation.* Jan 31 2006; 113（4）: 517-24.

55. Drenthen W et al. Predictors of pregnancy complications in women with congenital heart disease. *Eur Heart J.* Sep 2010; 31（17）: 2124-32.

56. Donnelly JE, Brown JM, Radford DJ. Pregnancy outcome and Ebstein's anomaly. *Br Heart J.* Nov 1991; 66（5）: 368-71.

57. Hameed AB, Goodwin TM, Elkayam U. Effect of pulmonary stenosis on pregnancy outcomes—A case-control study. *Am Heart J.* Nov 2007; 154（5）: 852-4.

58. Warnes CA et al. ACC/AHA 2008 Guidelines for the Management of Adults with Congenital Heart Disease: Executive Summary: A report of the American College of Cardiology/American Heart Association Task Force on Practice Guidelines（writing committee to develop guidelines for the management of adults with congenital heart disease）. *Circulation.* Dec 2 2008; 118（23）: 2395-451.

59. Drenthen W et al. Non-cardiac complications during pregnancy in women with isolated congenital pulmonary valvar stenosis. *Heart.* Dec 2006; 92（12）: 1838-43.

60. Bruce CJ, Connolly HM. Right-sided valve disease deserves a little more respect. *Circulation.* May 26 2009; 119（20）: 2726-34.

61. Lima FV, Yang J, Xu J, Stergiopoulos K. National trends and in-hospital outcomes in pregnant women with heart disease in the United States. *Am J Cardiol.* May 15 2017; 119（10）: 1694-700.

62. Owens A, Yang J, Nie L, Lima F, Avila C, Stergiopoulos K. Neonatal and maternal outcomes in pregnant women with car-diac disease. *J Am Heart Assoc.* Nov 6 2018; 7（21）: e009395.

63. van Hagen IM et al. Incidence and predictors of obstetric and fetal complications in women with structural heart disease. *Heart.* Oct 2017; 103（20）: 1610-8.

64. Greutmann M, Pieper PG. Pregnancy in women with congenital heart disease. *Eur Heart J.* Oct 1 2015; 36（37）: 2491-9.

65. Windram JD, Colman JM, Wald RM, Udell JA, Siu SC, Silversides CK. Valvular heart disease in pregnancy. *Best Pract Res Clin Obstet Gynaecol.* May 2014; 28（4）: 507-18.

66. Wolfe DS et al. Addressing maternal mortality: The pregnant cardiac patient. *Am J Obstet Gynecol.* 2019; 220（2）: 167.

67. Silversides CK et al. Pregnancy outcomes in women with heart disease: The CARPREG Ⅱ Study. *J Am Coll Cardiol.* May 29 2018; 71（21）: 2419-30.

68. Bredy C et al. New York Heart Association（NYHA）classification in adults with congenital heart disease: Relation to objective measures of exercise and outcome. *Eur Heart J Qual Care Clin Outcomes.* Jan 1 2018; 4（1）: 51-8.

69. Holland R, Rechel B, Stepien K, Harvey I, Brooksby I. Patients' self-assessed functional status in

heart failure by New York Heart Association class: A prognostic predictor of hospitalizations, quality of life and death. *J Card Fail*. Feb 2010; 16 (2): 150-6.

70. Clark SL. Cardiac disease in pregnancy—Some good news. *BJOG*. Oct 2015; 122 (11): 1456.

71. Heuvelman HJ et al. Pregnancy outcomes in women with aortic valve substitutes. *Am J Cardiol*. Feb 1 2013; 111 (3): 382-7.

72. van Hagen IM et al. Pregnancy in women with a mechanical heart valve: Data of the European Society of Cardiology Registry of Pregnancy and Cardiac Disease(ROPAC). *Circulation*. Jul 14 2015; 132(2): 132-42.

73. Ladouceur M et al. Educational needs of adolescents with congenital heart disease: Impact of a transition intervention programme. *Arch Cardiovasc Dis*. May 2017; 110 (5): 317-24.

74. Roos-Hesselink JW, Cornette J, Sliwa K, Pieper PG, Veldtman GR, Johnson MR. Contraception and cardiovascular disease. *Eur Heart J*. Jul 14 2015; 36 (27): 1728-34, 1734a-1734b.

75. Roos-Hesselink JW et al. Organisation of care for pregnancy in patients with congenital heart disease. *Heart*. Dec 2017; 103 (23): 1854-9.

第12章

妊娠期心肌病

要　点

- 心肌病是一组以心肌结构异常为特征的疾病，其中许多具有遗传倾向
- 应选择那些妊娠期和哺乳期均可使用的药物
- 分娩计划需要多学科团队共同制订
- 建议在妊娠前期和整个妊娠期对心肌病的复发风险进行咨询，并复查那些提示心力衰竭加重的症状

第一节　什么是心肌病

心肌病是一组以心肌结构异常为特征的疾病，其中许多具有遗传倾向，其异常可能是解剖学上的（如扩张、增厚或肌肉硬化）、组织学上的（表现为纤维紊乱、纤维脂肪发育不良或纤维化）或功能上的（如收缩或舒张功能障碍）。非缺血性心肌病的类型包括扩张型心肌病、肥厚型心肌病、限制型心肌病、致心律失常性右心室心肌病和未分类心肌病。这些类型中的每一种都可能以家族性或非家族性形式表现出来。目前对于心肌病分类方案最认可的是MOGE（S）分类系统，它包含形态功能特性（morphofunctional phenotype，M）、累及器官（organ involved，O）、遗传模式（genetic inheritance，G）、明确的病因（etiologic annotation，E）和功能状态分级（functional status，S）。主要非缺血性心肌病的举例见框12.1。

框12.1　主要缺血性心肌病举例

- 扩张型心肌病
  - 特发性心肌病
    - 包括PPCM
  - 遗传性心肌病
    - 家族性DCM
  - 化疗
    - 蒽环类
    - 多柔比星
    - 曲妥珠单抗
  - 毒素/药物滥用
    - 酗酒
    - 可卡因

续框

- 心肌炎
  - 艾滋病
  - 病毒
  - Chagas病
- 应激诱导（Takutsubo综合征）
- 肥厚型心肌病
- 限制型心肌病
  - 淀粉样变性
- 浸润型心肌病
  - 结节病
- ARVC/D
- 心室致密化不全

扩张型心肌病（dilated cardiomyopathies，DCM）表现为左心室（LV）增大和收缩功能受损。扩张型心肌病通常出现在30～50岁，这使得疾病与生育的关系尤为凸显。病因包括遗传缺陷、感染和中毒。还有许多患者存在许多未知的潜在病因，被称为特发性心肌病。围生期心肌病（peripartum cardiomyopathy，PPCM）是一种特殊的扩张型心肌病，与妊娠有关，通常归类于特发性心肌病。

肥厚型心肌病（hypertrophic cardiomyopathies，HCM）的特点是心室肥大和压力超负荷，但可能不会导致收缩功能障碍。

相反，心力衰竭（heart failure，HF）是由于左心室射血或充盈受损引起的临床综合征。除了心肌病外，HF还可能继发于其他潜在的病理因素，如缺血性疾病、高血压、先天性心脏病或瓣膜性心脏病。

第二节　妊娠对心肌病的影响

为适应妊娠的生理需要，机体做出的适应性调节可能会对那些患有心肌病的妇女构成挑战。妊娠期心排血量将增加30%～50%，原先心脏储备基础就较低的妇女可能无法满足此变化。妊娠是容量超负荷的状态，容量负荷的增加可能使相关心脏瓣膜病变加重，如加重二尖瓣反流或增加心室充盈压，进而导致明显的心力衰竭。妊娠相关的血流动力学、激素和自主神经系统的改变，可导致心房和心室扩大，造成妊娠期间心率生理性增快，可能增加发生心律失常的风险。妊娠相关心肌病并发症及管理策略见**表12.1**。

表 12.1　心肌病的管理策略

主要问题	日常管理	妊娠注意事项
收缩功能障碍	β受体阻滞剂，ACEI，ARB，ARNI，MRA，利尿剂，伊伐布雷定 高级干预：LVAD，心脏移植	妊娠及哺乳期需评估药物安全性，如不宜使用，则启用替代方案 评估指标依次为BNP、超声心动图

续表

主要问题	日常管理	妊娠注意事项
		肼屈嗪/硝酸盐
		PPCM考虑使用地高辛、溴隐亭
肥厚型心肌病/舒张功能障碍	β受体阻滞剂，CCB，利尿剂，偶尔丙吡胺类治疗	依次为BNP、超声心动图、β受体阻滞剂、CCB、利尿剂
二尖瓣反流	降低LVSF，经皮二尖瓣修复术	根据病因调整上述药物
	如果LVOTO，室间隔成形术或消融术	可能对HCM耐受良好
心律失常	β受体阻滞剂，CCB，心脏复律，Afib/AFL抗凝，心率与节律控制策略，射频消融	妊娠期心律失常发生增加
		考虑需要抗凝和心脏复律，必要时无氟射频消融
室性心律失常	β受体阻滞剂，抗心律失常治疗，ICD	妊娠期心律失常增加
		考虑佩戴心电监护，穿戴式除颤仪
		若有指征可考虑ICD
遗传性心肌病	家族筛查，评价SCD风险	家族筛查，遗传咨询

缩写：LVAD＝左心室辅助装置；ACEI＝血管紧张素转化酶抑制剂；ARB＝血管紧张素受体阻滞剂；ARNI＝血管紧张素受体脑啡肽酶抑制剂；MRA＝盐皮质激素受体拮抗剂；BNP＝脑钠肽；PPCM＝围生期心肌病；CCB＝钙通道阻滞剂；LVSF＝左心室收缩功能；HCM＝肥厚型心肌病；LVOTO＝左心室流出道梗阻；Afib/AFL＝心房颤动/心房扑动；ICD＝埋藏式心律转复除颤器；SCD＝心脏性猝死

第三节　妊娠期心肌病的发病率

妊娠期心肌病的确切发病率尚不十分清楚，其随地理位置、人口和特定心肌病而变化。2001—2011年，欧洲妊娠和心脏病注册中心（The European Registry on Pregnancy and Heart Disease，ROPAC）登记了1321名患有结构性心脏病的妇女，其中7%的患者患有心肌病。其中，DCM占32%，PPCM占25%，非梗阻性肥厚型心肌病占16%，梗阻性肥厚型心肌病占11%，其他类型占5%，在ROPAC中，HF是妊娠期间最常见的心血管事件。在美国，DCM占主导地位，最常见的病因是PPCM，其次是HCM。在一项关于1938名患有心脏病妇女妊娠结局的CARPREG Ⅱ研究中，至少有13.6%的妇女存在轻度心室功能障碍，但并不都继发于心肌病，最常见的病因是先天性心脏病。2001—2011年的美国住院样本分析中，与妊娠相关的HF住院率为112/10万例。心肌病是导致39.7%的产前HF住院、70.8%的分娩期HF住院和34.5%的产后住院的最常见共患病。据报道，美国的PPCM中活产率为1/4000～1/1000。对美国住院样本数据库的分析表明，随着时间的推移，PPCM的活产率越来越高，从8.5/1万上升到11.8/1万。另外，PPCM的发病率存在明显的地域差异，该病在美国南部更为常见。据报道，海地的发病率约为1/300，尼日利亚的发病率为1/100。

第四节 扩张型心肌病

在美国，DCM的发病率约为36/10万。其病因多种多样，从家族性心肌病（占20%～35%）到药物滥用（如酒精、可卡因）导致的毒物暴露，再到既往儿童期白血病/淋巴瘤或乳腺癌的癌症治疗等。特发性DCM约占DCM的50%，在诊断时需排除遗传及可明确的心肌病原因。酒精性心肌病是导致DCM的另一个主要原因，在没有其他已确定原因的情况下，酗酒超过10年即可做出该诊断，其中女性约占14%。经历化疗，特别是蒽环类药物或胸部放疗的癌症患者，有发生心室功能障碍的风险。在对1800多名儿童癌症幸存者的回顾中，只有5.8%有明显的左心室功能障碍，但超过1/3的人减少了整体长轴应变，这是一个比射血分数、舒张功能障碍或两者都更能精细反映心室功能障碍的指标。

Grewal对妊娠结局与DCM的关系进行了一个小的队列研究，研究调查了32名DCM妇女共36次妊娠的结局，这些妇女中有86%为特发性DCM，其余为化疗诱导所致。研究表明，39%的患者与至少一次的不良妊娠事件有关，中至重度左心室功能障碍和不良功能状态是不良妊娠结局的主要决定因素。在心脏危险因素增加的女性中，新生儿不良事件也最高。孕妇与非妊娠妇女相比，16个月的无事件生存率更差。

一、家族性扩张型心肌病

基于家庭的研究表明，诊断为DCM的患者中有20%～35%存在家族关系。在其中发现了所有的遗传模式，但大多数是常染色体遗传。针对基因的研究已经确定了30多个基因突变。发病率约为1:500。大多数患者初步诊断为特发性心肌病，进一步诊断家族性DCM需要在2个或2个密切相关的家庭成员中，发现1个或2个心室中存在左心室扩张和收缩功能受损。即使没有症状，当在病例中发现DCM致病突变时，也建议对其家庭成员进行突变特异性基因检测。家族性DCM的临床表现与其他特发性DCM相似。需要考虑的一般风险包括进行性左心室功能障碍（严重时可能需要心脏移植）、心律失常、心脏性猝死以及在妊娠的情况下将该病遗传子代等。家族性DCM妇女的妊娠结局数据是从一小群患有特发性DCM的妇女中得出的。

二、围生期心肌病

围生期心肌病（PPCM）是一种与妊娠相关的扩张型心肌病，诊断时需排除结构性心脏病或其他原因的扩张型心肌病。诊断标准包括在妊娠晚期或分娩后数月内LV扩大和功能障碍（通常是射血分数＜45%），且既往无已知的结构性心脏病。该病需要经胸超声心动图确诊。

促进PPCM进展的危险因素是众所周知的。在美国，非裔美国人的发病率要远高于白种人。此外，其他危险因素包括子痫前期和高血压（慢性高血压或妊娠期高血压）、年龄＞30岁、多胎妊娠以及较高的妊娠率和胎次。目前的研究表明，血管生成因子的失衡促进了易感个体的PPCM，催乳素和可溶性血管内皮生长因子受体1（soluble FMs-like tyrosine kinase，SFlt1）都与其发生有关。另外一些研究表明，其存在一定的家族聚集性。此外，在PPCM妇女DNA的遗传评估中发现15%的截断变异，其中许多在对心肌功能有重要影响的TTN基因中，在DCM队列研究中也发现了相似的结果。在1年的随访中发现，*TTN*基因突变的存在与较低的射血分数相关。

PPCM产妇预后具有异质性，但可能比许多其他类型的心肌病更好。由于心搏骤停或休克导致的死亡率较高，PPCM患者的住院时间明显长于正常妊娠者，而且她们的分娩方式多为剖宫产。提示预后不良的因素包括左心室扩大程度、低射血分数、相关的右心室功能障碍、异常的心脏生物标志物、HF家族史和低胆固醇血症。非裔美国人的结果明显更差。大多数妇女在产后前6个月有所改善，但也有报道显示延迟恢复。在妊娠相关心肌病（investigations of pregnancy-associated cardiomyopathy，IPAC）登记调查中发现，产后1年，有71%的妇女恢复到射血分数＞50%，死亡率为4%，需要高级机械生命支持者为4%，需要心脏移植者为1%。各国公布的死亡率结果有很大的差异，从德国统计的2%到最近南非研究的13%不等，远期死亡率不详。

PPCM的新生儿结局也较差。婴儿更容易成为早产儿、低体重儿、小于胎龄儿，同时Apgar评分也较低。在欧洲观察性研究计划（EURObservational Research Programme，EORP）中，新生儿死亡率为3.1%。

三、PPCM患者应该使用溴隐亭吗？

溴隐亭可激动下丘脑多巴胺受体从而抑制泌乳素的产生，提示其在PPCM治疗中具有潜在作用。一项对20名南非妇女进行的随机试验提示其可促进心室功能的改善，这为溴隐亭疗法提供了理论基础。德国注册中心的一项非随机研究发现，在其他HF治疗干预相似条件下，使用溴隐亭的女性，心功能恢复者为未使用者的2倍。另一项针对63名射血分数小于35%的妇女进行的多中心试验，进一步激发了人们的研究兴趣，在本研究中，这些妇女被随机分为使用溴隐亭1周组和8周组，结果发现，虽然8周组与1周组相比，心功能恢复情况无显著差异，但是两组的心功能都有所改善。并且，在不需要接受更先进的治疗措施情况下，右心室功能均得到了改善，且6个月内无死亡病例出现。这项研究的一个主要局限性是缺乏安慰剂对照。对比德国研究的结果与有大量非裔美国患者结局较差的IPAC注册研究病例对照结果，溴隐亭导致的高血压或血栓形成、抑制泌乳等并发症，大大削弱了美国对这些早期成果的热情，尤其是在没有大规模安慰剂对照试验的情况下。除了指导药物治疗的指南外，欧洲指南也建议考虑溴隐亭，若使用溴隐亭治疗，建议同时应用抗凝。虽然溴隐亭被批准用于其他适应证，但在撰写本文时，FDA尚未批准其用于PPCM的治疗。

四、PPCM女性需要抗凝吗？

在DCM患者中，血栓栓塞并发症估计为每年1%～3%，并与左心室功能障碍的程度、心房颤动的存在或心脏成像中血栓的存在有关。PPCM患者的血栓并发症发生风险要高得多：在美国住院样本和EORP中分别为6.6%和6.8%。其他研究表明，超过20%的PPCM患者有血栓。精准的抗凝治疗主要是基于专家的意见，而且会有所不同，但通常建议对于那些有明显左心室功能障碍（射血分数30%～40%）的患者给予抗凝，需要持续应用到妊娠的血栓相关疾病解决并且没有其他继续抗凝适应证的情况下为止。

五、围生期心肌病可以哺乳吗?

关于PPCM患者哺乳的安全性存在争议。哺乳可延长产后泌乳素升高时相,由于泌乳素可能与PPCM的发病在机制上相关,有学者担心哺乳将对PPCM的恢复造成不良影响。其他问题还包括哺乳的血流动力学要求及抗HF药物可通过母乳进入婴儿体内。在IPAC登记研究中,有15%的女性哺乳,尽管其泌乳素水平升高,但没有观察到在心肌恢复方面存在差异。一项回顾性互联网调查显示,2/3的哺乳妇女的心脏康复情况有所改善。然而,尚不清楚是否在健康妇女或心脏射血分数较好妇女中存在哺乳的选择偏倚。在另一项关于患有PPCM的妇女反复妊娠的观察研究中,哺乳的妇女比例很高,并且与进行或不进行哺乳的妇女复发率相似。然而,目前的ESC指南仍不鼓励患有严重HF(NYHA III类/IV类)的妇女哺乳。

六、再次妊娠与PPCM复发的风险

许多患有PPCM的妇女有较强烈的再次妊娠需求。复发风险的评估主要来自对再次妊娠妇女的回顾性分析,通常将妇女分为功能恢复型和持续性左心室功能障碍型。一项目前规模最大的研究显示,在功能恢复型孕妇中,再次妊娠时有21%的孕妇出现症状恶化,而持续性心功能障碍孕妇中有44%发生恶化。其他研究和荟萃分析也发现了类似结果。有些妇女即使在功能改善的情况下,她们的心脏储备也可能低于正常水平,因此在再次妊娠之前,可考虑开展多巴酚丁胺或运动负荷试验进行额外的风险分层。大多数学者认为心脏完全康复与再次妊娠的结局改善及死亡率降低相关,但是所有患者都有病情恶化的风险。Fett开发了一个简单的定期自我评估工具,并已在PPCM患者验证,有助于确定哪些妇女易于复发,如表12.2所示。评分升高提示需用生物标志物或超声心动图进行额外的风险评估,所有PPCM妇女的得分都大于5分,而对照组均低于4分。

表12.2　PPCM患者HF恶化的临床预测指标

症状/体征	0分	1分	2分
端坐呼吸	无	仅需抬高头部	需抬高身体>45°
呼吸困难	无	爬≥8个台阶时	平路行走
不明原因的咳嗽	无	夜间出现	昼夜出现
凹陷性水肿	无	膝部以下	膝部上下
体重增加(第9个月)	≤0.9 kg/周	0.9～1.8 kg/周	>1.8 kg/周
心悸	无	仰卧时	昼夜;任何体位

来源:Fett,JD.*Crit Pathw Cardiol*.2011;10(1):44-45.引用已经许可

评分及处理:

0～2分:低危,观察

3～4分:中危,BNP

≥5分:高危,BNP,超声心动图

第五节　肥厚型心肌病

肥厚型心肌病（hypertrophic cardiomyopathy，HCM）的特点是无其他明确原因的心脏或全身疾病情况下的左心室肥厚。肥大往往是不对称的，壁厚＞15 mm，但也有多种类型的肥厚被描述。虽然许多患者预期寿命正常，临床表现无异常，但是会有一部分患者发生与流出道梗阻、舒张功能障碍、心肌缺血和二尖瓣反流有关的心力衰竭（HF），另外会有一小部分患者可能发生收缩期HF。同时还有发生心律失常的风险，包括心房颤动、室性心动过速和心脏性猝死。

HCM是最常见的遗传性心脏病，使用心脏磁共振（CMR）和基因检测等最新的检测技术，估计患病率高达1∶200。HCM通常由编码心肌收缩成分的肌节基因突变引起。在绝大多数情况下，这是一种常染色体显性遗传模式，具有可变的表型及与年龄相关的外显率。截至2015年，已报道了涉及11个基因的1500多个突变。据估计，妊娠中HCM的发生率约为1∶1000。

HCM通常是通过ECG和超声心动图联合诊断的，随着心脏磁共振成像的应用越来越多，延迟钆强化技术可以提供更多关于心肌纤维紊乱、纤维化和猝死风险的信息。

患者可能出现疲劳、呼吸困难、胸痛、心悸、先兆晕厥或晕厥的症状。左心室肥厚往往以牺牲左心室腔大小为代价来减少搏出量。左心室流出障碍可能是动态的，并随着运动或妊娠带来的全身血管阻力降低而恶化；然而，这也可能被妊娠血容量的增加所抵消。左心房增大或充盈压增高可加重二尖瓣反流，加重心房颤动等心律失常。尽管如此，许多患有HCM的妇女往往能很好地耐受妊娠。现代医疗管理策略已经使HCM患者的死亡率降至非常低的水平（0.5%或更低），主要不良心脏事件通常发生在妊娠晚期或产后，发生率为23%～29%，包括心律失常（心房和心室）或HF。妊娠要解决的问题包括关于进行评估遗传至下一代风险的遗传咨询、药物优化、降低心律失常或猝死的风险以及延缓HF的发展。

第六节　罕见的心肌病

一、致心律失常性右心室心肌病

致心律失常性右心室心肌病（arrhythmogenic right ventricular cardiomyopathy，ARVC/D），有时称为致心律失常性右心室发育不良，是一种罕见的遗传性心肌病，其特征是右心室心肌纤维缺如或消失，代之以脂肪纤维组织，导致右心室扩张和功能障碍，左心室也常受累。正常心肌的破坏增加了心电生理的不稳定性，使心律失常成为一个突出问题。其患病率为1∶2000～1∶5000，ARVC/D是导致心脏性猝死的重要原因，该病的诊断依据是超声心动图或CMR，有关妊娠期结局的证据也十分有限。在法国，一项针对23名妇女60例妊娠的单中心研究显示，无论是在分娩期间还是产后（3%），主要的心血管不良事件罕见，仅2例（3%）患者出现持续心律失常，但没有心功能恶化。通常使用β受体阻滞剂进行治疗（16.7%），但与胎儿低出生体重相关。早产和剖宫产率较低，但有5名儿童出现25岁前的过早猝死（10%）。

二、左心室致密化不全

左心室致密化不全（left ventricular non-compaction，LVNC）是一种非特征性心肌病，由于肌小梁增加和与左心室腔相通的深层心肌凹陷，使心肌出现独特的海绵状外观，这特别增加了发生妊娠期血栓栓塞的风险。通过超声心动图、心脏磁共振成像或在少数情况下的左心室血管造影来诊断。LVNC的临床表现包括HF（收缩期或舒张期）、房性和室性心律失常、血栓栓塞性脑血管事件和心脏性猝死等。只有少数妊娠期患有LVNC的病例，目前尚无有效的治疗措施，应当遵循妊娠期CMP管理的常规指南，并告知患者妊娠可能增加血栓栓塞性疾病的风险。

三、限制型心肌病

限制型心肌病的特点是存在"在舒张容积正常或减少、收缩容积正常或减少和正常壁厚情况下的限制性充盈模式"，并可能出现各种病理表现，而不是特定的形式。原发性限制型心肌病可能是由心肌蛋白（如肌钙蛋白）的基因突变造成的，也可能是非遗传性的，例如浸润型疾病，包括血色素沉着症、淀粉样变、结节病或辐射暴露等。关于限制型心肌病患者的妊娠结局只有罕见的病例报道，一些学者建议有症状的患者应当避免妊娠。

第七节　心肌病妇女妊娠护理

所有已知患有心肌病或有发展为心肌病风险的妇女都必须进行孕前咨询。这可以预测产妇和胎儿的风险，评估遗传性疾病对后代的潜在影响，以及优化与妊娠相兼容的药物。评估应包括（框12.2）：

1.详细的病史：包括既往的心脏事件（如明显的心功能不全或心律失常）、家族史、症状随时间推移的稳定性和用药史。

2.体格检查：容量情况和相关瓣膜功能不全。

3. 12导联心电图。

4.超声心动图。

5.其他方式，如磁共振成像。

6.通过负荷试验评估基础运动耐力和功能状态。

7.可能需要进行额外的心律失常风险测试。

8.如果存在遗传性疾病，应接受遗传咨询。

框12.2　妊娠期心肌病检查

- 心肌病基础病史
  - 开始年份
  - 诊断依据
  - 心肌病病因
  - 目前服用药物
  - 最近一次心脏病专家访问日期

- 专家姓名，联系方式
  - 最近一次心脏超声日期
  - 目前NYHA功能分级
  - 抗凝治疗
    - 是/否/剂型/剂量
- 个体风险
  - 低
  - 高
  - 合并症 有/无
  - 合并症名称
- 药物治疗
  - 心力衰竭妊娠方案
  - 抗凝治疗
- 诊断检查
  - 超声心动图 是/否
    - 每____周复查
  - BNP
    - 每____周复查
  - ECG 是/否
  - CXR 是/否
  - 其他检查 是/否
    - 心律失常监测
- 胎儿情况
  - 异常风险 是/否
  - 详细的胎儿结构超声 是/否
  - 胎儿超声心动图 是/否
  - 连续增长 是/否
  - 产前胎心率检测
- 多学科协作
  - 心脏病学 是/否
  - 母胎医学 是/否
  - 麻醉学 是/否
  - 遗传学 是/否
  - 新生儿科 是/否
  - 其他 是/否
- 早期3个月多学科会诊分娩计划
  - 近期的心脏研究
  - 超声心动检查
  - Holter/心律监视器
  - 生物标志物（BNP或Nt-proBNP）
  - 分娩地点
  - 计划分娩方式
  - 需要远程监测
  - 预防亚急性细菌心内膜炎
  - 中心静脉通路
  - 两路大口径静脉通路
  - 动脉通路
  - 静脉滤器 是/否

续框

- VTE 预防
- 严格的液体管理
- 其他预防措施
- 通知多学科团队
  - 列出联系方式
- 产后
- VTE 预防
- 检查药物
- 输卵管结扎意愿
- 避孕计划
- 向患者宣教应当何时寻求护理
- 心力衰竭小组的随访
- 康复
- 协助转运
- 社会工作支持
- 抑郁症筛查

　　此后，可使用 WHO 或 CARPREG Ⅱ 标准评估心脏风险。WHO 对心肌病风险的评估见表 12.3。如果决定继续妊娠，心脏药物应该进一步优化，以减少对胎儿的不良影响。如果没有妊娠计划，则应使用有效的避孕措施。

表 12.3　mWHO 妊娠心肌病分级

mWHO 级别	情况	风险程度	事件率	诊治级别	最低随诊频率	分娩地点
Ⅱ～Ⅲ 级	轻度↓LVSF（EF＞45%） 肥厚型心肌病	中等死亡率/中度至重度发病率	10%～19%	转诊医院	2 个月	病情稳定，于转诊医院分娩
Ⅲ级	中度↓LVSF（EF 30%～45%） 可代偿的 PPCM 室性心律失常	高死亡率或重度发病率	19%～27%	专家中心	1～2 个月	专科中心
Ⅳ级	PPCM 伴 LV 功能不全 严重 LVOTO 的 HCM 重度↓LVSF（EF＜30%） 中度↓RVSF	极高死亡率/重度发病率 不建议妊娠 应讨论包括终止妊娠在内的选择	40%～100%	若决定继续，处理同 mWHO Ⅲ级	每月	专科中心

来源：Regitz-Zagrosek V et al.*Eur Heart J*.2018：77（3）：245-326.
缩写：LVSF＝左心室收缩功能；RVSF＝右心室收缩功能；EF＝射血分数；PPCM＝围生期心肌病；HCM＝肥厚型心肌病；LVOTO＝左心室流出道梗阻；LV＝左心室

　　孕心团队/多学科小组应由心脏病专家、产科医师/母胎医学专家和精通妊娠心脏病管理的产科麻醉医师组成，其他成员可能包括新生儿科医师、遗传学家、电生理学家或心胸外科医师。

框12.3中概述了指南指导下的内科治疗目标。推荐的医疗治疗图表如表12.4所示。通常认为β受体阻滞剂是安全的，但注意应监测胎儿生长的情况。ACEI、ARB、肾素抑制剂和伊伐布雷定是禁忌。所有患者均推荐补液和限钠，祥利尿剂对症缓解肺淤血或明显水肿，也可添加地高辛来改善症状。高血压患者也推荐使用降压治疗。妊娠期应进行动态超声心动图、动态测量脑钠肽（brain natriuretic peptide，BNP）和胎儿超声。BNP水平在单纯妊娠中表现稳定，然而在妊娠高血压疾病中可能增加。用于PPCM失代偿的自我评估工具已经得到验证（表12.2）。

框12.3　心肌病药物治疗的指导目标

- 密切随访
- 液体管理
  - 利尿剂/液体限制，避免容量超负荷
  - 限盐
- 血管扩张药物
- β受体阻滞剂
- 治疗高血压
- 必要时正性肌力药/预防心力衰竭
- 锻炼

表12.4　心肌病常用药物

药物	适应证	母体注意事项	胎儿注意事项
β受体阻滞剂	改善神经激素轴 降低死亡率	ADHF时避免使用或增加剂量	IUGR，SGA，心动过缓
ACEI/ARB/ARNI	降低后负荷和前负荷 降低发病率、死亡率和住院率	低血压，咳嗽，血管水肿，高钾，肾功能减低	致畸作用，肾发育不全，四肢骨缩，颅骨或肺发育不全，死亡
利尿剂	减少肺充血，降低前负荷，改善症状	电解质异常低血压，低血容量，氮质血症	母体过度利尿可导致胎盘灌注减少，新生儿低钠血症
选择性治疗			
肼屈嗪/硝酸盐	降低前、后负荷	在妊娠期一线药或其他药（ACEI，ARB，ARNI）存在禁忌证时使用 狼疮样综合征，反射性心动过速	胎儿血小板减少症
醛固酮拮抗剂	NYHA Ⅱ～Ⅳ级，若β受体阻滞剂/ACEI/ARB有效，死亡率和发病率将减低	妊娠期证据少；一般不使用	人体证据很少 螺内酯具有抗雄激素作用T₁ 依普利酮在动物生殖研究中有不良作用的报道

续表

药物	适应证	母体注意事项	胎儿注意事项
伊伐布雷定	症状性心力衰竭，EF<35%，足量β受体阻滞剂使用下心率仍>70次/分	妊娠期无证据；不建议使用	动物生殖研究中有不良作用的报道
地高辛	治疗后仍有持续症状 不降低死亡率	治疗指数狭窄 一般认为妊娠期应用是安全的	可透过胎盘 低出生体重 但已用于胎儿心律失常
抗心律失常治疗	严重心律失常和SCD预防 胺碘酮 HCM中丙吡胺可降低LVOTO	胺碘酮：甲状腺功能亢进或减退，肺毒性，肝脏异常，心律失常一般与累积剂量失调有关 丙吡胺：子宫收缩，胎盘早剥，QT间期延长	胺碘酮：先天性甲状腺肿，甲状腺疾病（甲状腺功能减退），QT间期延长，神经发育异常，早产 仅在其他治疗无效后才能使用 胎儿影响与使用时间或剂量无关
抗凝治疗	LV血栓，心房颤动	增加出血风险，妊娠期间不建议DOAC	潜在的华法林胚胎病，自发性出血
ICD	预防SCD	有带ICD的成功妊娠病例 若剖宫产，调整以防止电干扰	妊娠期植入，有辐射暴露风险 胎儿存在危及生命的心律失常则不能出院
双腔起搏	心脏再同步	同上	未知
正性肌力药	持续/缓解的难治性心力衰竭 妊娠期间的类似上述指征	心律失常，心动过速增多	未知 母体顺利的决定因素
LVAD/心脏移植	心力衰竭预防	虽然有罕见病例报告，妊娠不建议使用LVAD；需要抗凝 移植排斥风险，移植心脏是否足够支持妊娠	免疫抑制剂的致畸作用

缩写：IUGR＝宫内发育迟缓；SGA＝小于胎龄儿；ACEI＝血管紧张素转化酶抑制剂；ARB＝血管紧张素受体阻滞剂；ARNI＝血管紧张素受体脑啡肽酶抑制剂；NYHA＝纽约心脏协会；EF＝射血分数；SCD＝心脏性猝死；ICD＝植入性心脏除颤器；HCM＝肥厚型心肌病；LVOTO＝左心室流出道梗阻；DOAC＝直接口服抗凝剂；LVAD＝左心室辅助装置；LV＝左心室；ADHF＝急性失代偿性心律失常

第八节 分 娩 计 划

对于患有PPCM的妇女，目前尚不清楚提早分娩是否会减少或阻止左心室功能障碍的进展，但在心功能恶化或HF的情况下，应考虑提早分娩。非上述情况下，则由产科因素（如胎儿生长受限或子痫前期）决定团队协作情况下分娩的具体时机。阴道分娩首选脊髓/硬膜外麻醉，在加拿大对DCM女性患者的回顾性研究中，大多数孕产妇选择经阴道分娩，最常见的麻醉形式是硬膜外麻醉。在最近的一项针对PPCM女性反复妊娠的回顾性研究中发现，大多数患者（56%）通过剖宫产分娩，但这主要是根据产科指征。低风险HCM患者无阴道分娩的禁忌证，则根据产科指征来决定是否采取剖宫产。

在分娩过程中，无创远程监测有助于评估心律失常，即时超声心动图可以提供有关容量状态的信息，动脉脉搏波分析可提供有关心排血量和搏出量变化的信息。置入Swan-Ganz导管虽然是测量心排血量和充盈压的金标准，可以用于患者的稳定化和评估，但尚未被证明对降低死亡率有益，并且在分娩过程中使用频率不高。患者是否应在L&D或ICU进行监测，取决于患者和医疗机构。如果为了优化血流动力学而需要对药物进行滴定，或某些药物在L&D中很少使用，则可能更倾向于在ICU实现；如果预计将要紧急分娩，则更倾向于在L&D中进行，并在L&D中"借用"专业的心脏/重症监护护士监测各参数。

总结

心肌病涵盖了遗传和表型重叠的多种疾病，所有患者都有发生失代偿的风险，特别是在妊娠期间出现症状性心力衰竭和心律失常者。妊娠的正常症状叠加可以出现类似心力衰竭的症状，因此，对心脏调节功能的失代偿信号保持高度警惕性是非常重要的。对于DCM，无论病因是什么，管理都是基于指导性药物治疗的对症治疗，对PPCM应有特殊的考虑，并在妊娠期间根据需要优化药物。治疗的目标是维持正常的容积状态，治疗心律失常和预防血栓栓塞并发症的发生。在可能的情况下，应进行孕前咨询，重点是明确产妇的功能状态、心功能及优化药物治疗。当已知遗传性有关病因时，应根据疾病的遗传模式告知患者向后代遗传的风险。多学科的团队管理在妊娠期和产褥期是必不可少的。经胸超声心动图和血浆利钠肽的测量、仔细的病史询问和频繁的再评估，是妊娠和产褥期随访的主要内容。

（张　璐　李　洁　韩　妮　李增彦　译）

参 考 文 献

1. Maron BJ et al. Contemporary definitions and classification of the cardiomyopathies: An American Heart Association Scientific Statement from the Council on Clinical Cardiology, Heart Failure and Transplantation Committee; Quality of Care and Outcomes Research and Functional Genomics and Translational Biology Interdisciplinary Working Groups; and Council on Epidemiology and Prevention. *Circulation*. 2006; 113（14）: 1807-16.

2. Elliott P et al. Classification of the cardiomyopathies: A position statement from the European Society of Cardiology Working Group on Myocardial and Pericardial Diseases. *Eur Heart J*. 2008; 29（2）: 270-6.

3. Richardson P et al. Report of the 1995 World Health Organization/International Society and Federation of Cardiology task force on the definition and classification of cardiomyopathies. *Circulation*. 1996; 93（5）: 841-2.

4. Arbustini E et al. The MOGE（S）classification for a phenotype-genotype nomenclature of cardiomyopathy: Endorsed by the World Heart Federation. *J Am Coll Cardiol*. 2013; 62（22）: 2046-72.

5. Bozkurt B et al. Current diagnostic and treatment strategies for specific dilated cardiomyopathies: A sci-

entific statement from the American Heart Association. *Circulation*. 2016; 134 (23): e579-646.

6. Yancy CW et al. 2013 ACCF/AHA Guideline for the Management of Heart Failure: Executive Summary: A Report of the American College of Cardiology Foundation/American Heart Association Task Force on Practice Guidelines. *Circulation*. 2013; 62 (16): e147-239.

7. Elkayam U, Gleicher N. Hemodynamics and cardiac function during normal pregnancy and the puerperium. In: Elkayam U (ed.) *Cardiac Problems in Pregnancy Diagnosis and Management of Maternal and Fetal Heart Disease*, 1998, Wiley-Liss, Inc, New York, pp. 3-20.

8. Ouzounian JG, Elkayam U. Physiologic changes during normal pregnancy and delivery. *Cardiol Clin*. 2012; 30 (3): 317-29.

9. Ferrero S, Colombo BM, Ragni N. Maternal arrhythmias during pregnancy. *Arch Gynecol Obstet*. 2004; 269 (4): 244-53.

10. Roos-Hesselink JW et al. Outcome of pregnancy in patients with structural or ischaemic heart disease: Results of a registry of the European Society of Cardiology. *Eur Heart J*. 2013; 34 (9): 657-65.

11. Ruys TP et al. Heart failure in pregnant women with cardiac disease: Data from the ROPAC. *Heart*. 2014; 100 (3): 231-8.

12. Hameed AB et al. Pregnancy-related cardiovascular deaths in California: Beyond peripartum cardiomyopathy. *Am J Obstet Gynecol*. 2015; 213 (3): 379. e1-10.

13. Briller J, Koch AR, Geller SE. Maternal cardiovascular mortality in Illinois, 2002-2011. *Obstet Gynecol*. 2017; 129 (5): 819-26.

14. Silversides CK et al. Pregnancy outcomes in women with heart disease: The CARPREG II study. *J Am Coll Cardiol*. 2018; 71 (21): 2419-30.

15. Mogos MF, Piano MR, McFarlin BL, Salemi JL, Liese KL, Briller JE. Heart failure in pregnant women: A concern across the pregnancy continuum. *Circ Heart Fail*. 2018; 11 (1): e004005.

16. Arany Z, Elkayam U. Peripartum cardiomyopathy. *Circulation*. 2016; 133 (14): 1397-409.

17. Kolte D et al. Temporal trends in incidence and outcomes of peripartum cardiomyopathy in the United States: A nationwide population-based study. *J Am Heart Assoc*. 2014; 3 (3): e001056.

18. Fett JD, Christie LG, Carraway RD, Murphy JG. Five-year prospective study of the incidence and prognosis of peripartum cardiomyopathy at a single institution. *Mayo Clinic Proc*. 2005; 80 (12): 1602-6.

19. Isezuo SA, Abubakar SA. Epidemiologic profile of peripartum cardiomyopathy in a tertiary care hospital. *Ethn Dis*. 2007; 17 (2): 228-33.

20. Boyle S et al. Dilated cardiomyopathy in pregnancy: Outcomes from an Australian Tertiary Centre for Maternal Medicine and review of the current literature. *Heart Lung Circul*. 2019; 28 (4): 591-7.

21. Armstrong GT et al. Comprehensive echocardiographic detection of treatment-related cardiac dysfunction in adult survivors of childhood cancer: Results from the St. Jude Lifetime Cohort Study. *J Am Coll Cardiol*. 2015; 65 (23): 2511-22.

22. Grewal J et al. Pregnancy outcomes in women with dilated cardiomyopathy. *J Am Coll Cardiol*. 2009; 55 (1): 45-52.

23. Siu SC et al. Prospective multicenter study of pregnancy outcomes in women with heart disease. *Circulation*. 2001; 104 (5): 515-21.

24. Bernstein PS, Magriples U. Cardiomyopathy in pregnancy: A retrospective study. *Am J Perinatol*. 2001; 18 (3): 163-8.

25. Avila WS et al. Pregnancy in patients with heart disease: Experience with 1, 000 cases. *Clin Cardiol*. 2003; 26 (3): 135-42.

26. Hershberger RE, Siegfried JD. Update 2011: Clinical and genetic issues in familial dilated cardiomy-opathy. *J Am Coll Cardiol*. 2011; 57（16）: 1641-9.

27. Burkett EL, Hershberger RE. Clinical and genetic issues in familial dilated cardiomyopathy. *J Am Coll Cardiol*. 2005; 45（7）: 969-81.

28. Krul SP, van der Smagt JJ, van den Berg MP, Sollie KM, Pieper PG, van Spaendonck-Zwarts KY. Systematic review of pregnancy in women with inherited cardiomyopathies. *Eur J Heart Fail*. 2011; 13（6）: 584-94.

29. Sliwa K et al. Current state of knowledge on aetiology, diagnosis, management, and therapy of peripartum cardiomyopathy: A position statement from the Heart Failure Association of the European Society of Cardiology Working Group on peripartum cardiomyopathy. *Eur J Heart Fail*. 2010; 12（8）: 767-78.

30. Bello N, Rendon IS, Arany Z. The relationship between pre-eclampsia and peripartum cardiomyopa-thy: A systematic review and meta-analysis. *J Am Coll Cardiol*. 2013; 62（18）: 1715-23.

31. Elkayam U. Clinical characteristics of peripartum cardiomyopathy in the United States: Diagnosis, prognosis, and management. *J Am Coll Cardiol*. 2011; 58（7）: 659-70.

32. Elkayam U et al. Pregnancy-associated cardiomyopathy: Clinical characteristics and a comparison be-tween early and late presentation. *Circulation*. 2005; 111（16）: 2050-5.

33. Kao DP, Hsich E, Lindenfeld J. Characteristics, adverse events, and racial differences among de-livering mothers with peripartum cardiomyopathy. *JACC Heart Fail*. 2013; 1（5）: 409-16.

34. Hilfiker-Kleiner D et al. A cathepsin D-cleaved 16 kDa form of prolactin mediates postpartum cardio-myopathy. *Cell*. 2007; 128（3）: 589-600.

35. Patten IS et al. Cardiac angiogenic imbalance leads to peripartum cardiomyopathy. *Nature*. 2012; 485（7398）: 333-8.

36. Ware JS et al. Shared genetic predisposition in peripartum and dilated cardiomyopathies. *N Engl J Med*. 2016; 374（26）: 2601-2.

37. Felker GM et al. Underlying causes and long-term survival in patients with initially unexplained cardi-omyopathy. *N Engl J Med*. 2000; 342（15）: 1077-84.

38. Sliwa K et al. Long-term prognosis, subsequent pregnancy, contraception and overall management of peripartum cardiomyopathy: Practical guidance paper from the Heart Failure Association of the Europe-an Society of Cardiology Study Group on Peripartum Cardiomyopathy. *Eur J Heart Fail*. 2018; 20（6）: 951-62.

39. McNamara DM et al. Clinical Outcomes for Peripartum Cardiomyopathy in North America: Results of the IPAC Study（Investigations of Pregnancy-Associated Cardiomyopathy）. *J Am Coll Cardiol*. 2015; 66（8）: 905-14.

40. Blauwet LA et al. Predictors of outcome in 176 South African patients with peripartum cardiomyopa-thy. *Heart*. 2013; 99（5）: 308-13.

41. Blauwet LA et al. Right ventricular function in peripartum cardiomyopathy at presentation is associated with subsequent left ventricular recovery and clinical outcomes. *Circul Heart Fail*. 2016; 9（5）.

42. Haghikia A et al. Phenotyping and outcome on contemporary management in a German cohort of pa-tients with peripartum cardiomyopathy. *Basic Res Cardiol*. 2013; 108（4）: 366.

43. Hu CL et al. Troponin T measurement can predict persistent left ventricular dysfunction in peripartum cardiomyopathy. *Heart*. 2007; 93（4）: 488-90.

44. Harper MA, Meyer RE, Berg CJ. Peripartum cardiomyopathy: Population-based birth prevalence and 7-year mortality. *Obstet Gynecol*. 2012; 120（5）: 1013-9.

45. Goland S，Modi K，Hatamizadeh P，Elkayam U. Differences in clinical profile of African-American women with peripartum cardiomyopathy in the United States. *J Card Fail*. 2013；19（4）：214-8.

46. Irizarry OC et al. Comparison of clinical characteristics and outcomes of peripartum cardiomyopathy between African American and non-African American women. *JAMA Cardiol*. 2017；2（11）：1256-60.

47. Gunderson EP，Croen LA，Chiang V，Yoshida CK，Walton D，Go AS. Epidemiology of peripartum cardiomyopathy：Incidence，predictors，and outcomes. *Obstet Gynecol*. 2011；118（3）：583-91.

48. Sliwa K et al. Clinical characteristics of patients from the worldwide registry on peripartum cardiomyopathy（PPCM）：EURObservational Research Programme in conjunction with the Heart Failure Association of the European Society of Cardiology Study Group on PPCM. *Eur J Heart Fail*. 2017；19（9）：1131-41.

49. Spark RF，Pallotta J，Naftolin F，Clemens R. Galactorrheaamenorrhea syndromes：Etiology and treatment. *Ann Intern Med*. 1976；84（5）：532-7.

50. Sliwa K et al. Evaluation of bromocriptine in the treatment of acute severe peripartum cardiomyopathy：A proof-of-concept pilot study. *Circulation*. 2010；121（13）：1465-73.

51. Hilfiker-Kleiner D et al. Bromocriptine for the treatment of peripartum cardiomyopathy：A multicentre randomized study. *Eur Heart J*. 2017；38（35）：2671-9.

52. Haghikia A et al. Bromocriptine treatment in patients with peripartum cardiomyopathy and right ventricular dysfunction. *Clin Res Cardiol*. 2019；108（3）：290-7.

53. Ersboll AS，Arany Z，Gustafsson F. Bromocriptine for the treatment of peripartum cardiomyopathy：Comparison of outcome with a Danish cohort. *Eur Heart J*. 2018；39（37）：3476-7.

54. Regitz-Zagrosek V et al. 2018 ESC Guidelines for the management of cardiovascular diseases during pregnancy. *Eur Heart J*. 2018：77（3）：245-326.

55. Talle MA，Buba F，Anjorin CO. Prevalence and aetiology of left ventricular thrombus in patients undergoing transthoracic echocardiography at the University of Maiduguri Teaching Hospital. *Adv Med*. 2014；2014：731936.

56. Bauersachs J et al. Current management of patients with severe acute peripartum cardiomyopathy：Practical guidance from the Heart Failure Association of the European Society of Cardiology Study Group on peripartum cardiomyopathy. *Eur J Heart Fail*. 2016；18（9）：1096-105.

57. Elkayam U，Goland S，Pieper PG，Silverside CK. High-risk cardiac disease in pregnancy：Part Ⅱ. *J Am Coll Cardiol*. 2016：68（5）：502-16.

58. Safirstein JG，Ro AS，Grandhi S，Wang L，Fett JD，Staniloae C. Predictors of left ventricular recovery in a cohort of peripartum cardiomyopathy patients recruited via the internet. *Int J Cardiol*. 2012；154（1）：27-31.

59. Codsi E，Rose CH，Blauwet LA. Subsequent pregnancy outcomes in patients with peripartum cardiomyopathy. *Obstet Gynecol*. 2018；131（2）：322-7.

60. Elkayam U et al. Maternal and fetal outcomes of subsequent pregnancies in women with peripartum cardiomyopathy. *N Engl J Med*. 2001；344（21）：1567-71.

61. Elkayam U. Risk of subsequent pregnancy in women with a history of peripartum cardiomyopathy. *J Am Coll Cardiol*. 2014；64（15）：1629-36.

62. Guldbrandt Hauge M，Johansen M，Vejlstrup N，Gustafsson F，Damm P，Ersboll AS. Subsequent reproductive outcome among women with peripartum cardiomyopathy：A nation wide study. *BJOG*. 2018；125（8）：1018-25.

63. Fett JD，Fristoe KL，Welsh SN. Risk of heart failure relapse in subsequent pregnancy among peripartum cardiomyopathy mothers. *Int J Gynaecol Obstet*. 2010；109（1）：34-6.

64. Lampert MB，Weinert L，Hibbard J，Korcarz C，Lindheimer M，Lang RM. Contractile reserve in patients with peripartum cardiomyopathy and recovered left ventricular function. *Am J Obstet Gynecol*. 1997；176（1 Pt 1）：189-95.

65. Fett JD. Personal commentary：Monitoring subsequent pregnancy in recovered peripartum cardiomyopathy mothers. *Crit Pathw Cardiol*. 2009；8（4）：172-4.

66. Fett JD. Validation of a self-test for early diagnosis of heart failure in peripartum cardiomyopathy. *Crit Pathw Cardiol*. 2011；10（1）：44-5.

67. Authors/Task Force m，Elliott PM et al. 2014 ESC Guidelines on diagnosis and management of hypertrophic cardiomyopathy：The Task Force for the Diagnosis and Management of Hypertrophic Cardiomyopathy of the European Society of Cardiology（ESC）. *Eur Heart J*. 2014；35（39）：2733-79.

68. Semsarian C，Ingles J，Maron MS，Maron BJ. New perspectives on the prevalence of hypertrophic cardiomyopathy. *J Am Coll Cardiol*. 2015；65（12）：1249-54.

69. Ingles J，Burns C，Barratt A，Semsarian C. Application of genetic testing in hypertrophic cardiomyopathy for preclinical disease detection. *Circ Cardiovasc Genet*. 2015；8（6）：852-9.

70. Aquaro GD et al. Usefulness of delayed enhancement by magnetic resonance imaging in hypertrophic cardiomyopathy as a marker of disease and its severity. *Am J Cardiol*. 2010；105（3）：392-7.

71. Schinkel AF. Pregnancy in women with hypertrophic cardiomyopathy. *Cardiol Rev*. 2014；22（5）：217-22.

72. Goland S et al. Pregnancy in women with hypertrophic cardiomyopathy：Data from the European Society of Cardiology initiated Registry of Pregnancy and Cardiac disease（ROPAC）. *Eur Heart J*. 2017；38（35）：2683-90.

73. Corrado D，Thiene G. Arrhythmogenic right ventricular cardiomyopathy/dysplasia：Clinical impact of molecular genetic studies. *Circulation*. 2006；113（13）：1634-7.

74. Gandjbakhch E et al. Pregnancy and newborn outcomes in arrhythmogenic right ventricular cardiomyopathy/dysplasia. *Int J Cardiol*. 2018；258：172-8.

75. Bhatia NL，Tajik AJ，Wilansky S，Steidley DE，Mookadam F. Isolated noncompaction of the left ventricular myocardium in adults：A systematic overview. *J Card Fail*. 2011；17（9）：771-8.

76. Sugishita K et al. Postpartum complete atrioventricular block due to cardiac sarcoidosis：Steroid therapy without permanent pacemaker. *Int Heart J*. 2008；49（3）：377-84.

77. Ertekin E，Roos-Hesselink JW，Moosa S，Sliwa K. Two cases of cardiac sarcoidosis in pregnant women with supraventricular arrhythmia. *Cardiovasc J Afr*. 2015；26（2）：96-100.

78. Nayak UA，Shekhar SP，Sundari N. A rare case of pregnancy with restrictive cardiomyopathy. *J Cardiovasc Echogr*. 2016；26（2）：65-7.

79. Stergiopoulos K，Shiang E，Bench T. Pregnancy in patients with pre-existing cardiomyopathies. *J Am Coll Cardiol*. 2011；58（4）：337-50.

80. Halpern DG，Weinberg CR，Pinnelas R，Mehta-Lee S，Economy KE，Valente AM. Use of medication for cardiovascular disease during pregnancy：JACC state-of-the-art review. *J Am Coll Cardiol*. 2019；73（4）：457-76.

81. Hameed AB，Chan K，Ghamsary M，Elkayam U. Longitudinal changes in the B-type natriuretic peptide levels in normal pregnancy and postpartum. *Clin Cardiol*. 2009；32（8）：E60-2.

82. Moghbeli N et al. N-terminal pro-brain natriuretic peptide as a biomarker for hypertensive disorders of pregnancy. *Am J Perinatol*. 2010；27（4）：313-9.

第13章

妊娠期血管疾病和血管夹层

要 点

- 妊娠期主动脉夹层的发生风险增加了25倍
- 主动脉瘤和主动脉夹层在妊娠晚期最常出现，导致其发生的最常见危险因素是高血压
- 妊娠期心肌梗死最常见的原因是自发性冠状动脉夹层

引言

患有血管疾病的妇女在妊娠期和产后早期更容易出现并发症。不幸的是，那些具有潜在血管疾病的妇女，她们的首发表现可能就是致命的并发症，如主动脉或冠状动脉夹层，并且可能在妊娠期发生。有血管并发症风险的妇女包括那些患有结缔组织疾病的患者，如马方综合征、Ehlers Danlos综合征（Ehlers-Danlos syndrome，EDS）和Loeys-Dietz综合征；或患有其他与主动脉病变相关的疾病，如二叶式主动脉瓣（bicuspid aortic valve，BAV）和Turner综合征；以及患有其他全身性血管疾病，如肌纤维发育不良（fibromuscular dysplasia，FMD）。这些情况增加了产妇、分娩和胎儿发生并发症的风险，需要多学科合作以提供合适的治疗方案。同时，在某些情况下，妊娠是禁忌的。本章将讨论妊娠期间可能影响妇女的血管疾病；主要并发症，包括冠状动脉和主动脉夹层；孕前咨询，产前、分娩和产后护理的注意事项。此外，应为后代提供遗传咨询和产前诊断。

第一节 流行病学

发生在育龄妇女的血管并发症通常与潜在疾病有关。许多疾病可能在妊娠期未被诊断，而在已经发生了急性血管夹层事件后才被发现。由于怀疑率低和诊断机会的错失，妊娠期血管疾病和夹层的真实患病率很可能被低估。

正常人群中主动脉夹层的发病率约为每年6/10万，那些本身就患有血管疾病的妇女发病风险更高。非妊娠状态下，马方综合征患者中主动脉夹层的发生率为170/10万，Turner综合征患者为36/10万，BAV为31/10万。妊娠会导致这种风险增加25倍。显然，主动脉夹层会造成致命性后果。在一项关于荷兰产妇死亡率的研究中，产妇死亡总数的50%（每10万例分娩中有3例）可归因于主动脉夹层。主动脉夹层可发生在妊娠早期（5%）、中期（10%）、晚期（50%）和产后（20%）。

自发性冠状动脉夹层（spontaneous coronary artery dissection，SCAD）可能占所有

急性冠脉综合征的1%～4%，但其中有35%的女性患者发病年龄小于50岁。SCAD是导致妊娠相关心肌梗死最常见的原因，占43%。妊娠相关的SCAD常预示着肌钙蛋白升高、左心室功能降低、充血性心力衰竭和心源性休克等不良结局。这种情况大多数发生在妊娠晚期或产后早期，产后第1周发病率最高；然而，也有报道，妊娠相关的SCAD也会发生在妊娠2周后和产后12个月以上（尤其是哺乳期）的妇女中。

第二节 血管疾病

许多血管疾病会增加妊娠期间发生心血管并发症的风险，其中一些还伴有潜在的遗传异常。有血管并发症的妇女应该接受检查，以确定是否有潜在的血管疾病，并适时进行遗传咨询。主动脉夹层的其他危险因素，包括既往心脏手术史和心导管术史；能增加血管壁压力和促进血管撕裂的因素，包括高血压、嗜铬细胞瘤、可卡因和其他兴奋剂、举重和剧烈Valsalva动作、创伤、减速伤、巨大的精神压力和分娩。而高血压是主动脉瘤和主动脉夹层最常见的危险因素。具体的血管疾病包括马方综合征、EDS、BAV、Turner综合征和FMD（表13.1）。

表13.1 血管疾病、表型、基因突变及妊娠管理

血管疾病	临床表型	血管特点	基因突变	妊娠前外科手术	管理	产后随访监测
马方综合征	• 主动脉扩张 • 晶状体异位 • 多种特征性肌肉骨骼、皮肤、肺、中枢神经系统异常	• 主动脉扩张（在60%～80%患者中），通常从根部开始	FBN1	主动脉直径≥45 mm（或小于，如果合并其他危险因素）	• β受体阻滞剂 • 考虑添加ARB（但妊娠期禁忌） • 有限的数据表明避免使用CCB	• 早期超声和CT/MRI检查；6个月时 • 如果病情稳定，每3～5年进行一次超声联合CT/MRI检查（如果需要筛查降主动脉/腹主动脉，需超过一次） • 如果稳定且＜45 mm，则每年进行一次影像学检查 • 如果≥45 mm，则应更频繁（每6个月一次）
Loeys-Dietz综合征	• 颅面部（斜视、悬雍垂裂、腭裂）	• 动脉纡曲 • 夹层常发生在主动脉根部，但可广泛累及动脉	TGFBR1 TGFBR2 SMAD3 TGFB2 TGFB3	主动脉直径≥45mm（或小于，如果合并其他危险因素）	• 考虑预防性手术 • 考虑使用ARB和（或）β受体阻滞剂	• 每年进行从大脑到盆腔血管的MRI或CT检查

续表

血管疾病	临床表型	血管特点	基因突变	妊娠前外科手术	管理	产后随访监测
血管型Ehlers-Danlos（Ⅳ型）综合征	• 皮肤薄而透明 • 容易擦伤 • 面部特征（皮肤紧绷、鼻子狭窄、嘴唇薄） • 内脏器官破裂	• 主动脉扩张的发生可能不先于主动脉夹层 • 整个主动脉和分支均有病变风险	COL3A1-Ⅲ型前胶原	妊娠被视为禁忌 危及生命的并发症或高危动脉瘤应行手术治疗	噻利洛尔或其他β受体阻滞剂可降低发生主动脉夹层的风险	• 每年应行颈动脉和腹部超声检查 • 考虑胸主动脉监测
家族性TAAD	• 非综合征性 • 表现多样（即动脉导管未闭、网状青斑等）	• 可能在没有发生扩张的情况下发生夹层	ACTA2 MYH11 TGFBR2 MYLK PRKG1	主动脉直径≥50 mm；但缺乏证据支持，需要关注家族史	• 可考虑β受体阻滞剂，但证据有限	• 考虑常规连续筛查 • 筛查高危亲属
Turner综合征	• 身材矮小 • 卵巢早衰 • 代谢综合征（肥胖、糖耐量受损、高脂血症） • 高血压	• 30%与BAV相关，12%与主动脉缩窄相关 • 主动脉根部/升主动脉扩张	45XO核型	ASI≥27 mm/m²	• 根据BSA测量主动脉直径指数 • 考虑使用ARB/ACEI和（或）β受体阻滞剂	基于主动脉直径的TTE/MRI监测
二叶式主动脉瓣	• 占总人口的2%每年增加	• 升主动脉扩张，与瓣膜功能无关	NOTCH1	主动脉直径≥50mm（有学者认为>45 mm；或每年增宽≥5mm）	• 如果主动脉扩张，在妊娠期间应考虑使用β受体阻滞剂	• MRI或CT评估整个主动脉 • 筛查一级亲属 • 个体化影像学随访
FMD	• 动脉壁的特发性病变导致动脉瘤、纤曲和夹层	• 动脉瘤可发生在肾脏、颈动脉、颅内、肠系膜、冠状动脉和主动脉	可能是散发性 PHACTR1	不适用	• 高血压的管理	• 个体化影像学随访 • SCAD患者产后需要行从大脑至骨盆的影像学监测来评估FMD

备注：主动脉瘤的其他危险因素：主动脉夹层家族史，增长速度≥3mm/年，高血压。可能影响进行预防性主动脉修补手术决策的因素，包括严重的二尖瓣或主动脉瓣反流以及其他心脏手术的适应证，如冠状动脉旁路移植术

缩写：*TGFBR1* = TGF-β受体1；*TGFBR2* = TGF-β受体2；*SMAD3* = SMAD家族成员3；*TGFB2* = TGF-β2配体；*TGFB3* = TGF-β3配体；*ACTA2* = 平滑肌α-2肌动蛋白；*MYH11* = 肌球蛋白重链11；*TGFBR2* = TGFβ受体2；*MYLK* = 肌球蛋白轻链激酶；*PRKG1* = cGMP依赖性蛋白激酶Ⅰ；BSA = 体表面积；ARB = 血管紧张素受体阻滞剂；ACEI = 血管紧张素转化酶抑制剂；FMD = 肌纤维发育不良；SCAD = 自发性冠状动脉夹层；*FBN1* = 原纤维蛋白-1基因；CCB = 钙通道阻断剂；TAAD = 胸主动脉瘤及主动脉夹层；ASI = 升主动脉大小指数；PHACTR1 = 磷酸酶和肌动蛋白调控因子1；TTE/MRI = 经胸超声心动图/磁共振成像

一、马方综合征

马方综合征是一种常染色体显性遗传疾病，由编码细胞外基质蛋白原纤维蛋白1的基因（15号染色体上的 *FBN-1* 基因）发生突变引起的，马方综合征估计发病率为1/5000。该病可累及骨骼、眼和心血管系统，大多数患者都有心血管系统的累及，而主动脉扩张大大增加了发病和死亡风险；瓣膜性疾病，包括主动脉瓣反流、二尖瓣和三尖瓣脱垂，可导致心律失常和心力衰竭，妊娠期可发生胎膜早破。由于临床异质性的存在，即使是具有相同基因突变的个体，该病诊断的复杂性也会大大增加。最初的诊断标准，被称为 *Ghent Nosology* 标准，发表于1996年，后来经过修订，又涵盖了许多不具有原纤维蛋白1突变的患者。尽管如此，诊断仍具有一定的挑战性，需要多学科团队的参与，比如临床遗传学。有的患者只有在妊娠期间出现危及生命的并发症后才得以诊断。

二、血管性Ehlers-Danlos综合征

血管性Ehlers-Danlos综合征（Vascular Ehlers-Danlos syndrome，EDS）（Ⅳ型）是一种与 COL3A1 基因突变相关的常染色体显性遗传病。EDS患者由于容易发生动脉、肠道和子宫破裂，早期死亡风险很高。动脉并发症会以难以预测的方式出现，而即使没有动脉扩张，鉴于血管组织脆性，进行外科手术修复也具有很大的挑战性。血管性EDS患者有较高发生产科并发症的风险，产妇可因动脉夹层或子宫破裂而死亡。在一项针对81例妊娠病例的研究中，12名（14.8%）妇女死亡。随后对565名孕妇的研究表明，该病的动脉夹层发生率为9.2%，子宫破裂发生率为2.6%，死亡率为6.5%。EDS妇女还往往具有其他产科并发症，包括耻骨联合分离、严重产后出血和早产等。由于死亡率高，血管性EDS被认为是妊娠的禁忌，但共同决策仍是十分必要的，那些选择妊娠的妇女应在特定的中心由多学科小组进行跟踪随访。

三、二叶式主动脉瓣

二叶式主动脉瓣（bicuspid aortic valve，BAV）是最常见的先天性心脏病之一，人群中的发生率约为1%。BAV与升主动脉的组织结构异常相关，可导致血管扩张和动脉瘤。在年龄＜40岁的主动脉夹层患者中，BAV的发生率约为9%。BAV患者需通过查体和影像学检查来明确是否存在主动脉缩窄，因为缩窄可能增加发生主动脉瘤的风险。BAV患者的一级亲属也应进行超声心动图筛查，以评估瓣膜病和主动脉病变（Ⅱa级）。

四、Turner综合征

Turner综合征是由部分或全部X染色体丢失引起的，每2500名妇女中就会有1例患者。患有Turner综合征的妇女自然妊娠时可出现嵌合体（0.5%～10%），即使是在辅助生育下也会发生。妇女在计划生育前应进行心血管评估，因为Turner综合征与先天性心脏病、主动脉扩张、高血压、糖尿病、动脉粥样硬化性疾病及子痫前期发生相关。血压控制和糖尿病管理十分重要。在妊娠期，因主动脉夹层而导致死亡的风险可能为2%，并且该风险可能会随着合并BAV和（或）主动脉缩窄而进一步增加。

五、肌纤维发育不良

肌纤维发育不良（fibromuscular dysplasia，FMD）是一种与动脉纡曲、狭窄和动脉瘤有关的血管疾病，最常见于肾动脉、颈动脉和颅内动脉，可出现冠状动脉夹层和主动脉瘤。患有SCAD的患者经常在其他动脉循环中被诊断为FMD。由于动脉瘤和夹层的高发生率，建议每位FMD患者（每年）接受一次从头至盆腔的CTA或MRA横断面成像检查。患有高血压、严重持续性头痛、TIA或脑卒中、动脉瘤、肾梗死或存在腹部或颈动脉杂音的年轻女性应警惕FMD的发生。

第三节　妊娠期血管并发症

妊娠期血流动力学压力（血容量、心率、每搏输出量和心排血量的增加），部分被降低的外周血管阻力和舒张压所抵消，但仍有增加妊娠期血管并发症风险的可能。此外，妊娠激素变化引起的主动脉组织学改变，包括酸性黏多糖的减少、弹性纤维正常波纹的缺失以及主动脉网织蛋白纤维的断裂，均可导致血管脆性增加。血流动力学和激素的变化增加了血管夹层形成的易感性，特别是在合并结缔组织疾病或肌纤维发育不良相关血管结构异常妇女中。分娩可导致主动脉和冠状动脉剪切力增加。并发症可能随时发生在妊娠各个时期，但在妊娠中期或产后风险最高。患有SCAD的妇女中，产后第一个月发病率最高，特别是在产后第1周，说明与子宫收缩和产后血容量大量增加有关。

患有血管疾病的妇女在妊娠期间会出现各种并发症，包括心肌梗死、心源性休克、出血、心力衰竭、心律失常和静脉血栓栓塞。而最严重的两个并发症分别是主动脉夹层和冠状动脉夹层。

一、主动脉夹层

主动脉夹层发生在主动脉中层分离，导致壁内血管内出血和血液积聚，并出现突发、难以忍受的、撕裂样并放射到背部的疼痛。主动脉夹层可向下扩散至主动脉瓣引起主动脉瓣反流，或使血液进入心包腔引起心脏压塞。如果累及分支血管、冠状动脉、颈动脉、脊髓动脉或内脏动脉可能发生缺血。

将胸主动脉夹层进行准确的分型十分重要。Stanford分型包括A型夹层（累及升主动脉）和B型夹层（累及降主动脉，不累及升主动脉）两型（图13.1）。

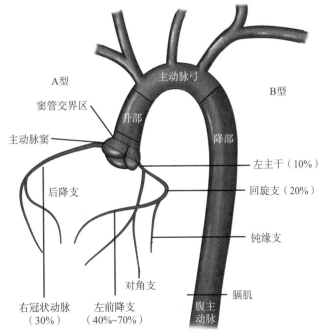

图13.1　不同夹层发生率的主动脉和冠状动脉的解剖分型

DeBakey分类将主动脉夹层分为累及主动脉、主动脉弓和降主动脉（Ⅰ型）、局限于升主动脉（Ⅱ型）和累及降主动脉（Ⅲ型）三类。主动脉夹层的早期准确诊断至关重要（图13.2）。

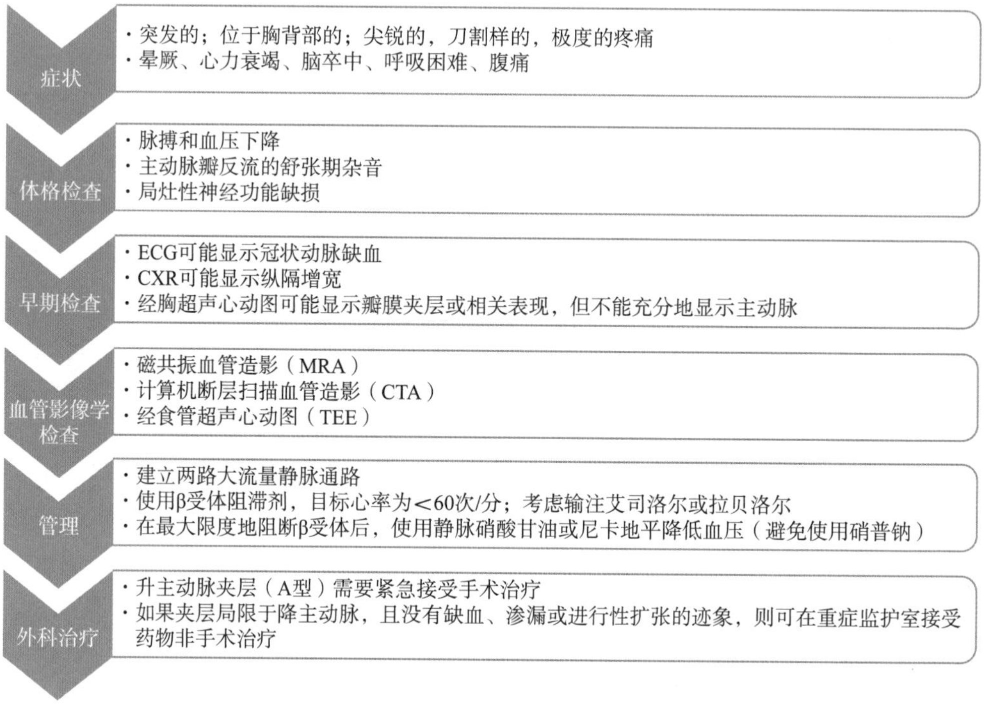

症状
- 突发的；位于胸背部的；尖锐的，刀割样的，极度的疼痛
- 晕厥、心力衰竭、脑卒中、呼吸困难、腹痛

体格检查
- 脉搏和血压下降
- 主动脉瓣反流的舒张期杂音
- 局灶性神经功能缺损

早期检查
- ECG可能显示冠状动脉缺血
- CXR可能显示纵隔增宽
- 经胸超声心动图可能显示瓣膜夹层或相关表现，但不能充分地显示主动脉

血管影像学检查
- 磁共振血管造影（MRA）
- 计算机断层扫描血管造影（CTA）
- 经食管超声心动图（TEE）

管理
- 建立两路大流量静脉通路
- 使用β受体阻滞剂，目标心率为<60次/分；考虑输注艾司洛尔或拉贝洛尔
- 在最大限度地阻断β受体后，使用静脉硝酸甘油或尼卡地平降低血压（避免使用硝普钠）

外科治疗
- 升主动脉夹层（A型）需要紧急接受手术治疗
- 如果夹层局限于降主动脉，且没有缺血、渗漏或进行性扩张的迹象，则可在重症监护室接受药物非手术治疗

图13.2　主动脉夹层的诊断与管理流程

（一）主动脉夹层的症状

1.疼痛　90%患者出现胸部或背部的突发急性疼痛，其特征是剧烈的、刀割样、难以忍受的疼痛，这与以往患者经历过的任何疼痛都不同，这会直接导致患者在几分钟到几小时立即就医。症状表现与主动脉受累的血管相关。症状可能还包括心力衰竭、脑卒中、急性冠脉综合征、心脏压塞或腹痛。无痛性夹层并不常见，但也可能发生。

2.晕厥　意识丧失的发生率为5%～10%，常提示头臂血管受累或心脏压塞。

（二）主动脉夹层的体格检查

1.脉压差　应在床旁迅速检查患者的双侧脉搏。外周血管血流受阻可表现为颈动脉、肱动脉、桡动脉或股动脉搏动不对称或减少。两侧手臂的收缩压可能相差＞20 mmHg。

2.血压　尽管高血压是导致主动脉夹层发生的一个危险因素，但有12%的A型升主动脉夹层患者出现低血压，这可能是由于急性主动脉瓣反流、心脏压塞或头臂血管灌注不足导致的肱动脉袖带压力减低。

3.心脏杂音　主动脉瓣反流引起舒张期递减性杂音，发生于主动脉夹层延伸至主动脉瓣时，有1/2～2/3的升主动脉夹层病例合并此现象。其他相关表现包括脉压增宽、低血压和（或）心力衰竭。

4.局灶性神经功能受损　当分支动脉受累时，可出现神经功能受损症状，包括脑卒中或意识改变（颈动脉受累）、声音嘶哑（喉返神经受压）或急性截瘫（脊髓缺血）。

（三）主动脉夹层诊断性检查

初步检查：

1.心电图（electrocardiogram，ECG）　如果主动脉夹层累及冠状动脉，可能会出现与急性心肌梗死一致的表现，但这并不总能在ECG上体现出来。

2.胸片（chest radiograph，CXR）　CXR上可见主动脉轮廓增宽，但敏感性有限，仍然需要额外的影像学检查。

3.D-二聚体　如果D-二聚体水平低于500 ng/ml或阴性可能有助于排除主动脉夹层。

4.肌钙蛋白　肌钙蛋白水平升高可提示心肌缺血，这是由于夹层扩展到冠状动脉，或者是低血压引起心内膜下缺血所导致的。

5.经胸超声心动图（transthoracic echocardiogram，TTE）　TTE可显示主动脉根部的夹层瓣、主动脉瓣反流或填塞，但缺少必要的特异性，也不能充分显示整个主动脉的情况。

（四）诊断性血管影像检查

1.磁共振血管造影（magnetic resonance angiography，MRA）　使用钆造影剂进行的主动脉MRA的敏感性和特异性为95%～100%。MRA仅适用于血流动力学稳定的患者，并需在充分监测下进行。尽管钆造影剂在妊娠期间常避免使用，但有时其益处大于风险。

2.计算机断层扫描血管造影（computed tomographic angiography，CTA）　CTA的优点是广泛应用和快速性。在妊娠期间，孕产妇通常需要避免电离辐射，但鉴于主动脉夹层较高的母体和胎儿死亡率，其对诊断主动脉夹层仍具有必要性。

3.经食管超声心动图（transesophageal echocardiography，TEE）　TEE可用于妊娠期或血流动力学不稳定的患者，这些患者通常不能保证能安全地送至检查室接受扫描。然而，操作者的可获得性、专业性，以及行食管插管需要镇静所带来的可能加重低血压的风险使其具有局限性。

（五）急性主动脉夹层的管理

升主动脉夹层是一种外科急症，必须尽早进行会诊。降主动脉夹层也可能需要进行急诊手术，尤其是具有分支血管受累或其他灌注不良的表现。

早期处理包括建立大流量静脉通路和对心率和血压的持续监测，最好使用动脉导管。主动脉夹层的标准治疗包括将心率控制在每分钟60次以下，并将收缩压控制在100～120 mmHg。母胎医学专家也应参与对胎儿情况的监测。β受体阻滞剂既能降低高血压，也能降低血管壁搏动的压力，以减低血管剪切力。艾司洛尔或拉贝洛尔是一线治疗选择。如果最大心率＜60次/分后收缩压仍＞100 mmHg，则应输注血管扩张剂如硝酸甘油或尼卡地平以进一步降低血压。硝普钠可引起胎儿氰化物中毒，应避免使用。其他治疗包括静脉注射阿片类药物镇痛，使用foley导尿管监测尿量和肾灌注情况等。只有那些不需要紧急/急诊手术或行支架置入的患者才可在重症监护室接受非手术治疗。动脉夹层患者应转移到可立即手术的医学服务中心。

如果在妊娠期间发生急性A型主动脉夹层，手术策略取决于孕产妇的孕周。在妊娠28周之前，通常建议在保持胎儿在宫内的状态下对患者进行心脏手术。如果胎儿是可存活的，可以考虑先行剖宫产，然后直接进行手术修补主动脉。

对于B型夹层，严格的降压治疗是通常情况下的早期管理策略。以下情况的B型主动脉夹层需手术治疗：血管渗漏、血管破裂、进行性主动脉扩张、难以控制的高血压、动脉干受损、在接受适当药物治疗后仍有进展性血管夹层或持续反复的疼痛等。

二、自发性冠状动脉夹层

自发性冠状动脉夹层（spontaneous coronary artery dissection，SCAD）是指血管内膜撕裂或出血引起的血管中膜出血，管壁内的血肿在压力下扩张形成假腔。无论是否伴有动脉粥样硬化，SCAD均可发生。在40%～70%的病例中，最常受影响的血管是左前降支（图13.1）。夹层通常发生在单个冠状动脉中，但可能涉及多个血管和不相连的节段。患者可能出现STEMI、NSTEMI或其他危及生命的心律失常。

（一）SCAD的症状

任何患有胸痛或其他心绞痛的孕妇都应考虑急性冠脉综合征和SCAD的诊断，尤其是在没有典型动脉粥样硬化危险因素的情况下。SCAD的体征和症状与急性心肌梗死相似，96%的病例伴有胸痛。其他症状包括颈部、背部、一侧或双侧上肢疼痛、恶心呕吐、大汗和气短。

（二）SCAD诊断性检查

1.心电图（electrocardiogram，ECG）。对于有胸痛或其他急性冠脉综合征相关症状的妇女，应立即进行ECG检查。SCAD可能表现为STEMI或NSTEMI。即使ECG上没有缺血的迹象，也应该保持高度怀疑，需要重复检查ECG来监测动态变化和发现危及生命的心律失常。

2.肌钙蛋白升高表明冠状动脉缺血。肌钙蛋白应该在任何有胸痛或心绞痛症状的女性中进行连续测量。

3.冠状动脉造影是诊断ACS的金标准，也包括孕妇，不过应当尽可能降低辐射剂量。有经验的检查人员可以通过造影识别出几种不同类型的SCAD。其他影像学检查包括光学相干断层成像和血管内超声；而且，额外的检查可能增加夹层进展风险。

4.冠状动脉计算机断层血管造影（coronary computed tomography angiography，CCTA）可以被认为是一种无创性的诊断方法，用于低风险妇女的诊断，但可能缺乏敏感性。CCTA还涉及辐射和造影剂，还可能需要使用高剂量的β受体阻滞剂。

（三）SCAD的管理

经有限的血管造影诊断后，通常推荐非手术治疗（图13.3）。稳定的低风险NSTEMI、具有正常的TIMI 3级血流或无严重狭窄患者可以选择非手术治疗。目前仅有有限的数

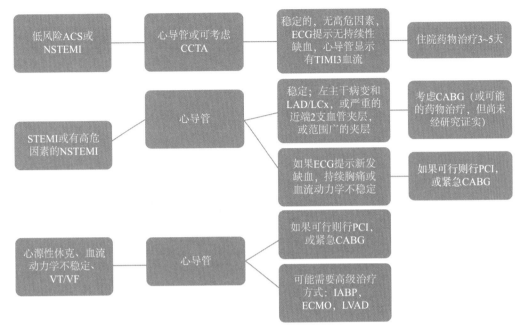

图 13.3　自发性冠状动脉夹层（SCAD）的处理流程

缩写：ACS =急性冠脉综合征；VT/VF =室性心动过速 / 心室颤动；CCTA =冠状动脉计算机断层血管造影；ECG =心电图；LAD =左前降支；LCx =左回旋支；PCI =经皮冠脉介入术；CABG =冠状动脉旁路移植术；IABP =主动脉内球囊反搏；ECMO =体外膜肺氧合；LVAD =左心室辅助装置；NSTEMI =非 ST 段抬高心肌梗死

据支持后续进行压力检查或冠状动脉造影。出现 STEMI、NSTEMI 并伴有持续缺血、状态不稳定或血流动力学不稳定的患者应通过直接经皮冠脉介入术（percutaneous coronary intervention，PCI）或旁路移植手术进行血运重建。鉴于血管壁的脆性，行冠状动脉内固定术有进一步扩大夹层的危险。其他的技术难点包括：导丝难以穿过真腔、侧支闭塞、支架边缘血管夹层、远端小血管中的夹层，以及血管广泛夹层时使用长支架可能带来的支架内血栓形成的高风险等。如果可疑心源性休克，必须将患者转运到有紧急机械循环支持和能密切监测母胎情况的设施或机构，并应时刻准备计划终止妊娠，以防病情恶化。

SCAD 后的药物治疗包括长期服用阿司匹林、β 受体阻滞剂和使用 1 年的氯吡格雷。如果患者合并血脂异常，可使用他汀类药物。β 受体阻滞剂治疗可降低复发性 SCAD 的风险。

第四节　女性血管疾病的管理

一、妊娠前管理

考虑到妊娠期风险，孕前咨询对患有血管疾病的妇女至关重要。应根据妇女潜在的疾病状况给予不同的建议。患有主动脉病变的妇女在计划妊娠前应进行整个主动脉的 MRI（或 CT）检查。表 13.1 显示了妊娠前考虑行手术治疗的主动脉直径。其他危险因素，包括主动脉夹层或猝死的家族史、动脉瘤增长速度（直径增加≥ 5 mm/ 年）和（或）主动脉瓣反流恶化。即使在主动脉置换术后，远端主动脉或其他血管床的夹层风险仍然存在；然而，危险程度尚不清楚，主要取决于潜在的结缔组织疾病。孕前咨询还应包括讨论妊娠期间需要进行心胸外科手术的可能性，以及关于主动脉夹层相关症状和紧急医疗护理需求的宣传教育。通常，患有主动脉夹层或血管性EDS的妇女不建议妊娠。

针对患有SCAD的妇女，关于妊娠后安全性的资料很少，无论SCAD是否与妊娠相关，通常认为SCAD是妊娠的禁忌。射血分数＜40%的妇女在妊娠期间发生心力衰竭和左心室功能恶化的风险较高，可能处于高危状态，对于这些妇女通常也建议避免妊娠。

孕前咨询还应包括对使用药物的重新审视。中止避孕后，需要立即停用血管紧张素转化酶抑制剂（angiotensin-converting enzyme inhibitors，ACEI）和血管紧张素受体拮抗剂（angiotensin-receptor blocker，ARB）等药物。胎儿畸形与妊娠早期暴露有关，尽管最近的一项研究报告显示没有增加风险。β受体阻滞剂可以减缓主动脉扩张的速度，减少主动脉并发症，但资料有限。如果已经服用β受体阻滞剂，通常建议在妊娠期间继续使用，或者可开始用于患有马方综合征、血管性EDS、遗传性胸主动脉疾病或Loeys-Dietz综合征的妇女中。β受体阻滞剂也可用于BAV或Turner综合征合并主动脉扩张的妇女，以及有SCAD病史的妇女。美托洛尔通常是妊娠期的首选。孕前咨询还应包含针对β受体阻滞剂与胎儿宫内生长受限之间关系的讨论。

遗传咨询很重要，因为某些情况会增加后续并发症的风险，并且可能有50%的机会将疾病遗传给后代（见后续的咨询部分）。经过讨论，如果认为妊娠对母体或胎儿的风险较高，那么计划有效的避孕措施是十分必要的。

二、产前管理

（一）影像学检查

妊娠期主动脉病变的监测取决于主动脉直径和风险水平。ESC妊娠指南建议在整个妊娠期和产后6个月内每4～12周进行一次超声心动图检查，如果主动脉直径较大或认为潜在风险增加，则应更频繁地进行监测。2010年ACC/AHA胸主动脉疾病指南建议在分娩前每月或每2个月对升主动脉进行超声心动图检查。如果在超声心动图上看不到升主动脉的扩张，或者扩张位于主动脉弓或降主动脉或腹主动脉，则应使用无钆的MRI进行连续监测。主动脉测量的大小因检查手段不同而有所不同，不同观察者之间也可能存在轻微差异。胎儿超声心动图可用于遗传性疾病的诊断。

（二）药物

患有主动脉病变、高危血管疾病或既往SCAD的妇女建议在妊娠期间服用β受体阻滞剂，并密切随访，以警惕胎儿生长受限的发生。在患有马方综合征的妇女中，可调整β受体阻滞剂的剂量，使心率至少降低20次/分。严格的血压控制对患有主动脉疾病的妇女来说十分重要；妊娠高血压和子痫前期可能增加主动脉夹层的风险。

（三）妊娠期的手术

急性并发症，如升主动脉夹层或严重的SCAD，可能需要在妊娠期间进行紧急手术。如果主动脉直径＞45mm且增长迅速，可考虑在妊娠期间进行择期手术（ⅡA级建议）。如果胎儿可存活，剖宫产术后可直接进行心胸外科手术。如果胎儿不能存活，建议直接对孕母进行手术治疗。在心胸外科手术期间，可以给予一些改善和预防胎儿不良结局的措施，包括使用持续胎儿监护、脉动流高压灌注和避免体温过低。妊娠期间进行的心脏手术有3%的孕产妇死亡风险，以及高达30%的胎儿死亡风险和3%～6%的新生儿患病率。这时，一个经验丰富的多学科团队来保驾护航是十分重要的，这些学科应包括心胸外科、心脏病学、产科、母胎医学和心脏麻醉学。

第五节　分娩管理

许多结缔组织疾病可增加流产和早产的风险，建议孕妇在妊娠的最后1个月就近居住在分娩中心附近，并且应由一个多学科小组管理患有血管并发症高危风险的妇女。

一、分娩

主动脉病变妇女在分娩期间的目标是避免过度增加主动脉壁压力。在阴道分娩期间，每次宫缩时收缩压和舒张压都会升高；然而，这些血流动力学变化大多是由疼痛和焦虑引起的，并可通过高质量的麻醉缓解。在硬脑膜扩张或脊柱侧弯的情况下，椎管内麻醉是很困难的，这种情况常发生于马方综合征、Loeys-Dietz综合征或EDS患者。剖宫产有导致血流动力学波动、失血增加和出血、感染和血栓栓塞的风险。尽管目前没有研究比较有血管疾病的妇女阴道分娩与剖宫产风险的差异，但对于有主动脉夹层病史、血管性EDS病史或升主动脉＞45 mm的妇女，应考虑剖宫产。如果升主动脉直径＜40 mm，则建议阴道分娩（Ⅰ级推荐）；如果升主动脉直径为40～45mm，应考虑采用加快第二产程以及局部麻醉镇痛的阴道分娩（ⅡA级），但也可考虑剖宫产（ⅡB级）。还应提前预测到马方综合征妇女剖宫产术后产后出血的高风险。患有SCAD的妇女应当以产妇最少用力、被动的第二产程和延迟Valsalva动作为目标进行阴道分娩。ESC指南建议（Ⅰ级）有主动脉扩张或主动脉夹层病史的妇女在经验丰富的中心分娩，该中心有孕心团队并且可以进行心胸外科手术。

二、产时监护

对于高危患者和可疑心肌缺血或心律失常的孕妇，应考虑进行连续心电监护。动脉监测可以用来即时监测血压波动。在高危患者中，应在椎管内麻醉或全身麻醉诱导前放置动脉导管，以减轻血压的波动。中心静脉导管可用于血管活性药物的给药、容量复苏和估计中心静脉压的高低；然而，仅患有活动性动脉夹层、血流动力学不稳定、肺水肿或活动性出血等少数患者需要这种有创监测。肺动脉导管监测一般不用。如果患者有发生主动脉夹层的高风险，或者分娩和分娩机构没有基本的有创监测条件，则应选择其他分娩场所，如心脏重症监护室。

三、分娩用药

患有血管疾病的妇女，在分娩和分娩期间使用的某些药物可能是禁忌使用或谨慎使用的（表13.2）。特布他林、甲基麦角新碱（methergine）、卡前列素氨丁三醇（欣母沛）和肾上腺素可导致高血压和血管收缩，应禁忌使用。催产素可导致全身血压和外周血管阻力降低，在持续输注时应仅使用稀释液，因为大剂量的推注可导致后负荷突然减少和反射性心动过速。如果大剂量使用硫酸镁，可能导致患者呼吸抑制、缺氧和心功能不全，但可谨慎使用。

表13.2 分娩期间使用的药物和血管疾病妇女的注意事项

药物	适应证	副作用	建议
硫酸镁	• 预防癫痫 • 新生儿神经保护	• 高浓度会导致呼吸抑制、缺氧和心功能不全 • 与钙通道阻滞剂联用增加风险	谨慎使用
催产素	• 加强宫缩 • 预防产后出血	• 平均动脉压降低 • 外周血管阻力降低 • 大剂量可引起后负荷骤减和反射性心动过速	不给药 可谨慎地作为稀释液在连续静脉输液中使用
特布他林	• 阻止早产、长时间或频繁子宫收缩	• 高血压和心动过速（1%～10%）	极度谨慎，禁忌
甲基麦角新碱	• 阻止产后出血	• 血管收缩导致高血压和心肌缺血	禁忌
卡前列素氨丁三醇（欣母沛）	• 前列腺素用于难治性疾病产后出血或终止妊娠	• 高血压	避免用于血管疾病或主动脉瘤妇女
肾上腺素	• 用于腰-硬联合麻醉或硬膜外麻醉	• 强烈血管收缩与高血压和心动过速	避免用于主动脉疾病和冠状动脉夹层妇女

第六节　产后护理

一、主动脉疾病

（一）影像学检查

产后4～6周是主动脉夹层发生的高危时期。根据个体的风险和主动脉宽度，随访可以从每周影像学检查一次到产后仅一次不等。在下次妊娠前，应该对整个主动脉进行影像学检查，最好使用含钆MRI。

（二）避孕

可靠的避孕措施对具有妊娠高危风险的妇女是必不可少的。激素避孕与主动脉扩张和主动脉夹层发生的相关证据尚不确切。高血压是激素避孕的副作用，需要进行管理和干预。

（三）预后与复发

当患者咨询再次妊娠时，应考虑其长期生存率。主动脉疾病的自然病程往往会随时间的推移呈现进行性扩张，但目前已报道的结局有多种，总体风险则取决于基础状况、主动脉大小和相关的危险因素。妊娠前主动脉根部修复并不能消除妊娠期主动脉夹层的风险，因为主动脉的其他部位也可能会受累。据报道，急性主动脉夹层患者，10年的总生存率为37% ~ 88%，并且这与妊娠无关。有主动脉夹层病史的妇女不宜妊娠。根据主动脉瘤的严重程度，应提前咨询心脏病专家、遗传学家和产科医师或心胸外科医师。

（四）遗传咨询

年轻时出现主动脉疾病提示有较高遗传相关的胸主动脉疾病风险。患者应报告所有与主动脉瘤、脑动脉瘤、主动脉扩张、主动脉夹层和腹主动脉瘤相关的一级亲属家族病史。通常建议咨询遗传学家，必须解决遗传性疾病带给儿童的风险问题，特别是考虑到存在50%的马方综合征、Loeys-Dietz综合征和血管EDS的遗传风险，这些都是常染色体显性遗传疾病。BAV和动脉缩窄的基因遗传倾向并没有那么明确，如果已知父母的基因突变，产前诊断和绒毛膜绒毛取样或羊膜穿刺术可以用来检测胎儿的突变。进行这些手术有1%的流产风险，只有在检测结果可决定是否终止妊娠时才被建议检查。另外，体外受精植入前遗传学诊断可用于筛选那些未受已知突变影响的胚胎。

二、SCAD

（一）影像学检查

患有SCAD的妇女产后应进行全身横断面成像（最好采用计算机断层血管造影），以诊断伴发的纤维肌肉发育不良，并诊断其他的动脉夹层或动脉瘤。

（二）避孕

据推测，女性性激素与SCAD的病理生理学改变有关，SCAD后女性激素避孕和激素替代疗法需谨慎。如果存在其他可靠的选择，避免使用激素避孕可能是合理的。

（三）预后与复发

SCAD患者复发率高。一项前瞻性研究报道有10.4%的SCAD患者复发，而另一组研究报告复发率为17.2%，估计10年内合并主要不良心脏事件（死亡、心力衰竭、心肌梗死和SCAD复发）的发生率为47%。在一个由8名妇女组成的小样本病例队列中，有一名妇女在产后9周时发生了左侧主干血管的复发性SCAD，导致大面积心肌梗死，以致必须急诊行冠状动脉旁路移植术。尽管数据有限，但许多专家建议禁止妊娠，因为妊娠期复发和出现并发症的风险很高。选择继续妊娠的妇女应该由一个包括母胎医学和心脏病学专家在内的多学科团队进行密切跟踪随访。

总结

在妊娠期及妊娠后，患有血管疾病的妇女出现包括主动脉和冠状动脉夹层在内的灾难性并发症的风险增加。医师应保持高度怀疑，防止漏诊，并确保早期、准确的治疗。诊断为主动脉病变或SCAD的患者应立即检查以发现潜在的结缔组织疾病，并向其提供适当的遗传咨询。

患有血管疾病的妇女在妊娠期间和分娩后早期更容易出现并发症。不幸的是，对于潜在血管疾病的妇女来说，早期的表现就可能是致命性的并发症，如主动脉或冠状动脉夹层，并且可能发生在妊娠期间。可能导致妇女血管并发症风险增加的疾病包括结缔组织疾病，如马方综合征、EDS和Loeys-Dietz综合征；其他与主动脉病变相关的疾病，如BAV和Turner综合征；以及全身性血管疾病，如纤维肌肉发育不良等。这些情况增加了产妇的、分娩过程的及胎儿的并发症风险，适当的治疗需要多个亚专业学科的共同合作。本章讨论了影响妇女妊娠期间的血管疾病，需要特别关注一些严重的并发症，包括主动脉夹层和自发性冠状动脉夹层。本章还回顾了产前、产时和产后的管理和孕前咨询建议。此外，应考虑为患者提供遗传咨询和后代的产前诊断。

（李璐瑶　赵扬玉　译）

参 考 文 献

1. la Chapelle C，Schutte J，Schuitemaker N，Steegers E，van Roosmalen J. Maternal mortality attributable to vascular dissection and rupture in the Netherlands：A nationwide confidential enquiry. *BJOG An Int J Obstet Gynaecol*. 2012 Jan 1；119（1）：86-93.

2. Saw J，Ricci D，Starovoytov A，Fox R，Buller CE. Spontaneous coronary artery dissection：Prevalence of predisposing conditions including fibromuscular dysplasia in a tertiary center cohort. *JACC Cardiovasc Interv*. 2013 Jan 1；6（1）：44-52.

3. Jondeau G et al. Aortic event rate in the Marfan population. *Circulation*. 2012 Jan 17；125（2）：226-32.

4. Højbjerg Gravholt C et al. Clinical and epidemiological description of aortic dissection in Turner's syndrome. *Cardiol Young*. 2006 Oct 20；16（05）：430.

5. Michelena HI et al. Incidence of aortic complications in patients with bicuspid aortic valves. *JAMA*. 2011 Sep 14；306（10）：1104.

6. Nasiell J，Lindqvist PG. Aortic dissection in pregnancy：The incidence of a life-threatening disease. *Eur J Obstet Gynecol Reprod Biol*. 2010 Mar 1；149（1）：120-1.

7. Huisman CM，Zwart JJ，Roos-Hesselink JW，Duvekot JJ，van Roosmalen J. Incidence and predictors of maternal cardiovascular mortality and severe morbidity in the Netherlands：A prospective cohort study. *PLOS ONE*. 2013 Feb 14；8（2）：e56494.

8. Wanga S，Silversides C，Dore A，de Waard V，Mulder B. Pregnancy and thoracic aortic disease：Managing the risks. *Can J Cardiol*. 2016 Jan 1；32（1）：78-85.

9. Statement AHAS et al. Spontaneous Coronary Artery Dissection：Current State of the Science a Scientific Statement from the American Heart Association. *Circulation*. 2018；137（19）：e523-57.

10. Elkayam U et al. Pregnancy-associated acute myocardial infarction. *Circulation*. 2014 Apr 22；129（16）：

1695-702.

11. Ito H，Taylor L，Bowman M，Fry ETA，Hermiller JB，Van Tassel JW. Presentation and therapy of spontaneous coronary artery dissection and comparisons of postpartum versus nonpostpartum cases. *Am J Cardiol*. 2011 Jun 1；107（11）：1590-6.

12. Tweet MS，Hayes SN，Codsi E，Gulati R，Rose CH，Best PJM. Spontaneous coronary artery dissection associated with pregnancy. *J Am Coll Cardiol*. 2017 Jul 25；70（4）：426-35.

13. Saw J et al. Spontaneous coronary artery dissection. *Circ Cardiovasc Interv*. 2014 Oct；7（5）：645-55.

14. Judge DP，Dietz HC. Marfan's syndrome. *Lancet*. 2005 Dec 3；366（9501）：1965-76.

15. Goyal A，Keramati AR，Czarny MJ，Resar JR，Mani A. The genetics of aortopathies in clinical cardiology. *Clin Med Insights Cardiol*. 2017；11：1179546817709787.

16. Goland S，Elkayam U. Cardiovascular problems in pregnant women with Marfan syndrome. *Circulation*. 2009 Feb 3；119（4）：619-23.

17. Goland S，Elkayam U. Pregnancy and Marfan syndrome. *Ann Cardiothorac Surg*. 2017 Nov；6（6）：642-53.

18. Loeys BL et al. The revised Ghent nosology for the Marfan syndrome. *J Med Genet*. 2010 Jul 1；47（7）：476-85.

19. Pepin M，Schwarze U，Superti-Furga A，Byers PH. Clinical and genetic features of Ehlers-Danlos syndrome type IV，the vascular type. *N Engl J Med*. 2000 Mar 9；342（10）：673-80.

20. Murray ML，Pepin M，Peterson S，Byers PH. Pregnancy-related deaths and complications in women with vascular EhlersDanlos syndrome. *Genet Med*. 2014 Dec 12；16（12）：874-80.

21. Regitz-Zagrosek V et al. ESC Guidelines for the management of cardiovascular diseases during pregnancy. *Heart J*. 2018 Sep 7；39（34）：3165-241.

22. Braverman AC. Aortic involvement in patients with a bicuspid aortic valve. *Heart*. 2011 Mar 15；97（6）：50-613.

23. Januzzi JL et al. Characterizing the young patient with aortic dissection：Results from the international registry of aortic dissection（IRAD）. *J Am Coll Cardiol*. 2004 Feb 18；43（4）：665-9.

24. Stout KK et al. 2018 AHA/ACC guideline for the management of adults with congenital heart disease. *J Am Coll Cardiol*. 2018 Aug 16；25255.

25. Chevalier N et al. Materno-fetal cardiovascular complications in turner syndrome after oocyte donation：Insufficient prepregnancy screening and pregnancy follow-up are associated with poor outcome. *J Clin Endocrinol Metab*. 2011 Feb 1；96（2）：E260-7.

26. Cabanes L et al. Turner syndrome and pregnancy：Clinical practice. Recommendations for the management of patients with Turner syndrome before and during pregnancy. *Eur J Obstet Gynecol Reprod Biol*. 2010 Sep 1；152（1）：18-24.

27. Practice Committee of the American Society for Reproductive Medicine. Increased maternal cardiovascular mortality associated with pregnancy in women with Turner syndrome. *Fertil Steril*. 2012 Feb 1；97（2）：282-4.

28. Gornik HL et al. First International Consensus on the diagnosis and management of fibromuscular dysplasia. *Vasc Med*. 2019 Jan 16；24（5）. doi：1358863X1882181.

29. Adlam D et al. European Society of Cardiology，acute cardiovascular care association，SCAD study group：A position paper on spontaneous coronary artery dissection. *Eur Heart J*. 2018；39（36）：3353-68.

30. Hytten F. Blood volume changes in normal pregnancy. *Clin Haematol*. 1985 Oct；14（3）：601-12.

31. Thornburg KL, Jacobson S-L, Giraud GD, Morton MJ. Hemodynamic changes in pregnancy. *Semin Perinatol*. 2000 Feb 1; 24 (1): 11-4.

32. Manalo-Estrella P, Barker AE. Histopathologic findings in human aortic media associated with pregnancy. *Arch Pathol*. 1967 Apr; 83 (4): 336-41.

33. Nolte JE, Rutherford RB, Nawaz S, Rosenberger A, Speers WC, Krupski WC. Arterial dissections associated with pregnancy. *J Vasc Surg*. 1995 Mar 1; 21 (3): 515-20.

34. Immer FF et al. Aortic dissection in pregnancy: Analysis of risk factors and outcome. *Ann Thorac Surg*. 2003 Jul 1; 76 (1): 309-14.

35. Nallamothu BK et al. Syncope in acute aortic dissection: Diagnostic, prognostic, and clinical implications. *Am J Med*. 2002 Oct 15; 113 (6): 468-71.

36. Hagan PG et al. The International Registry of Acute Aortic Dissection (IRAD). *JAMA*. 2000 Feb 16; 283 (7): 897.

37. Bossone E et al. Coronary artery involvement in patients with acute type A aortic dissection: Clinical characteristics and inhospital outcomes. *J Am Coll Cardiol*. 2003 Mar 19; 41 (6): 235.

38. Suzuki T et al. Diagnosis of acute aortic dissection by D-dimer: The International Registry of Acute Aortic Dissection substudy on biomarkers(IRAD-Bio)experience. *Circulation*. 2009 May 26; 119(20): 2702-7.

39. Gebker R, Gomaa O, Schnackenburg B, Rebakowski J, Fleck E, Nagel E. Comparison of different MRI techniques for the assessment of thoracic aortic pathology: 3D contrast enhanced MR angiography, turbo spin echo and balanced steady state free precession. *Int J Cardiovasc Imaging*. 2007 Nov 1; 23 (6): 747-56.

40. Bulas D, Egloff A. Benefits and risks of MRI in pregnancy. *Semin Perinatol*. 2013 Oct 1; 37 (5): 301-4.

41. Webb JAW, Thomsen HS, Morcos SK, (ESUR) M of CMSC of ES of UR. The use of iodinated and gadolinium contrast media during pregnancy and lactation. *Eur Radiol*. 2005 Jun 18; 15 (6): 1234-40.

42. Tweet MS et al. Clinical features, management, and prognosis of spontaneous coronary artery dissection. *Circulation*. 2012 Jul 31; 126 (5): 579-88.

43. Lempereur M, Gin K, Saw J. Multivessel spontaneous coronary artery dissection mimicking atherosclerosis. *JACC Cardiovasc Interv*. 2014 Jul 1; 7 (7): e87-8.

44. Saw J et al. Spontaneous coronary artery dissection. *J Am Coll Cardiol*. 2017 Aug 29; 70 (9): 1148-58.

45. Hiratzka LF et al. 2010 ACCF/AHA/AATS/ACR/ASA/SCA/ SCAI/SIR/STS/SVM guidelines for the diagnosis and management of patients with thoracic aortic disease: Executive summary. *JACC*. 2010; 55 (14): 1509-44.

46. Sayama S et al. Peripartum type B aortic dissection in patients with Marfan syndrome who underwent aortic root replacement: A case series study. *BJOG*. 2018 Mar 1; 125 (4): 487-93.

47. Cooper WO et al. Major congenital malformations after firsttrimester exposure to ACE inhibitors. *N Engl J Med*. 2006 Jun 8; 354 (23): 2443-51.

48. Bateman BT et al. Angiotensin-converting enzyme inhibitors and the risk of congenital malformations. *Obstet Gynecol*. 2017; 129 (1): 174-84.

49. Koo H-K, Lawrence KA, Musini VM. Beta-blockers for preventing aortic dissection in Marfan syndrome. *Cochrane Database Syst Rev*. 2017 Nov 7; 11: CD011103.

50. Ersbøll A, Hedegaard M, Søndergaard L, Ersbøll M, Johansen M. Treatment with oral beta-block-

ers during pregnancy complicated by maternal heart disease increases the risk of fetal growth restriction. *BJOG*. 2014 Apr 1；121（5）：618-26.

51. Elkayam U，Goland S，Pieper PG，Silversides CK. Highrisk cardiac disease in pregnancy. *J Am Coll Cardiol*. 2016；68（5）：502-16.

52. Reitman E，Flood P. Anaesthetic considerations for nonobstetric surgery during pregnancy. *Br J Anaesth*. 2011 Dec 1；107（suppl_1）：i72-8.

53. John AS et al. Cardiopulmonary bypass during pregnancy. *Ann Thorac Surg*. 2011 Apr 1；91（4）：1191-6.

54. Arnoni RT et al. Risk factors associated with cardiac surgery during pregnancy. *Ann Thorac Surg*. 2003 Nov 1；76（5）：1605-8.

55. Pansini S et al. Early and late risk factors in surgical treatment of acute type A aortic dissection. *Ann Thorac Surg*. 1998 Sep；66（3）：779-84.

56. Sabik JF，Lytle BW，Blackstone EH，McCarthy PM，Loop FD，Cosgrove DM. Long-term effectiveness of operations for ascending aortic dissections. *J Thorac Cardiovasc Surg*. 2000 May；119（5）：946-62.

57. Chiappini B et al. Early and late outcomes of acute type A aortic dissection：Analysis of risk factors in 487 consecutive patients. *Eur Heart J*. 2005 Jan 1；26（2）：180-6.

58. Andreassi MG，Della Corte A. Genetics of bicuspid aortic valve aortopathy. *Curr Opin Cardiol*. 2016 Nov；31（6）：585-92.

59. Mujezinovic F，Alfirevic Z. Procedure-related complications of amniocentesis and chorionic villous sampling. *Obstet Gynecol*. 2007 Sep；110（3）：687-94.

60. Tweet MS，Hayes SN，Gulati R，Rose CH，Best PJM. Pregnancy after spontaneous coronary artery dissection：A case series. *Ann Intern Med*. 2015 Apr 21；162（8）：598.

第14章

妊娠期急性冠脉综合征

要 点

- 妊娠期或分娩后6～12周女性心肌梗死的发病率高达同龄女性的3～4倍
- 妊娠相关性心肌梗死最常见的原因为自发性冠状动脉夹层（SCAD）
- 左前降支是冠状动脉夹层最常累及的血管
- 与非孕产妇相同，梗死血管的开通是STEMI及高危NSTEMI患者共同的治疗目标
- 据报道溶栓治疗会导致壁内血肿的延长撕裂并带来一系列临床恶化结局，因此我们在SCAD患者的管理中应予以避免

引言

急性冠脉综合征（acute coronary syndrome，ACS）是一组与急性心肌缺血相关的临床症状，包括不稳定型心绞痛（unstable angina pectoris，UAP）、非ST段抬高心肌梗死（non-ST segment elevation myocardial infarction，NSTEMI）及ST段抬高心肌梗死（ST-segment elevation myocardial infarction，STEMI）。妊娠相关性心肌梗死（pregnancy-associated myocardial infarction，PAMI）定义为妊娠期或分娩后6～12周发生的心肌梗死。

第一节　发　病　率

最近，研究人员在对一项涵盖6600万名孕产妇在内的人群研究进行系统性综述及荟萃分析后发现，PAMI的全球发病率约为1/30 000，美国发病率约为1/20 500。当他们将这一数字与同龄的非妊娠期妇女相比较时发现，妊娠女性心肌梗死的发病率高达同龄非妊娠女性3～4倍以上。

第二节　妊娠期急性冠脉综合征的病因学

Elkayam等在2014年发表的一系列文章指出，PAMI的发病原因中自发性冠状动脉夹层（spontaneous coronary artery dis-section，SCAD）占43%；动脉粥样硬化斑块占27%；非动脉粥样硬化的冠状动脉血栓形成占17%；正常冠状动脉占9%；Takotsubo心肌病占2%；其余的1%可能为冠状动脉痉挛。该项研究中妇女SCAD发生率的增加可能是由于体内雌、孕激素水平的上升加速了血管壁的退行性变，从而进一步导致冠状动脉夹层的发生。其中，左前降支（left anterior descending，LAD）最常受累（70%以上），

其次是左冠状动脉主干、回旋支，然后是右冠状动脉。此外，多支冠脉同时存在夹层的情况并不少见。

一、危险因素

高龄是一个已知的危险因素。在确诊的PAMI妇女中，30岁以上的约为70%，35岁以上的约为40%。对于40岁以上的妇女，发生妊娠期ACS的风险随着年龄的增长每年增加20%。传统的动脉粥样硬化危险因素发生率在年轻女性人群中相对较低，为10%～25%。据报道，在患有血栓形成、分娩后感染史、需要输血的贫血、多胎，以及非西班牙裔白种人和非裔美国人孕妇中PAMI的发病率也较高。值得注意的是，妊娠期和分娩后妇女处于已知的高凝状态，部分原因是凝血级联反应的改变。表14.1对已报道PMAI患者的危险因素做一总结。

表 14.1　妊娠相关性心肌梗死的危险因素

年龄＞30岁
非裔美国人
高血压
糖尿病
肥胖症
血脂异常
缺乏运动
吸烟
吸入可卡因
子痫前期
血栓形成倾向
经产妇
分娩后出血
分娩后感染

二、并发症和死亡率

最近，一项对150例同期病例的回顾报告中指出，孕产妇和胎儿的死亡率分别为7%和5%。孕产妇死亡的首要原因是心源性休克和室性心律失常。严重并发症的发生率非常高，有54%的患者左室射血分数显著降低（≤40%）。这种水平的左室射血功能与心力衰竭、心源性休克、室性心律失常及死亡的风险相关。在SCAD所致的PAMI患者中，28%的临床恶化情况需要机械支持治疗，包括主动脉内球囊反搏、左心室辅助装置和体外膜氧合（ECMO）治疗。

第三节　妊娠相关性心肌梗死的诊断

我们将妊娠期间以及分娩后6～12周发生的STEMI/NTSEMI诊断为PAMI。术语ACS则包括与冠状动脉闭塞程度相关的一系列病理学改变。

（1）STEMI定义为伴有心肌损伤证据（肌钙蛋白等心肌损伤标志物的升高）的心电图ST段抬高或左束支传导阻滞。STEMI几乎意味着冠状动脉急性完全性闭塞及其导致的透壁性心肌梗死（累及整个心室壁节段）。

（2）NSTEMI则为肌钙蛋白升高的同时不伴ECG的ST段抬高。就诊断标准而言，伴或不伴ST段压低或T波倒置均可。从病理学层面出发，NSTEMI通常代表冠状动脉的次全闭塞，其导致的心肌损伤程度较STEMI轻（主要累及心内膜下心肌）。

（3）UA的特征是无肌钙蛋白升高的心源性胸痛，并有发展成更严重MI的倾向。

（4）与ACS不同，心绞痛被定义为压力过大诱发的可通过休息或含服硝酸甘油缓解的胸痛。心绞痛特指稳定型缺血性心脏病，其治疗主要包括保守措施，如改变生活方式和抗心绞痛药物［即β受体阻滞剂或钙通道阻滞剂（calcium channel blockers，CCB）］。

已报道的PAMI主要发生在妊娠晚期或分娩后，主要表现为累及左心室前壁的STEMI。

同样地，当非妊娠女性的诊断满足上述STEMI和NSTEMI定义时，仍可予以PAMI这一诊断。主要症状为胸痛和呼吸困难（**表14.2**）。鉴别诊断包括肺动脉栓塞、主动脉夹层及子痫前期。

表14.2　诊断方式

	特征
症状	胸痛，呼吸困难
心电图	ST-T段抬高或压低
	T波倒置
	R波递增不良
	新发病理性Q波
生物标志物	升高的肌钙蛋白
超声心动图	室壁运动异常

肌钙蛋白仍然是评估急性心肌梗死的首选生物标志物。通常情况下，正常妊娠时肌钙蛋白水平不会改变。肌钙蛋白水平轻度升高可见于高血压和子痫前期患者。值得注意的是，据报道健康孕产妇也可能出现分娩期间ST段和T波轻微改变的心电图改变。

超声心动图（ultrasonic cardiogram，UCG）是一种非常实用的辅助诊断工具，在诊断胸痛或疑似心肌梗死孕妇时高效且安全。几乎所有的心肌梗死患者都表现出室壁运动异常。

运动负荷试验可在排除心肌梗死且患者血流动力学状况稳定的情况下，用于妊娠期诱发性缺血的诊断。但是建议使用次极量运动试验（最大预计心率的70%）。据报道，在母亲进行中到重度运动期间会出现胎儿心动过缓及胎心率变异性降低。

冠状动脉计算机断层血管造影（coronary computed tomographic angiography，CCTA）可用于排除可疑胸痛病例中急性冠脉综合征的可能性，但它存在辐射暴露及对小血管远端病变敏感性较低的局限性。此外，为了使得冠状动脉树呈现最佳显影，可能需要大剂量的β受体阻滞剂来降低心率。

第四节　妊娠期心肌梗死的管理

确诊PAMI的患者应在重症监护病房接受治疗。与未妊娠的女性相似，对于STEMI和高危NSTEMI患者而言，冠状动脉造影的目标是开通梗死相关动脉。

一、药物治疗

心肌梗死的药物治疗包括β受体阻滞剂、CCB、硝酸盐、抗凝血药、他汀类药物和抗血小板药物。在进行获益风险评估后，均应使用β受体阻滞剂；由于对子宫活动度影响较小，对PAMI患者首选使用选择性β_1受体阻滞剂，目前仅显示硝苯地平（一种二氢吡啶类CCB）在妊娠期间是安全的。此外，硝酸盐的口服及静脉制剂均已被用于妊娠高血压的治疗，但需要谨慎滴注以避免母体低血压的发生。血管紧张素转化酶抑制剂和血管紧张素受体拮抗剂则是由于其多重致畸作用，是妊娠期间的绝对禁忌用药。妊娠期间使用他汀类药物的信息较为有限，并且致畸性相关报道结果并不一致，也被归类为妊娠期的用药禁忌。肝素和低分子肝素（low molecular weight heparin，LMWH）都不会穿过胎盘，在妊娠期间使用是安全的。孕妇使用小剂量阿司匹林也被认为是安全的。关于标准剂量的抗血小板药物对胎儿安全性影响的信息同样非常有限，包括氯吡格雷（B类推荐）、普拉格雷（B类推荐）和替格瑞洛（C类推荐）。两项同期纳入了56位受试者并采用氯吡格雷的研究指出，氯吡格雷是妊娠期首选的P2Y12受体拮抗剂。虽然溶栓治疗由于PCI的广泛使用而大幅减少，但在与非妊娠妇女相似的条件下，仍应考虑对孕妇采用溶栓治疗。然而，由于缺乏包括孕妇在内的大型临床对照试验，以及可获得的证据水平较低，我们应综合考量并谨慎选择治疗方案。肝素对SCAD患者中的作用仍存在争议，一方面抗凝有可能造成夹层的延长，另一方面却有利于溶解覆盖血栓并提高真腔通畅性。已有报道证实溶栓导致的壁内血肿和夹层扩大所造成的一系列临床恶化及后果，目前仍主张在妊娠期SCAD治疗中应避免溶栓治疗的使用。由于β受体阻滞剂在降低冠状动脉壁应力方面的优势，其在SCAD的药理研究中有着举足轻重的作用。

二、冠状动脉造影

已知妊娠期冠状动脉造影与导管诱发的冠状动脉夹层风险增加有关，特别是在左主干中。考虑到这种医源性风险加上被剥离动脉的较高自愈率，建议对稳定的低风险患者进行保守而非介入治疗。建议在主动脉根部非选择性地注射造影剂，尽量减少使用低压注射以降低新发夹层的风险。图14.1给出了妊娠相关SCAD的建议治疗策略。孕妇手术期间对胎儿的平均辐射量估计为3 mSv，对胎儿的辐射暴露及保护是一个不可忽视的问

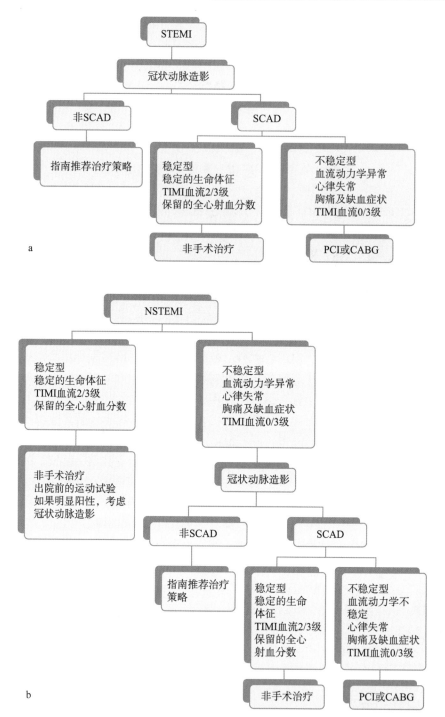

图 14.1 PASCAD 的建议治疗策略：a.ST 段抬高心肌梗死；b.非 ST 段抬高心肌梗死。TIMI 血流 0/3 级，冠状动脉完全闭塞；TIMI 血流 1/3 级，造影剂可穿透梗死，但无远端灌注；TIMI 血流 2/3 级，全动脉灌注，但延迟血流；TIMI 血流 3/3 级，全灌注，正常血流

缩写：TIMI ＝心肌梗死溶栓治疗试验；STEMI ＝ ST 段抬高心肌梗死；SCAD ＝自发性冠状动脉夹层；PCI ＝经皮冠状动脉介入治疗；CABG ＝冠状动脉旁移植术；NSTEMI ＝非 ST 段抬高心肌梗死

题。腹外屏蔽、较低的放大倍数、较低的透视帧率和采用桡动脉径路均为可选择的降低辐射暴露风险的方法。

三、并发症的处理

1. 心源性休克：PAMI相关性心力衰竭或心源性休克应根据指南建议进行治疗。利尿剂和血管扩张剂（如硝酸甘油）仍是治疗方法的基石。必要时应使用强心剂和机械循环支持，并考虑急诊PCI或CABG血运重建。

2. 心律失常：在处理伴有血流动力学改变的心律失常时，电复律在各妊娠各阶段都是合理的选择。在进行药物试验的情况下，必须避免使用致畸药物。利多卡因被归类为B类药物，应在药物治疗方案中优先考虑。胺碘酮属于D类推荐，应避免使用，除非是在对更安全的药物无效并危及生命情况下才可以使用。在有症状的心动过缓病例中，阿托品、肾上腺素和多巴胺等药物是较为稳妥的选择。目前认为经静脉起搏是安全的，对胎儿的辐射风险最小。

3. 20%的患者会出现心绞痛复发或急性心肌梗死，具体治疗原则请参照图14.1。

第五节　分娩计划

多学科合作在PAMI孕妇的健康管理中必不可少。多学科团队成员通常由产科、心脏病、麻醉及新生儿医师组成。会议上讨论的分娩细节应包括分娩时间、方式、地点和监测类型，并应与所有患者健康管理者共享数据。患者的健康管理工作应基于传统危险因素、心肌损伤程度、胎龄及预期并发症的风险采取个体化管理方案。

一、分娩方式

妊娠期心肌梗死患者的分娩方式应根据产科评估结果以及母亲的临床状况来决定。当已经采取减少心脏工作负荷和氧耗措施后，非SCAD的妊娠合并AMI患者可以采取经阴道分娩。同时建议采取经阴道助产，以避免分娩时间过长。

1. 优化心排血量　首先将患者置于左侧卧位，有助于提高分娩过程中的心排血量。其次应预防并治疗患者疼痛、恐惧和忧虑等可能导致心动过速、高血压从而增加心肌耗氧量的精神状态波动。持续监测生命体征如血氧饱和度、心电图和胎心率等同样重要。为了预防或治疗分娩期间出现的心肌缺血，可以使用静脉注射硝酸甘油、β受体阻滞剂和CCB。值得注意的是，硝酸甘油和CCB有一定的保胎作用，导致分娩时间延长。对于患有SCAD的MI女性患者，建议采用剖宫产避免增加冠状动脉壁应力和夹层复发。

2. 镇痛　阴道分娩和剖宫产均首选硬膜外阵痛和麻醉。麻醉相关低血压可以通过使用低剂量的局部麻醉技术、静脉输液和谨慎滴定血管收缩剂规避。服用小剂量阿司匹林的女性可以安全地实施硬膜外麻醉，但服用氯吡格雷的患者应在手术前5～7天停止使用，普通肝素静脉注射后4～6小时（APTT正常），低分子量肝素应至少在麻醉前24小时停止。

二、未来妊娠的复发风险

关于患有急性心肌梗死病史妇女的妊娠风险信息十分有限。在射血分数正常的无症状患者中，甚至既往有心绞痛、心力衰竭和左心室功能不全，并可能合并心律失常、心力衰竭和胸痛等并发症的患者，通常会很好地耐受妊娠。总体而言死亡率很低，而且大部分并发症都是可控的。有心肌梗死病史的患者最好在再次妊娠前进行系统性综合评估，具体应包括详细的病史和体检、心电图和运动负荷测试。被列为妊娠期间使用禁忌的心脏药物包括血管紧张素转化酶抑制剂或血管紧张素受体拮抗剂、醛固酮受体拮抗剂、他汀类药物、伊伐布雷定及新型口服抗凝血药，都应在妊娠前或确诊妊娠后立即停用。

孕前有持续性心肌缺血、心力衰竭或严重左心室功能不全的患者建议避免妊娠，已经妊娠的女性则应考虑提前终止妊娠。关于有妊娠相关SCAD病史的女性患者再次妊娠的具体风险，尚缺乏有力的证据。然而，由于先前妊娠合并SCAD妇女中SCAD的复发率较高，且与冠状动脉的易损性具有相关性，因此仍不建议再次妊娠。

（阿哥铷　金正扬　杨　清　译）

参 考 文 献

1. Honigberg MC，Scott NS．Pregnancy-Associated myocardial infarction．*Cur Treat Options Cardiovasc Med*．2018；20：58．

2. Gibson P，Narous M，Firoz T，Chou D，Barreix M，Say L，James M．Incidence of myocardial infarction in pregnancy：A systematic review and meta-analysis of population-based studies．*Eur Heart J Qual Care Clin Outcomes*．2017；3：198-207．

3. Ladner HE，Danielsen B，Gilbert WM．Acute myocardial infarction in pregnancy and the puerperium：A population-based study．*Obstet Gynecol*．2005；105：480-4．

4. James AH，Jamison MG，Biswas MS，Brancazio LR，Swamy GK，Myers ER．Acute myocardial infarction in pregnancy：A United States population-based study．*Circulation*．2006；113：1564-71．

5. Mulla ZD，Wilson B，Abedin Z，Hernandez LL，Plavsic SK．Acute myocardial infarction in pregnancy：A statewide analysis．*J Registry Manag*．2015；42：12-7．

6. Petitti DB，Sidney S，Quesenberry CP Jr，Bernstein A．Incidence of stroke and myocardial infarction in women of reproductive age．*Stroke*．1997；28：280-3．

7. Elkayam U，Jalnapurkar S，Barakkat MN，Khatri N，Kealey AJ，Mehra A，Roth A．Pregnancy-associated acute myocardial infarction：A review of contemporary experience in 150 cases between 2006 and 2011．*Circulation*．2014；129：1695-702．

8. Roth A，Elkayam U．Acute myocardial infarction associated with pregnancy．*J Am Coll Cardiol*．2008；52：171-80．

9. Havakuk O，Goland S，Mehra A，Elkayam U．Pregnancy and the risk of spontaneous coronary artery dissection：An analysis of 120 contemporary cases．*Circ Cardiovasc Interv*．2017；10．

10. Bush N et al．Myocardial infarction in pregnancy and postpartum in the UK．*Eur J Prev Cardiol*．2013；20：12-20．

11. James AH．Pregnancy and thrombotic risk．*Crit Care Med*．2010；38：S57-63．

12. Amsterdam EA et al．2014 AHA/ACC Guideline for the Management of Patients with Non-ST-Eleva-

tion Acute Coronary Syndromes: A report of the American College of Cardiology/American Heart Association Task Force on Practice Guidelines. *J Am Coll Cardiol*. 2014; 64: e139-228.

13. Fihn SD et al. 2012 ACCF/AHA/ACP/AATS/PCNA/SCAI/STS Guideline for the diagnosis and management of patients with stable ischemic heart disease: A report of the American College of Cardiology Foundation/American Heart Association Task Force on Practice Guidelines, and the American College of Physicians, American Association for Thoracic Surgery, Preventive Cardiovascular Nurses Association, Society for Cardiovascular Angiography and Interventions, and Society of Thoracic Surgeons. *J Am Coll Cardiol*. 2012; 60: e44-e164.

14. Pergialiotis V, Prodromidou A, Frountzas M, Perrea DN, Papantoniou N. Maternal cardiac troponin levels in pre-eclampsia: A systematic review. *J Matern Fetal Neonatal Med*. 2016; 29: 3386-90.

15. Aydin C, Baloglu A, Cetinkaya B, Yavuzcan A. Cardiac troponin levels in pregnant women with severe pre-eclampsia. *J Obstet Gynaecol*. 2009; 29: 621-3.

16. Mathew JP, Fleisher LA, Rinehouse JA, Sevarino FB, Sinatra RS, Nelson AH, Prokop EK, Rosenbaum SH. ST segment depression during labor and delivery. *Anesthesiology*. 1992; 77: 635-41.

17. Avery ND, Stocking KD, Tranmer JE, Davies GA, Wolfe LA. Fetal responses to maternal strength conditioning exercises in late gestation. *Can J Appl Physiol*. 1999; 24: 362-76.

18. Sabarudin A, Sun Z. Beta-blocker administration protocol for prospectively ECG-triggered coronary CT angiography. *World J Cardiol*. 2013; 5: 453-8.

19. Hurst AK, Hoffman R, Frishman WH. The use of beta-adrenergic blocking agents in pregnancy and lactation. In: Elkayam U (ed). *Cardiac Problems in Pregnancy*: *Diagnosis and Management of Maternal and Fetal Heart Disease*, 3rd ed. Wiley-Liss; 1998.

20. Magee LA, Elran E, Bull SB, Logan A, Koren G. Risks and benefits of beta-receptor blockers for pregnancy hypertension: Overview of the randomized trials. *Eur J Obstet Gynecol Reprod Biol*. 2000; 88: 15-26.

21. Childress CH, Katz VL. Nifedipine and its indications in obstetrics and gynecology. *Obstet Gynecol*. 1994; 83: 616-24.

22. Qasqas SA, McPherson C, Frishman WH, Elkayam U. Cardiovascular pharmacotherapeutic considerations during pregnancy and lactation. *Cardiol Rev*. 2004; 12: 240-61.

23. Halpern DG, Weinberg CR, Pinnelas R, Mehta-Lee S, Economy KE, Valente AM. Use of medication for cardiovascular disease during pregnancy: JACC State-of-the-Art review. *J Am Coll Cardiol*. 2019; 73: 457-76.

24. Lecarpentier E, Morel O, Fournier T, Elefant E, Chavatte-Palmer P, Tsatsaris V. Statins and pregnancy: Between supposed risks and theoretical benefits. *Drugs*. 2012; 72: 773-88.

25. Yarrington CD, Valente AM, Economy KE. Cardiovascular management in pregnancy: Antithrombotic agents and antiplatelet agents. *Circulation*. 2015; 132: 1354-64.

26. Ismail S, Wong C, Rajan P, Vidovich MI. ST-elevation acute myocardial infarction in pregnancy: 2016 update. *Clin Cardiol*. 2017; 40: 399-406.

27. Gartman EJ. The use of thrombolytic therapy in pregnancy. *Obstet Med*. 2013; 6: 105-11.

28. Saw J, Mancini GBJ, Humphries KH. Contemporary review on spontaneous coronary artery dissection. *J Am Coll Cardiol*. 2016; 68: 297-312.

29. Tweet MS, Hayes SN, Codsi E, Gulati R, Rose CH, Best PJM. Spontaneous coronary artery dissection associated with pregnancy. *J Am Coll Cardiol*. 2017; 70: 426-35.

30. Ibanez B et al. 2017 ESC Guidelines for the management of acute myocardial infarction in patients presenting with ST-segment elevation: The Task Force for the management of acute myocardial infarction in patients presenting with ST-segment elevation of the European Society of Cardiology (ESC). *Eur Heart J.* 2018; 39 (2): 119-77.

31. Horlocker TT, Vandermeuelen E, Kopp SL, Gogarten W, Leffert LR, Benzon HT. Regional Anesthesia in the Patient Receiving Antithrombotic or Thrombolytic Therapy: American Society of Regional Anesthesia and Pain Medicine Evidence-Based Guidelines (Fourth Edition). *Reg Anesth Pain Med.* 2018; 43: 263-309.

32. Vinatier D, Virelizier S, Depret-Mosser S, Dufour P, Prolongeau JF, Monnier JC, Decoulx E, Theeten G. Pregnancy after myocardial infarction. *Eur J Obstet Gynecol Reprod Biol.* 1994; 56: 89-93.

33. Frenkel Y, Barkai G, Reisin L, Rath S, Mashiach S, Battler A. Pregnancy after myocardial infarction: Are we playing safe? *Obstet Gynecol.* 1991; 77: 822-5.

34. Tedoldi CL, Manfroi WC. Myocardial infarction and subsequent pregnancy. *Arq Bras Cardiol.* 2000; 74: 347-50.

35. Janion-Sadowska A, Sadowski M, Zandecki L, Kurzawski J, Polewczyk A, Janion M. Pregnancy after myocardial infarction and coronary artery bypass grafting—Is it safe? *Postepy Kardiol Interwencyjnej.* 2014; 10: 29-31.

36. Tweet MS, Hayes SN, Gulati R, Rose CH, Best PJ. Pregnancy after spontaneous coronary artery dissection: A case series. *Ann Intern Med.* 2015; 162: 598-600.

第15章

妊娠期肺动脉高压

要 点

- 肺动脉高压是指静息状态下，经右心导管测量平均肺动脉压（mPAP）≥25 mmHg
- 妊娠期肺动脉高压患者应由肺动脉高压专科医师参与的多学科团队协作管理
- 肺动脉高压是妊娠禁忌证
- 依前列醇是妊娠期肺动脉高压最常用的药物
- BNP和NT pro-BNP水平均被证明与肺动脉高压患者的生存率相关

引言

肺动脉高压是妊娠期间最凶险的疾病之一。这种罕见、进行性疾病的患病率为9.7/10万，主要影响育龄年轻女性，男女患病比例约为1∶2。妊娠期肺动脉高压的生理负担是一个值得关注的领域，并且与孕产妇及胎儿高发病率和死亡率相关。鉴于妊娠期肺动脉高压的复杂性，多学科团队模式管理非常重要。

第一节 定 义

肺动脉高压是指静息状态下，经右心导管测量平均肺动脉压（mean pulmonary arterial pressure，mPAP）≥25 mmHg，当mPAP≥50mmHg时界定为重度肺动脉高压。

肺动脉高压是一组具有多种不同病理生理特征的疾病，包括动脉性肺动脉高压（pulmonary arterial hypertension，PAH）、左心疾病所致肺动脉高压、肺脏疾病和（或）缺氧所致肺动脉高压、慢性血栓栓塞性肺动脉高压和机制不明和（或）多因素所致的肺动脉高压。PAH以毛细血管前肺动脉高压为特征，即在没有潜在肺实质或血栓栓塞性/血管疾病的情况下，肺动脉楔压＜15 mmHg，肺血管阻力＞3 Wood units。世界卫生组织（World Health Organization，WHO）根据病因将肺动脉高压分为5类（表15.1）。

表15.1 世界卫生组织肺动脉高压分类

分类	描述	病因
1	肺动脉高压	• 特发性
		• 遗传性
		• 药物/毒素诱导
		• 与以下疾病相关：

续表

分类	描述	病因
		结缔组织疾病
		艾滋病病毒感染
		门静脉高压
		先天性心脏病
		血吸虫病
2	左心疾病所致肺动脉高压	• 收缩性心功能不全
		• 舒张性心功能不全
		• 心脏瓣膜疾病
		• 心肌病
		• 左心流入/流出道阻塞
		• 肺静脉狭窄
3	肺脏疾病和（或）缺氧所致肺动脉高压	• 慢性阻塞性肺疾病
		• 间质性肺疾病
		• 限制性/阻塞性肺疾病
		• 睡眠呼吸障碍
4	慢性血栓栓塞性肺动脉高压	• 慢性血栓栓塞性肺动脉高压
		• 其他肺动脉阻塞
5	机制不明和（或）多因素所致的肺动脉高压	• 血液疾病：溶血性贫血、骨髓增生性疾病、脾切除术
		• 全身性疾病：结节病、肺组织细胞增多症、淋巴管平滑肌瘤病、神经纤维瘤病
		• 代谢紊乱：甲状腺疾病、糖原贮积病
		• 纤维化纵隔炎
		• 有或没有透析的慢性肾衰竭

来源：Galiè N et al.Comments on the 2015 ESC/ERS Guidelines for the Diagnosis and Treatment of Pulmonary Hypertension.*Rev Esp Cardiol*.2016；69（2）：102-8.

一、遗传因素

家族性或遗传性PAH＜10%。该病与TGF-β信号通路中的两个基因*BMPR2*和*ALK1*突变有关，其中大多数（50%～90%）归因于*BMPR2*突变。家族性PAH的特征是不完全外显。然而，显性表达时，会出现较早发作和更严重的疾病。

二、药物

药物诱导的PAH与某些促进5-羟色胺释放的食欲抑制药物有关，如芬氟拉明和右芬氟拉明。肺动脉高压还与使用非法药物如可卡因和甲基苯丙胺有关。

三、结缔组织病

某些结缔组织疾病与原发性肺动脉疾病有关。最常见于患有CREST综合征或局限于皮肤的系统性硬化症患者。尸检时，高达80%的患者有肺动脉增生的组织学证据，但实际上只有不足10%的患者发病。

四、自身免疫性疾病

肺动脉高压还与其他自身免疫性疾病有关，如系统性红斑狼疮、混合性结缔组织病和类风湿关节炎。

五、感染

研究表明，在携带人类免疫缺陷病毒（human immunodeficiency virus，HIV）患者中，肺动脉高压的发生率为0.5%，明显高于一般人群。在这些病案中，肺动脉高压的发生发展可能与CD4细胞计数或机会性感染无关，而与HIV感染的持续时间成正比。PAH在HIV患者中的作用机制尚不清楚，不建议常规筛查。

六、门静脉高压

PAH可能也与门静脉高压有关，预估患病率为2%～6%，并且患病的风险随门静脉高压的持续时间的延长而增加。

七、PAH

最后，PAH是公认的未经修复先天性心脏病的并发症，涉及肺血流量增加和心脏血流由左向右分流。常见情况包括未修复的室间隔或房间隔缺损及动脉导管未闭。这些疾病可能会发展为艾森门格综合征，即由于肺动脉压力高于全身压力而导致的左向右分流逆转。肺动脉高压是镰状细胞病的并发症，预估患病率为10%～30%。这些患者肺动脉高压病因被认为是肺血管病变，但也可能继发于血栓栓塞事件、限制性肺疾病和（或）左心疾病。

第二节 诊 断

根据临床表现、体格检查和辅助检查结果诊断肺动脉高压（**表15.2**）。

一、症状

肺动脉高压的临床表现可以是非特异性的，包括劳力性呼吸困难和疲乏。该病是进行性的，因此症状通常会随着时间的推移而恶化。随着疾病进展，肺动脉压的增加导致右心衰竭，症状变得更加明显。症状主要包括胸痛、晕厥、外周水肿和肝充血引起的右上腹疼痛。由于早期症状是非特异性的，通常都会出现诊断延迟。在妊娠之前甚至可能无法确诊肺动脉高压。事实上，24%的由于先天性心脏病导致的肺动脉高压是在妊娠期间被诊断出来的，通常表现为妊娠中期或晚期呼吸急促。

二、体格检查

肺动脉高压患者查体发现P2亢进，颈静脉脉搏明显"a"波，右侧S4和右心室杂音。

表 15.2　肺动脉高压的诊断

症状	体格检查	辅助检查
疲乏	P2亢进	ECG：肺性P波，右轴偏离，右心室肥大，QT间期延长，25%有长
虚弱	出现第三心音（S3）	期疾病的患者房性心律失常扑动/颤动
急促呼吸	右心室抬举性搏动	CXR：中央肺动脉扩张，周围血管"修剪"表现
干咳	三尖瓣关闭不全的收缩	肺功能测试：肺容量减少，肺扩散能力下降，周围气道阻塞
咯血	期杂音	睡眠研究：夜间低氧血症和中枢性睡眠呼吸暂停70%～80%
运动诱发恶心/	肺反流的舒张期杂音	动脉血气：低氧血症，动脉二氧化碳压力正常/降低
呕吐	颈静脉压升高	超声心动图：肺动脉收缩压升高，右心室扩张，室间隔变平
声音嘶哑	肝大	通气/灌注肺扫描
喘息	腹水	高分辨率计算机断层扫描和肺血管造影
胸痛	外周水肿	心脏磁共振成像
晕厥		实验室检查：肝炎血清学，艾滋病病毒，ANA，dsDNA，抗Ro，
腹部膨胀		U3 RNP，U1 RNP，抗磷脂抗体，NT-pro-BNP
踝关节水肿		腹部超声
		右心导管检查与血管反应性测试
		6分钟步行测试
		心肺运动试验

三、辅助检查

进一步评估包括ECG和B型利钠肽（B-type natriuretic peptide，BNP）水平。如果这些是正常的，则不太可能是肺动脉高压。BNP和pro-BNP水平均与生存率相关，并可能与右心室扩大和功能障碍相关。如果可疑肺动脉高压，则需要超声心动图辅助检查。超声心动图可以估测肺动脉压力，与严重肺动脉高压有关的超声心动图征象包括右心室增大和三尖瓣反流。然而，超声心动图仅是肺动脉高压的筛查方法，并不能明确诊断肺动脉高压。尤其在评估孕妇肺动脉高压时，假阳性率较高。这可能与血容量增加和与妊娠相关的全身血管阻力降低有关。妊娠状态可能导致下腔静脉增大，从而增加右心房压力和肺动脉收缩压。右心导管检查是明确诊断肺动脉高压及其严重程度所必需的。然而，右心导管检查是一种侵入性手术，其并发症（包括气胸、出血和感染）的发生风险为1%～5%。因此，右心导管插入术的适应证是基于初始的超声心动图检查结果。如果超声心动图提示肺动脉高压（三尖瓣反流峰值速度升高，室间隔变平，肺动脉直径增大等），则需要行进一步右心导管检查。

第三节　妊娠风险和产前医疗

妊娠期肺动脉高压的孕妇死亡率很高，预估死亡率为17%～33%，近年，妊娠期肺动脉高压的治疗情况有明显提高，特别是在患有重度肺动脉高压和艾森门格综合征患者。死亡原因主要是由于右心室不能适应肺动脉压力的升高，导致右心衰竭。由于血管内容量和压力的变化，分娩期和妊娠后右心衰竭的风险特别高。一项对49例肺动脉高压孕妇进行的回顾性研究表明其死亡率为16%。几乎所有死亡都发生在分娩后，主要死亡原因是心力衰竭，其次是猝死和血栓栓塞。此外，胎儿并发症风险包括死亡（11% ~ 28%）、早产和生长受限（表 15.3）。由于过高的孕产妇发病率和死亡风险，PAH 患者禁止妊娠。不顾风险而选择继续妊娠的妇女应在整个妊娠期间由具有该领域专业知识的多学科团队密切管理。长期使用 CCB 并保持长期良好反应的患者预计会有更好的结果。据报道，肺弥散功能低于正常值 45% 的患者预后不良。

表 15.3　肺动脉高压的母胎并发症

母体并发症	胎儿并发症
• 右心衰竭	• 早产
• 支气管动脉破裂咯血	• 胎儿生长受限
• 肺动脉扩张导致：解剖/破裂、左喉返神经压迫（声音嘶哑）、左主干冠状动脉受压（缺血）、压迫大气道（喘息）	• 胎儿死亡
• 孕产妇死亡	

第四节　管理策略

ESC/ERS 为肺动脉高压患者提出的管理方法概述如下。

第一步
- 避孕。
- 接种流感和肺炎球菌疫苗。
- 有监督的适当运动训练。
- 社会心理支持。
- 治疗依从性。
- 遗传咨询。
- 居住状况。
- 支持疗法-抗凝血药物，利尿药物，氧气，地高辛。
- 转诊至专家中心进行血管反应性检测。

第二步
- 在血管反应性患者中使用高剂量 CCB 治疗，在非血管反应性患者中使用其他批准用于治疗肺动脉高压的药物。

第三步
- 评估对初始治疗的反应。
- 难治性病例考虑联合用药和肺移植。

药物治疗

妊娠期肺动脉高压的治疗应由多学科团队中的肺动脉高压专科医师仔细完成。治疗以肺动脉高压的病因、疾病的严重程度和功能状态为指导。大多数患有肺动脉高压的孕妇接受前列腺素类药物治疗，通常是依前列醇。其他药物类别包括磷酸二酯酶 V 型抑制剂（西地那非）和CCB（**表15.4**）。关于这些药物获益的数据主要限于未妊娠患者。值得注意的是，考虑到致畸性，内皮素受体拮抗剂（波生坦，马西替坦，安立生坦）和鸟苷酸环化酶激动剂（利奥西呱）在妊娠期禁用。总体而言，这些药物在女性患者中限用，她们需要提供具备避孕和绝育建议的登记。

表15.4　肺动脉高压的药物治疗*

药物	作用机制	适应证	常用药物
前列腺素类	强效血管扩张剂 抑制血小板聚集 抗增殖作用	适用于恶化和（或）功能分级恶化的患者（WHO功能分级Ⅲ/Ⅳ级）	肠外/吸入：依前列醇 曲前列环素 伊洛前列醇 口服：赛乐西帕
磷酸二酯酶5-抑制剂	肺血管扩张剂 抗增殖作用	通常与前列腺素联合使用	西地那非 他达拉非（没有妊娠使用相关报道）
钙通道阻滞剂	外周/肺血管扩张剂	血管反应性测试对吸入性血管扩张剂有急性反应的患者	硝苯地平 地尔硫草 安普地平 注意：避免使用维拉帕米
内皮素受体激动剂	肺血管扩张剂	妊娠禁忌	波生坦 马西替坦 安立生坦
鸟苷酸环化酶激动剂	肺血管扩张剂	妊娠禁忌	利奥西呱

*更多详细内容参考指南

1. 前列腺素类　已知前列腺素类没有致畸作用，通常用于妊娠期肺动脉高压患者。它们是有效的肺血管扩张剂，也可能增强右心室功能。前列腺素类药物有胃肠外或吸入两种剂型可供使用。目前可用的胃肠外前列腺素包括依前列醇、曲前列环素和伊洛前列素。赛乐西帕是一种选择性前列环素受体激动剂的口服剂型。它最近在美国被批准用于治疗PAH，并且已被证明可以降低肺血管阻力并减少发病。妊娠前使用前列腺素类药物可能是疾病更严重的指标。使用前列腺素治疗的典型适应证包括功能分级恶化（WHO心功能分级Ⅲ或Ⅳ级）和右心室功能恶化。已有妊娠早期靶向治疗的介绍：WHO心功能Ⅱ级患者在妊娠早期每日雾化吸入伊洛前列素。对于病情恶化、心功能分级恶化或临床反应不足的患者，应快速转换为肠胃外给药（如静脉注射依前列醇）或加入磷酸二酯酶Ⅴ型抑制剂来升级治疗。虽然持续静脉注射依前列醇需要留置中心静脉导管和连续输液泵和日常护理，使得这种治疗既昂贵又麻烦。但它已被证明可以改善心脏指数、心功能分级，并且是唯一可以延长PAH生存期的治疗方法。关于依前列醇的三项随机对照试验进行荟萃分析显示，患者死亡率降低70%，并且显示出长期疗效。

2.磷酸二酯酶V型抑制剂　磷酸二酯酶V型抑制剂已成功用于妊娠期肺动脉高压，无论是单独使用还是与前列腺素类药物联合使用。尽管相关数据有限，但西地那非和他达拉非可用于妊娠。副作用通常为与轻至中度血管舒张有关的症状（如头痛、潮红、鼻出血）。

3.CCB　CCB可用于某些肺动脉高压患者的肺血管舒张。初步诊断为肺动脉高压后，许多患者将接受血管反应性检测。与没有急性血管舒张反应的患者相比，出现急性血管舒张反应的患者作为CCB治疗的候选者，且治疗预后有显著改善。部分患者使用CCB后，由于其非选择性血管舒张作用，导致全身血管阻力降低。肺动脉高压患者最常用的CCB是长效硝苯地平、地尔硫䓬或氨氯地平。应避免使用维拉帕米，因为它具有潜在的负性肌力作用。

4.利尿药物　利尿药用于治疗右心室液体超负荷的症状，如颈静脉压升高、下肢水肿、腹胀或腹水。利尿剂可口服或静脉内给药；但应监测患者肾功能和血清电解质。

5.氧疗　建议采用氧疗以维持患者氧饱和度高于90%，因为低氧血症能会引起血管收缩。对于肺动脉高压患者，妊娠期理想的SpO_2目标缺乏证据支持，但至少要维持90%以上。

6.抗凝药物　肺动脉高压患者可能在妊娠前已接受抗凝治疗，在妊娠期间应继续进行抗凝治疗。需要抗凝治疗的患者包括没有明显咯血的先天性心脏分流肺动脉高压患者，或伴有结缔组织疾病的患者。与门静脉高压症相关的肺动脉高压患者出血风险增加，不建议使用抗凝治疗。在晚期或失代偿性PAH患者中，可能发生右心衰竭。这是一个潜在的致命因素，可能需要使用更积极的治疗方法，包括房间隔造口术、体外膜氧合（extracorporeal membrane oxygenation，ECMO）以及肺和（或）心脏移植。

第五节　妊娠的考虑因素

一、妊娠前咨询

所有肺动脉高压的妇女都应该向专家（通常是母胎医学专家）进行孕前咨询。由于妊娠期心肺疾病并发症和死亡风险极高，专家应将心脏病进行4个风险分类，并根据WHO避孕方法风险分类提供建议（表15.5）。肺动脉高压被列为WHO Ⅳ级。因此，应告知这些患者，妊娠就会有极高的死亡率和并发症风险，并提供适当的避孕方法。在告知患者妊娠相关风险后，如果患者仍然决定妊娠，应为她寻找最佳医疗资源。许多用于心脏病的常用处方药具有致畸作用和（或）可疑的不良胎儿反应。在孕前应停止使用这些药物或改变用药，因为与药物相关的出生缺陷最大风险在于妊娠早期暴露。具体例子包括华法林，血管紧张素转化酶抑制剂（angiotensin-converting enzyme inhibitor，ACEI）、血管紧张素Ⅱ受体拮抗剂（angiotensin Ⅱ receptor blocker，ARB）、阿替洛尔和胺碘酮。患者还应在孕前开始服用维生素，包括足够的叶酸补充剂。最后，应为所有遗传性或特发性肺动脉高压患者提供遗传咨询，因为这些类型可能与已知的基因突变有关。孕前咨询应包括关于分娩前、分娩时和分娩后预期值的讨论（下面讨论）。

表15.5 妊娠期心脏病的风险分类

	WHO Ⅰ级	WHO Ⅱ级	WHO Ⅲ级	WHO Ⅳ级
妊娠风险	平均风险	死亡率和发病率的风险略有增加	死亡率和发病率显著增加	妊娠禁忌；孕产妇死亡率和发病率很高

二、妊娠早期

一旦确诊妊娠，患者应就继续妊娠的风险咨询专家，包括孕产妇和胎儿的并发症和死亡风险。鉴于孕产妇死亡率高，无论心脏功能级别高低都应为所有肺动脉高压妇女提供终止妊娠和适当的避孕方法。鉴于麻醉的风险，终止妊娠手术应在三级医疗中心进行，该中心需要在肺动脉高压患者管理方面具有丰富的经验，并具有先进的生命支持技术。大多数研究表明终止妊娠，孕产妇死亡风险最低，但最近的一些系列报道显示死亡率接近50%。

如果决定继续妊娠，应与包括肺动脉高压专家、心脏病专家、高危产科专家、麻醉专家和新生儿专家在内的多学科团队精心协调管理。必须获取以下信息。

- 遗传学咨询。
- 基线超声心动图。
- BNP/NT-pro BNP水平。
- 治疗情况回顾。

如果患者已经服用了被认为在妊娠期使用安全的肺动脉高压靶向药物，应建议继续服用。然而，具有致畸潜力的药物应被更适合妊娠的药物代替。

三、妊娠中期

心血管主要变化发生在妊娠中期，包括容量扩张和心排血量增加。由于肺动脉高压患者可能难以适应这些变化，因此在此期间往往会发生右心室容量超负荷和衰竭。每2～4周进行一次超声心动图和BNP水平随访。如果患者出现右心衰竭症状（呼吸困难、头晕、胸痛、晕厥），则需要及时评估和治疗。如上所述，由于症状恶化，患者通常需要在妊娠中期住院。在妊娠与心脏病注册研究（Registry of Pregnancy and Cardiac Disease，ROPAC）登记的151例妊娠期肺动脉高压和心脏病患者队列中，其中50%需要至少一次住院治疗（入院时的中位孕龄为27周），大部分由于心脏疾病。

四、妊娠晚期

妊娠晚期，孕妇的心排血量和血浆容量比基线增加了30%～50%。此时的主要问题是分娩准备。应按照指南进行超声心动图和BNP水平定期监测。考虑产妇心脏疾病而导致的胎儿早产的高风险，应给予倍他米松促胎肺成熟。

第六节　分娩计划

● 多学科团队：产前和产后护理均应该使多学科团队协助，包括产科专家、母胎医学专家、麻醉专家、重症治疗专家和肺动脉高压专家。

● 监护：分娩或剖宫产时持续心血管监测至关重要。监测应该包括远程监护、脉搏血氧和血压评估。部分患者可能需要使用中心静脉压导管和（或）动脉导管侵入性操作进行评估。

● 分娩时机/分娩方式：分娩时机和分娩方式的选择存在争议，最终应进行个性化选择。经阴道分娩和剖宫产分娩都可能给患者带来不良风险。对重度肺动脉高压患者提倡选择性早产（32～36周），因为可以提供已知的有效信息，以及产前可控制分娩地点和为分娩做准备。

阴道分娩通常需要进行Valsalva动作，增加胸内压并减少静脉回流，但这可能导致心排血量减少。此外，宫缩导致的血管迷走神经反应与静脉回流有相似的作用，可导致心肺功能衰竭。因此，许多专家建议剖宫产，但目前没有明确证据支持这一建议。欧洲心脏病学会建议择期剖宫产或者紧急情况下进行经阴道分娩。肺血管疾病研究所建议剖宫产，因为这可以避免出现与宫缩相关的血流动力学并发症，包括伴有疼痛和Valsalva动作的静脉回流减少。然而，肺动脉高压患者的非产科手术并发症和死亡风险是增加的，因此，有理由推断剖宫产可能与并发症及死亡风险增加相关。

欧洲心脏病学会的ROPAC研究显示，在151例并发肺动脉高压妊娠患者中，63%的患者接受剖宫产手术，其中90%是择期剖宫产，手术指征主要是心脏疾病。5例孕产妇死亡，均为剖宫产分娩病例：2例紧急剖宫术后发生，2例择期剖宫产术后发生，1例终止妊娠之后发生。此外，经阴道分娩围生期心力衰竭发生率为3.8%，而剖宫产分娩率心力衰竭为13%。最近对49例妊娠肺动脉高压患者的回顾性研究中，61%的患者进行试产，试产成功率为76%。其中52%有第二产程助产，以最大限度减少产妇Valsalva动作。剖宫产组死亡率（18%）高于经阴道分娩组（5%）。值得注意的是，死亡风险最高的病例是WHO Ⅰ级的重度肺动脉高压且分娩时进行紧急剖宫产的孕妇。提示PAH在分娩时出现失代偿的可能性更高，并且可能更应该进行择期剖宫产。

目前的证据表明，接受分娩中紧急剖宫产的产妇术后风险最大。最终，分娩方式应根据患者的产科病史、阴道分娩成功的可能性、肺动脉高压的类型和严重程度、心功能状态和血流动力学指标进行个性化选择。

一、麻醉

分娩期间麻醉方式的选择对于肺动脉高压患者极为重要。临产和分娩期间应进行充分的疼痛控制使心率和心排血量的变化达到最小化。剖宫产患者的麻醉目标应该是避免肺血管阻力增加、全身血管阻力降低和静脉回流增加，同时保持正常的心功能和氧合。

需谨慎使用液体推注给药，重点是逐渐镇痛和（或）麻醉。椎管内麻醉通常优于全身麻醉，因为与椎管内麻醉相比，全身麻醉会增加孕产妇死亡风险。全身麻醉药可能会抑制心肌收缩力，正压通气会增加肺血管阻力。ROPAC登记研究显示，全身麻醉孕妇死亡风险是椎管内麻醉的4倍。但应谨慎分析这些资料，因为需要全身麻醉的患者病情较重，分析可能存在选择性偏倚。有报道成功使用全身麻醉的产妇预后良好。如果存在严重的右心衰竭，则不可避免地需要全身麻醉。

重要的是，肺动脉高压患者禁用单针腰麻，因为快速神经阻滞，可增加全身性低血压的风险。因此，剂量逐渐增加的硬膜外麻醉是最好的局部麻醉方式。然而，随着现代科技和技术的发展，许多麻醉师更喜欢使用腰麻－硬膜外联合麻醉，因为与单独硬膜外麻醉相比，感觉神经阻滞效果更好。当腰麻使用非常低剂量麻醉药时，不会出现低血压风险。

二、影响肺动脉压力的药物

肺动脉高压患者围生期应谨慎使用一些特殊药物。卡前列素（PGF2α）通常用于治疗子宫收缩乏力的子宫收缩药物；然而，它可能导致支气管收缩或肺动脉高压恶化。β受体阻滞剂是常用的抗高血压药物，心力衰竭患者应谨慎使用。

肺动脉高压孕妇处理原则见**表15.6**。

表15.6 妊娠期肺动脉高压的治疗原则

治疗原则	备注
妊娠早期建立多学科团队	肺动脉高压专家，心脏病专家，母胎医学专家，麻醉专家，新生儿科专家，遗传学专家
立即停止内皮素受体拮抗剂检查	致畸风险
停用维生素K拮抗剂，并使用低分子量肝素	维生素K拮抗剂存在致畸的风险；避免妊娠期间口服抗凝剂
使用前列腺素＋/-PDE V型抑制剂作为主要治疗方法	确定为急性血管扩张患者，也可使用钙通道阻滞剂
每月定期随访	包括会诊、超声心动图和BNP评估。在妊娠晚期每周定期随访
计划在妊娠32～36周进行分娩	经阴道分娩：缩短第二产程；择期剖宫产
分娩期椎管内麻醉镇痛	腰麻－硬膜外联合麻醉或硬膜外麻醉，以全身麻醉为最后手段。禁止使用单次腰麻麻醉
产后重症监护室监测	产妇产后失代偿的风险最大
计划避孕	分娩后进行长效可逆避孕法或行腹腔镜下输卵管结扎术。禁止使用含雌激素的避孕方法

第七节 胎儿和新生儿结局

肺动脉高压患者的妊娠失败率和新生儿并发症发生率较高。孕妇疾病越严重，胎儿或新生儿不良结局风险更高。最常见的并发症包括流产、低出生体重或胎儿生长受限、早产和先天性心脏病。

第八节　分　娩　后

肺动脉高压妇女产褥期失代偿的风险最大。产后第1周风险特别高，大多数孕产妇死亡发生在这段时间。因此，患者应在重症监护病房密切监测数天。医护人员应警惕任何右心衰竭的迹象，并适当使用利尿药物治疗。产后需要预防深静脉血栓。

一、避孕

所有诊断为肺动脉高压的患者都应该禁止妊娠。在患者出院前应该选择好避孕方法，并予以实施。现简要回顾常用避孕方法的选择（详细内容见**第5章**）。

- 长效可逆避孕（long-acting reversible contraceptive，LARC）法，如宫内节育器或皮下激素埋植剂，以及永久性绝育可能是肺动脉高压产妇最合适选择的避孕方法，孕妇风险最低。
- 剖宫产时进行绝育术（如有指征）。
- 由于静脉血栓栓塞事件发生风险增加（MEC 4类），不建议使用含雌激素的避孕方法。此外，外源性雌激素可能有促进肺动脉高压的发病。
- 口服孕酮单剂类避孕法不是禁忌证，但避孕失败率相对较高，因此不是理想的避孕方法。
- 孕酮注射（醋酸甲羟孕酮）是MEC 1类选择，因此可以接受，尽管部分证据表明血栓事件的风险可能会增加。

最近的一项荟萃分析回顾了8项研究，结果显示注射醋酸甲羟孕酮与静脉血栓栓塞风险增加2倍有关。该研究同时显示口服孕酮单剂类避孕法没有增加静脉血栓栓塞风险。临床意义如下。

- 波生坦可能会降低口服避孕药的疗效。
- 宫内节育器放置可能导致耐受性差的肺动脉高压患者血管迷走神经兴奋。

二、随访

一旦患者出院，肺动脉高压专家应门诊密切追踪患者。

总结

妊娠期肺动脉高压是一种危及孕产妇生命的疾病，应在一个拥有经验丰富的多学科团队的诊疗中心监护与治疗。妊娠被认为是肺动脉高压患者的禁忌，但如果决定继续妊娠，应密切监测患者病情，并由经验丰富的专家给予适当的治疗方案。

（牛建民　译）

参 考 文 献

1. Duarte AG et al. Management of pulmonary arterial hypertension during pregnancy: A retrospective, multicenter experience. *Chest*. 2013; 143（5）: 1330-6.

2. Meng M et al. Pulmonary hypertension in pregnancy. *Obstet Anesth Dig*. 2009; 19 (3): 160.

3. Galiè N et al. Comments on the 2015 ESC/ERS Guidelines for the Diagnosis and Treatment of Pulmonary Hypertension. *Rev Esp Cardiol*. 2016; 69 (2): 102-8.

4. Hoeper MM et al. Definitions and diagnosis of pulmonary hypertension. *J Am Coll Cardiol*. 2013; 62. doi: 10.1016/j.jacc. 2013. 10. 032.

5. McLaughlin VV et al. ACCF/AHA 2009 Expert Consensus Document on Pulmonary Hypertension. *J Am Coll Cardiol*. 2009; 53 (17): 1573-619.

6. Escribano-Subias P et al. Survival in pulmonary hypertension in Spain: Insights from the Spanish registry. *Eur Respir J*. 2012; 40 (3): 596-603.

7. Jilwan FN, Escourrou P, Garcia G, Jaïs X, Humbert M, Roisman G. High occurrence of hypoxemic sleep respiratory disorders in precapillary pulmonary hypertension and mechanisms. *Chest*. 2013; 143 (1): 47-55.

8. Bédard E, Dimopoulos K, Gatzoulis MA. Has there been any progress made on pregnancy outcomes among women with pulmonary arterial hypertension? *Eur Heart J*. 2009; 30 (3): 256-65.

9. Kiely DG et al. Improved survival in pregnancy and pulmonary hypertension using a multiprofessional approach. *BJOG An Int J Obstet Gynaecol*. 2010; 117 (5): 565-74.

10. Hoeper MM, Ghofrani H-A, Grünig E, Klose H, Olschewski H, Rosenkranz S. Pulmonary hypertension. *Deutch Arztebl Int*. 2017; 114 (5): 73-84.

11. Penning S, Robinson KD, Major CA, Garite TJ. A comparison of echocardiography and pulmonary artery catheterization for evaluation of pulmonary artery pressures in pregnant patients with suspected pulmonary hypertension. *Am J Obstet Gynecol*. 2001; 184: 1568-70.

12. Wylie BJ, Epps KC, Gaddipati S, Waksmonski CA. Correlation of transthoracic echocardiography and right heart catheterization in pregnancy. *J Perinat Med*. 2007; 35 (6): 497-502.

13. Regitz-Zagrosek V et al. ESC Guidelines on the management of cardiovascular diseases during pregnancy: The Task Force on the Management of Cardiovascular Diseases during Pregnancy of the European Society of Cardiology (ESC). *Eur Heart J*. 2011; 32 (24): 3147-97.

14. Olsson KM, Channick R. Pregnancy in pulmonary arterial hypertension. *Eur Respir Rev*. 2016; 25(142): 431-7.

15. Jaïs X et al. Pregnancy outcomes in pulmonary arterial hypertension in the modern management era. *Eur Respir J*. 2012; 40 (4): 881-5.

16. NIOSH List of Antineoplastic and Other Hazardous Drugs in Healthcare Settings, 2016. (Supersedes 2014-138). 2016. doi: 10.26616/NIOSHPUB2016161

17. Hemnes AR et al. Statement on pregnancy in pulmonary hypertension from the Pulmonary Vascular Research Institute. *Pulm Circ*. 2015; 5 (3): 435-65.

18. Barst RJ et al. A comparison of continuous intravenous epoprostenol (Prostacyclin) with conventional therapy for primary pulmonary hypertension. *N Engl J Med*. 2002; 334 (5): 296-301.

19. Rubin LJ et al. Treatment of primary pulmonary hypertension with continuous intravenous prostacyclin (epoprostenol). Results of a randomized trial. *Ann Intern Med*. 1990; 112 (7): 485-91.

20. Sitbon O et al. Long-term response to calcium-channel blockers in non-idiopathic pulmonary arterial hypertension. *Eur Heart J*. 2010; 31 (15): 1898-907.

21. Rich S, Kaufmann E, Levy PS. The effect of high doses of calcium-channel blockers on survival in primary pulmonary hypertension. *N Engl J Med*. 1992; 327 (2): 76-81.

22. Thorne S et al. Pregnancy and contraception in heart disease and pulmonary arterial hypertension. *J Fam Plan Reprod Heal Care*. 2006; 32 (2): 75-81.

23. Clapp MA，Bernstein SN. Preconception counseling for women with cardiac disease. *Curr Treat Options Cardiovasc Med*. 2017；19（9）.

24. Sliwa K et al. Pulmonary hypertension and pregnancy outcomes：Data from the Registry Of Pregnancy and Cardiac Disease（ROPAC）of the European Society of Cardiology. *Eur J Heart Fail*. 2016；18（9）：1119-28.

25. Konstantinides S V. Trends in pregnancy outcomes in patients with pulmonary hypertension：Still a long way to go. *Eur J Heart Fail*. 2016；18（9）：1129-31.

26. Lin D，Lu JK. Anesthetic management in pregnant patients with severe idiopathic pulmonary arterial hypertension. *Int J Obstet Anesth*. 2014；23（3）：288-9.

27. O'Hare R，Mc Loughlin C，Milligan K，McNamee D，Sidhu H. Anaesthesia for Caesarean section in the presence of severe primary pulmonary hypertension. *Br J Anaesth*. 1998；81（5）：790-2.

28. Bonnin M et al. Severe pulmonary hypertension during pregnancy mode of delivery and anesthetic management of 15 consecutive cases. *Anesthesiology*. 2005；102.

29. Weeks SK，Smith JB. Obstetric anaesthesia in patients with primary pulmonary hypertension. *Can J Anaesth*. 1991；38（7）：814-6.

30. Duggan AB，Katz SG. Combined spinal and epidural anaesthesia for caesarean section in a parturient with severe primary pulmonary hypertension. *Anaesth Intensive Care*. 2003；31（5）：565-9.

31. Kampman MAM et al. Maternal cardiac function，uteroplacental Doppler flow parameters and pregnancy outcome：A systematic review. *Ultrasound Obstet Gynecol*. 2015；46（1）：21-8.

32. Weiss BM，Zemp L，Seifert B，Hess OM. Outcome of pulmonary vascular disease in pregnancy：A systematic overview from 1978 through 1996. *J Am Coll Cardiol*. 1998；31（7）：1650-7.

33. Curtis K，Tepper NK，Jatlaoui TC，Berry-Bibee E，Horton LG. U.S. medical eligibility criteria for contraceptive use，2016. *MMWR Recomm Rep*. 2016；65（3）：1-103.

34. Mantha S，Karp R，Raghavan V，Terrin N，Bauer KA，Zwicker JI. Assessing the risk of venous thromboembolic events in women taking progestin-only contraception：A meta-analysis. *BMJ*. 2012；345（7872）.

第16章

妊娠期心律失常

要 点

- 只有10%的妊娠期心悸是由心律失常引起的
- 约59%有症状的孕妇和50%无症状的孕妇可出现室性或房性期前收缩
- 患有潜在心脏疾病的孕妇中心律失常的发生率最高
- 妊娠期心律失常的症状通常会与正常妊娠症状相似
- 妊娠期心律失常的评估应该基于症状发生频率、严重程度、危险因素和查体结果

引言

在门诊就诊的患者中，患有心悸者占16%，而心律失常可在60%的健康青年身上见到。妊娠期心律失常相对少见，住院患者的发生率约为166/10万。值得注意的是，妊娠期心悸常不是心律失常，仅有10%的心悸发作是真正由心律失常引起的。心律失常和心悸在妊娠期间发生比较频繁的原因，可能与血流动力学、激素和自主神经的改变有关。妊娠可诱发新发心律失常的发生，或加重已有的稳定性心律失常。若心脏结构正常，则绝大多数妊娠期心律失常是良性的，尽管如此，它们也可能与潜在的结构性心脏疾病有关，如果及时诊断，则可能会降低相关的发病率和（或）死亡率。

第一节　妊娠期心悸的病因

鉴于正常妊娠期间发生的各种生理变化，心动过速在妊娠期间比较常见的（见第3章），而心动过缓并不常见，其在具有心脏基础疾病的孕妇中发生率仅为1%。59%有症状孕妇和50%无症状孕妇发生的是良性心律失常，最常见的持续性心律失常是室上性心动过速。心律失常可涵盖从良性异位搏动到更严重的室性心动过速（表16.1）。

第二节　疑似或已知心律失常孕妇的治疗方法

虽然心悸可能是妊娠期的一种生理反应，然而我们的目标是在具有症状的孕妇中筛选出有潜在心脏疾病的患者，这也许与孕妇和新生儿的不良结局有关。鉴于鉴别诊断过于宽泛，我们需要归纳出要点。首先进行心悸的评估。

1. 进行详细的病史询问与体格检查。
2. 心电图（electrocardiogram，ECG）。
3. 实验室检查：全血细胞计数（complete blood count，CBC），甲状腺功能检测，电解质钾/镁水平。

4.对特定患者行心律监测。

5.对特定患者行超声心动检查。

有1/3的心悸患者仅根据病史、体格检查、实验室化验和ECG即可做出特异性诊断。如果患者有病史、体格检查、实验室检查或心电图的异常改变，那么产科医师必须将患者转到心脏科做进一步评估（框16.1，图16.1）。

表16.1　妊娠期心律失常概述

心律失常	发生频率	治疗	预后
房性期前收缩	最常见于妊娠期 通常无症状	仅用β受体阻滞剂控制症状	优
室上性心动过速	最常见的持续性心律失常	迷走神经的动作 腺苷 心脏电复律 β受体阻滞剂 钙通道拮抗剂 伊布利特	良
心房颤动或心房扑动	少见 通常合并心脏结构性病变	β受体阻滞剂 钙通道拮抗剂 地高辛 心脏电复律 伊布利特 氟卡尼 抗凝治疗	良
室性心动过速	罕见 通常合并心脏结构性病变	β受体阻滞剂 心脏电复律 氟卡尼 胺碘酮 ICD	一般
心动过缓和心脏传导阻滞	罕见	具有症状者起搏器植入	良

框16.1　心悸患者的鉴别诊断

1.心源性疾病（43%）

　a.心律失常

　b.其他心脏病病因

　　i.瓣膜性心脏病，包括二尖瓣脱垂

　　ii.心包炎

　　iii.心力衰竭

　　iv.心肌病

　　v.心房黏液瘤

2.精神源性疾病（31%）

　a.焦虑或惊恐发作

　b.抑郁症

续框

　c.躯体化（精神及状态变为躯体症状）

3.药物因素

　a.拟交感神经药

　b.血管扩张剂

　c.抗胆碱能药物

　d.β受体阻滞剂停药反应

　e.药物滥用

　f.可卡因

　g.苯丙胺类药物

　h.尼古丁

4.其他

　a.血管迷走神经晕厥

　b.低血糖症

　c.甲状腺功能亢进

　d.嗜铬细胞瘤

　e.电解质紊乱

　f.肺栓塞

　g.感染

　h.出血

　i.高代谢状态，如妊娠

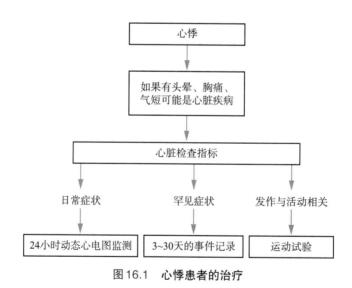

图16.1　心悸患者的治疗

第三节　妊娠期高危风险评估

　　妊娠期出现的心悸大多数是具有自限性的良性心悸。然而如果心悸发作的同时伴有头晕、胸痛、气促或晕厥等症状，且既往有结构性/先天性心脏病病史或心脏手术史，则患有潜在结构性心脏疾病的可能性更高。如果患者既往有心律失常病史，那么妊娠期心律失常复发的可能性会增加，因此此类患者更应就诊并接受筛查。此外，有猝死家族史也可以确定患者存在潜在致命性心律失常的风险，体格检查也可以帮助医师确定患者是否应当转诊（框16.2）。然而，重要的是，我们要意识到妊娠期间体格检查的局限性（见第6章）。一般而言，妊娠期高危患者应包括持续性心律失常和结构性心脏病患者，那些室性期前收缩（premature ventricular contraction，PVC）非常频繁的妇女也可能会发展为可逆性心肌病。

框16.2　心悸相关心脏体格检查

- 非生理性杂音（任何舒张期杂音或全收缩期杂音）
- 颈静脉压明显升高
- 明显水肿
- 肺部啰音
- 右心室扩大
- 可触及的心脏震颤

第四节　妊娠期常见心律失常

妊娠期可诱发新发心律失常，或加重那些已有潜在结构性心脏病患者的病情。对高危孕妇的评估与鉴别对于降低妊娠期心律失常死亡率至关重要，以下是妊娠期常见的心律失常。

一、室性期前收缩与房性期前收缩

室性期前收缩（PVC）和房性期前收缩（premature atrial contraction，PAC）在妊娠中很常见，且通常为良性心律失常，但应当除外频繁发作的PVC。心律监测有助于确定心律失常的诊断并指导治疗。PAC在有症状孕妇（59%）和无症状孕妇（50%）中都很常见，仅在出现难以忍受的症状时才需要给予干预措施，并且症状通常在妊娠期结束后减轻或消失。

高负荷PVC（＞5%）与孕妇的心脏事件（不包括死亡）和低出生体重儿有关，当患者的负荷加重至10%左右，但也可能大于20%，就可能与PVC介导的可逆性心肌病有关。

二、心房颤动

在整个妊娠期，心房颤动（房颤）的发生率逐渐升高，最近研究表明心房颤动是妊娠期间因持续性心律失常住院的主要原因。其危险因素包括高龄、阻塞性睡眠呼吸暂停、潜在的先天性心脏病和高血压。妊娠相关房颤又称孤立性房颤，即在无妊娠期房颤既往病史，又无结构性心脏病的孕产妇中出现的房颤。这些房颤的发作通常是自限性的，发生栓塞事件的风险很低，对于此类患者的治疗一般是控制心室率、预防卒中，并制订个体化治疗与护理策略。

在结构性心脏病孕妇中，房颤可能是孕产妇死亡率和胎儿宫内生长受限风险增加的标志，这些可以根据既往疾病的严重程度来进行预测。

三、室上性心动过速

室上性心动过速（supraventricular tachycardia，SVT）是妊娠期最常见的持续性心律失常，在美国每10万例与妊娠相关的住院治疗患者中就有22例是室上性心动过速。

四、预激综合征（又称Wolff-Parkinson-White syndrome）

预激综合征的特征是存在一条额外的传导旁路，为冲动传导提供了另一条通路，其典型心电图特征为δ波。在一般人群或孕妇中，预激综合征的总体发病率尚未有足够的研究数据。但有关研究表明具有心脏疾病的孕妇，2.5%的心律失常为预激综合征。

五、折返性心律失常

折返性心律失常通常为顺向性折返，表现为窄QRS波心动过速，冲动从心房传导至心室，然后通过旁路逆传，用于治疗SVT的药物在妊娠期通常可以安全使用。

另一方面，如果冲动沿着旁路前传，则被称之为逆向性折返性心动过速，表现为宽QRS波心动过速，此类心律失常在选择药物时要特别小心。

妊娠期间出现室上性心动过速的孕产妇死亡率、剖宫产率、出生低体重率、早产率和胎儿畸形率较高。研究发现妊娠前预防性消融虽然降低了妊娠期间SVT的发生率，但对上述事件的发生风险似乎并没有改变。

六、室性心动过速

室性心动过速（ventricular tachycardia，VT）在妊娠中很少见（每10万例住院患者中就有16例与妊娠有关），且通常与结构性心脏病有关，据报道在结构性心脏病患者中发病率为1.4%，对于既往存在心律失常和晕厥症状，以及有心律失常和（或）猝死家族史的患者应详细回顾病史。患者应在静息下行ECG以评估QT间期，在心律失常发作期间行ECG以确定病因/部位。特发性室性心动过速最常见的来源是右心室流出道，ECG表现为左束支传导阻滞和电轴右偏。

室性心动过速如果与结构性心脏病有关，则与妊娠期死亡率增加和胎儿预后不良有关。妊娠期新发室性心动过速若源于右心室流出道，可能与临界性低镁或低钾有关，分娩后会有所改善。

七、有遗传基础的心律失常

（一）Brugada综合征

Brugada综合征是一种罕见常染色体显性遗传的钠/钙离子通道病，具有不同的表型表现和间歇性病理心电图表现（右束支样ST段抬高）。其最大的风险是猝死，目前对高危组的明确治疗方法是植入自动心律转复除颤器（automatic implantable cardioverter defibrillator，AICD），但妊娠期间晕厥并不能确定患者具有高风险。

对于Brugada综合征患者，许多产科医师、心脏科医师或麻醉医师通常使用的药物可能会带来不良后果，避免使用的药物如布比卡因、普鲁卡因、氟卡尼、麦角新碱和普鲁卡因胺，慎用药物包括胺碘酮、维拉帕米、氯胺酮、曲马朵和普萘洛尔等。这些药物的完整列表和讨论可以在www.brugadadrug.com网站上查询。

（二）先天性长QT综合征

先天性长QT综合征与复极异常相关，具有很高的猝死风险。该病可根据病史、家族史和ECG检查结果进行诊断。长QT综合征可能与产后猝死的发生风险很高相关。患者一般可以成功妊娠和分娩，虽然有报道产后9个月内猝死的风险可能会增加，但是从分娩到产后使用β受体阻滞剂可以降低这种风险。应对患者的血清钾、镁进行检测和调节，使其保持在正常范围内的高限。对于患者来说，一个安静的休息环境十分重要。在妊娠期、围生期和分娩期应当尽可能避免使用延长QT间期的药物。关于麻醉的注意事项见下文。有学者建议考虑辅助分娩，以防止第二产程或Valsalva动作时长的延长，这可能会延长校正后的QT间期。www.crediblemeds.org有一份最新的潜在有害药物的清单。患者入院时应咨询药房。

（三）儿茶酚胺敏感性双向性室性心动过速

儿茶酚胺敏感性双向性室性心动过速是一种罕见的遗传性心律失常，妊娠期的研究证据十分有限，此类患者大多应当安装AICD，并且使用β受体阻滞剂，妊娠期可能需要调整β受体阻滞剂为最大剂量，近期相关文献报道一名患者在妊娠期发生恶性心动过速，随后诱发心肌病，加用氟卡尼后得到改善。

（四）致心律失常性右室心肌病

致心律失常性右室心肌病也是一种研究证据有限的遗传性心律失常，但目前研究显示其妊娠结局较好，妊娠期心律失常发生率较低（占孕妇的3%～13%）。另外，其治疗策略包括使用β受体阻滞剂、短期使用利尿剂和氟卡尼。

八、缓慢性心律失常

（一）房室传导阻滞

相关研究表明无论是否安装起搏器，无症状房室传导阻滞的孕妇妊娠结局均较好，因此，对于没有结构性心脏病的无症状女性，不必做预防性临时起搏。Thaman等指出房室传导阻滞患者在妊娠期间可能恶化，但也同时报告了2名患者妊娠后房室传导阻滞消失。

（二）一过性产后心动过缓

有报道产后期间出现一过性心动过缓，但不需要干预。值得注意的是，根据作者的临床经验和相关文献，这些患者中大多数有先兆子痫或血压相对升高的病史。

第五节　妊娠期的管理与选择

一、给心脏科医师的产科建议

大多数心脏病专家不习惯与孕妇讨论。这不仅仅是因为孕妇生理上和他们平时接触的患者不同，还因为在构成这个医患关系中的每个人——即将成为母亲的患者本人、患者的配偶/爱人和主治医师，他们所考虑和所担心的都与心脏病专家考虑的情况有所不同。

1. 新生儿发病率和死亡率。

2. 产妇发病率、住院天数、分娩途径、麻醉方式、母乳喂养等。其中最重要的是新生儿的安全和各项包括ECG和超声心动在内的检查方式的安全性。

3. 孕妇缺乏大型随机试验的研究证据，数据往往仅限于病例报告、回顾性研究，以及一些前瞻性描述性研究。

4. 应针对孕妇的具体要求进行咨询。

一般来说，如果以对症治疗为目标，那么首要任务就是安抚患者。如果症状已经影响了日常生活，并且非药物干预手段不奏效，应尽量在短期内使用最低剂量的药物来控制症状。由于抗心律失常药物在孕妇治疗中的研究证据有限，因此医师必须权衡药物的风险和获益，并兼顾妊娠的不同阶段、心律失常的严重程度及可能出现的药物致畸性。第20章详细讨论了妊娠期心脏药物的应用。

二、特异性心律失常的治疗

妊娠期心律失常的治疗是基于观察性研究的结果，通常与非妊娠期心律失常相似。

（一）频发PVC

超过20%的高负荷的PVC一般需要治疗。β受体阻滞剂是与患者共同决策后的一线治疗策略，如果β受体阻滞剂治疗无效，可以考虑使用利多卡因或索他洛尔作为下一步治疗。应该注意的是β受体阻滞剂与胎儿宫内生长受限有关，同时还有发生新生儿低血糖和心动过缓的风险，有研究发现在β受体阻滞剂使用组新生儿低血糖发生率为4.3%，未使用组为1.2%；心动过缓在使用组为1.6%，未使用组为0.5%。β受体阻滞剂的特性见表16.2。

表16.2　不同β受体阻滞剂在妊娠期的特性

	选择性	剂量调整必要性	评价
美托洛尔	选择性β₁受体阻滞剂	是 因为妊娠期代谢率增加，可能需要在妊娠中期、晚期增加给药的频率	妊娠及围生期使用病史较长
普萘洛尔	非选择性	无	与新生儿低血糖和心动过缓有关；甲状腺功能亢进患者有益
阿替洛尔	选择性β₁受体阻滞剂		强烈推荐。通常会避免与胎儿生长受限相关风险

（二）心房颤动

妊娠期治疗与非妊娠患者相似，如果心率控制后仍有症状，那么心律控制则没有任何益处。此外，在大多数心脏结构正常患者中，心房颤动的首次发作通常在任何干预前或心率控制后的24小时内迅速转复。南加州凯撒永久医疗机构的一项大型回顾性研究显示，尽管妊娠处于高凝状态，在相对较低的风险群体中（平均CHADVASC评分为1.2分），虽然阿司匹林或抗凝血药物的使用较少，仍没有卒中事件发生（表16.3）。

表16.3　CHA_2DS_2-VASc抗凝评分风险分层

CHA_2DS_2-VASc	评分
充血性心力衰竭	1
高血压	1
年龄＞75岁	2
糖尿病	1
卒中/TIA/血栓栓塞	2
血管疾病（心肌梗死，外周动脉疾病，主动脉斑块）	1
年龄65～74岁	1
性别（女）	1

来源：Lee MS et al.*J Am Heart Assoc*.2016；5（4）：e003182.

1.心率控制：β受体阻滞剂是一线治疗药物。如果血流动力学稳定，每5分钟静脉注射5～15mg美托洛尔用于心率控制。如果患者缺水、食欲缺乏、呕吐或低血压，则应给予静脉注射生理盐水。二线治疗包括静脉注射地尔硫䓬或地高辛。通常不推荐静脉注射维拉帕米，这可能导致患者低血压，进而出现胎儿低灌注现象。虽然有大量证据证实了地高辛应用的安全性，但它作为心率控制的药物作用有限，妊娠期间需要增加剂量并监测其水平。非二氢吡啶钙通道阻滞剂的数据有限，但仍有一些将维拉帕米作为三线药物治疗的经验。

2.心律控制：在心率控制的基础上如果患者仍然有症状，则需要采取心律控制。氟卡尼在胎儿SVT的治疗中得到了大量应用，总体上证明胎儿使用是安全性的。因此，推荐它作为心脏结构正常孕妇心房颤动时的主要节律控制药物，建议从50mg起始，每天2次，必要时也可增加剂量。一般会对孕妇进行遥测心电监护，并在第三次给药后行12导联心电图检查，正如预期，基于在胎儿SVT中的应用证据，证实其能通过胎盘屏障。虽然普罗帕酮与氟卡尼相比使用证据较少，而且索他洛尔由于对孕妇血压和心率有影响也不常用，但普罗帕酮和索他洛尔也可以在某种条件下使用。胺碘酮由于存在潜在的胎儿毒性应避免应用。

3.如果患者血流动力学不稳定，可以选择电复律。使用非妊娠状态下相同能量的同步电复律被认为对胎儿是安全的。如果心房颤动的持续时间不明确，我们通常会使用普通肝素或低分子肝素抗凝血药物进行抗凝。

可以针对一些心房颤动患者预防性使用阿司匹林81mg，即CHA_2DS_2-VASc评分为1分和大多数CHADVASC评分为2分的患者，同时对一些CHA_2DS_2-VASc评分为2分的患者（ART妊娠、心房颤动/PAF的高负荷患者），和CHA_2DS_2-VASc评分≥3分的患者应用完全抗凝。新型口服抗凝血药（novel anticoagulants，NOACS）因研究证据有限，故尚不推荐在妊娠期间使用。妊娠早期使用华法林可致胎儿华法林综合征，分娩时使用可致出血，因此妊娠早期及临近分娩时不推荐使用华法林；它可以用于妊娠中、晚期。作者的实践经验是使用依诺肝素，从每12小时皮下注射1 mg/kg开始，每1～2周监测一次抗Xa因子，并监测给药后4～6小时的峰值（目标水平为0.01～1.2 U/ml）和分娩前的最低值（＞0.6 U/ml）（图16.2）。

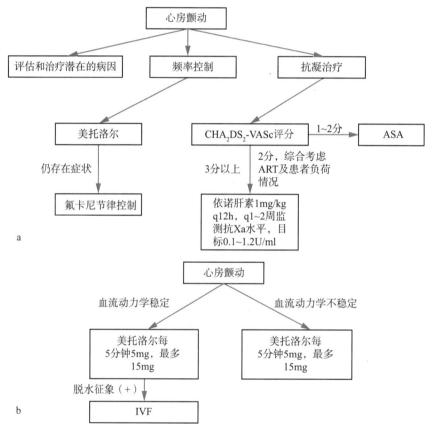

图16.2 心房颤动的处理

（三）室上性心动过速

当患者血流动力学不稳定时，首选电复律治疗，对于病情稳定的患者，一线治疗是刺激迷走神经，必要时可以迅速静脉推注腺苷6～12mg。当腺苷无效时，对于一天内反复发作的心律失常或怀疑甲状腺功能亢进病史的患者，可以静脉注射β受体阻滞剂（美托洛尔5mg或普萘洛尔1mg）。如果以上方法均无效，可以静脉推注普鲁卡因胺或维拉帕米。如前文所述，由于患者可能出现低血压和胎儿低灌注，应尽量避免使用维拉帕米。除此之外，其他管理策略对非妊娠患者基本相同。欧洲心脏病学会推荐使用β受体阻滞剂或维拉帕米用于预防治疗。如果孕妇的血压处于边缘或相对较低，使用地高辛是安全的，可以作为首选药物。在妊娠期间，通常每天2次服用地高辛，为达到与非妊娠患者相同的治疗效果，使用的剂量相对较高（图16.3）。

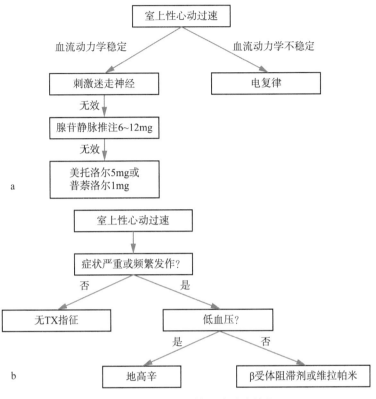

图16.3 妊娠期室上性心动过速的处理

（四）预激综合征

当患者血流动力学稳定时，可以根据是顺向性传导还是逆向性传导来决定治疗策略。表现为窄QRS波SVT（为顺向性传导，从心房经房室结传导至心室，然后经旁路逆行）的患者可以采用如上所述SVT同样的方式治疗；表现为复杂的宽QRS心动过速（可能为逆向性SVT）或极快的心房颤动患者，可用普鲁卡因胺（20～50mg/min至10～17mg/kg）控制心率或复律，应持续滴注至治疗目标（心率控制或复律）、最大剂量、低血压或QRS增宽50%。氟卡尼可用于预防逆向性传导的复发。产后或出现顽固性心律失常时应进行消融治疗（图16.4）。

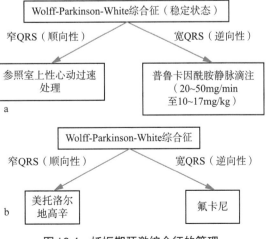

图16.4 妊娠期预激综合征的管理

（五）室性心动过速

若血流动力学不稳定，可进行电复律；若血流动力学稳定，可静脉注射利多卡因。β受体阻滞剂如美托洛尔可用于长期预防。当没有其他选择时，可应用胺碘酮。特发性RVOT可用美托洛尔或维拉帕米治疗，如果治疗无效，可以使用氟卡尼（图16.5）。

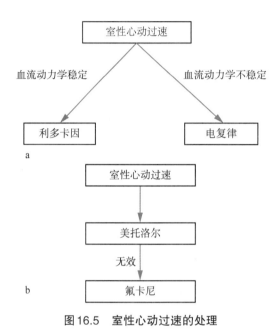

图16.5 室性心动过速的处理

（六）遗传综合征

1.Brugada综合征　当急性电风暴发作时，治疗包括电复律和异丙肾上腺素（静脉注射1～2 μg，随后持续静脉泵入0.15～2.0 μg/min）。Brugada综合征的主要治疗方法是避免使用某些药物（前文已述），高危组的最终治疗方法是使用AICD。奎尼丁可以用于预防性治疗。

2.长QT综合征　在QT间期延长的情况下治疗急性心律失常的具体措施包括静脉注射镁剂、β受体阻滞剂，必要时可行除颤。在某些情况下，可行临时超速起搏治疗。使用β受体阻滞剂可大大降低发生心脏事件和死亡的风险。对于长QT综合征患者，已经有文献证明了β受体阻滞剂治疗对胎儿的安全性。如果患者在妊娠前已经使用了β受体阻滞剂，则应继续使用已经使用的β受体阻滞剂（阿替洛尔除外）。在妊娠期间，已有文献证明β受体阻滞剂的疗效存在差异，非选择性β受体阻滞剂可能是首选。

三、复发

既往有心律失常病史的患者复发率会增高。有症状性SVT病史的患者复发率为22%～50%，在结构性心脏病患者中复发率更高。50%以上有心房颤动病史的患者会在妊娠期出现症状性复发，需要及时评估。妊娠期间复发室性心动过速的风险接近30%。

第六节 妊娠期心律失常的心脏手术

一、电复律

直流电复律用于治疗血流动力学不稳定的患者，这种方法对胎儿是安全的。与非妊娠患者相比，对孕妇推荐的电除颤方案没有变化。电极板前外侧定位被默认为合理位置。妊娠患者气道的保护与管理相对复杂，因此应配备经验丰富的医护人员。

二、植入式心律转复除颤器

目前文献报道，植入式心律转复除颤器（implantable cardioverter-defibrillator，ICD）的存在似乎不会影响妊娠结局，妊娠也不会对其功能产生负面影响。经阴道分娩者不需要调整ICD设置。对于手术期间的ICD管理，建议各不相同。关于该设备的参数信息以及患者是否依赖于该起搏器应通过最后一份设备的临床记录获取，这也为分娩时是否采用剖宫产提供参考。一个重要的问题是，手术时应考虑到单极电烧灼继发的起搏器电磁干扰，如果术中必须使用单极电流，建议使用短脉冲放电。起搏器可以提前设置以避免干扰后设备失灵，或者可以使用磁铁将起搏器转换为非同步模式。由于剖宫产是在脐部以下处［距设备＞6in（1in＝2.54cm）］进行，所以不需要在术前停用起搏器设备。如果妊娠期间需要植入ICD，应在妊娠8周后进行，以减少对患者的辐射风险。建议使用非辐射暴露技术，如超声心动引导下手术。目前已有使用电解剖标测系统和无荧光透视技术的ICD植入案例报道。

三、救生衣

救生衣（life vest）也被称为可穿戴式心律转复除颤器（wearable cardioverter-defibrillator，WCV），它被用作一种降低猝死风险的方法，由于救生衣的使用，猝死风险可能随着时间的推移而消失。一个很好的例子是新诊断的伴有低射血分数的围生期心肌病虽然有猝死的高风险，但恢复的概率很大。但是这方面的文献资料有限，研究仅报道了12%的室性心律失常患者，其中还包括射血分数部分恢复的1例。该设备还可能用于那些由于妊娠期诊断出遗传性心律失常而等待植入永久性除颤器的患者，或等待转诊到具有非辐射技术下ICD植入经验的中心，甚至推迟到妊娠后放置永久性除颤器的患者。

四、经导管射频消融术

由于电解剖定位标测系统和导管导航系统的应用，妊娠期导管消融被认为对SVT和室性心律失常的治疗是安全有效的。尽管消融治疗一般应推迟到产后进行，但有报道表明妊娠期对于顽固性心律失常患者在低放射或无放射技术下行射频消融治疗是可行的。无论如何，手术应该推迟到妊娠3个月后进行，那时胎儿大部分器官已经发育完成。然而，这应该作为控制顽固性室性心动过速和顽固性耐受差SVT的最后手段。

五、产前随访

（一）心脏科随访

所有患有严重心律失常和（或）结构性心脏病的患者均需进行心脏科随访。而对于无明显风险的稳定性心律失常（如SVT、AF）患者，妊娠期间应进行两次心脏科随访，而对于高风险心律失常（不稳定SVT或VT，植入ICD）和有心律失常药物调整需求的患者需要更频繁的心脏科随访（1～3个月随访一次）。如果患者体内具有相关设备，应提前获得有关该设备的信息，并且在分娩前就计划好特殊护理。在高负荷PVC患者中应注意：

（1）在妊娠34～36周，负荷＞5%但＜10%的患者可以从随访中获益。

（2）负荷＞10%的患者可从每月的BNP筛查和（或）超声心动检查随访中获益。

（3）负荷20%及20%以上的患者应每4～8周进行1次超声心动图随访，表现为左心室功能障碍的侵袭性PVC抑制每月进行门诊检查。

（二）产科随访

产科随访主要取决于产科指征。然而，鉴于β受体阻滞剂与宫内发育迟缓（IUGR）有关，因此应对胎儿的生长情况密切随访。研究表明妊娠SVT与早产有关，奎尼丁可增加早产的风险。

第七节 心律失常患者在临产和分娩时慎用的常用药物

（1）催产素。如果需要用于先天性心律失常（如QT间期延长）患者，虽然大剂量静脉推注可能有潜在的危害并有导致死亡的报道，但如果以缓慢输注的方式给药，则可能是安全的。

（2）硫酸镁。

（3）特布他林。

（4）麦角新碱。

（5）卡前列素氨丁三醇。

第八节 分 娩 计 划

一、谁需要遥测?

一般来说，无明显风险的稳定型心律失常患者不需要产后遥测。对于PVC负荷＞5%的孕妇，建议在其围生期进行遥测，而如果是无症状性期前收缩和低负荷的心律失常，则无须遥测。对于AF患者，产后遥测可能是有作用的，但如果心室率是稳定且可控的，产后遥测并非绝对必要。然而，如果心室率控制困难，特别是在使用控制节律的药物，如氟卡尼时，应使用遥测。先天性QT延长综合征的孕妇在产时和产后均应继续进行遥测。

二、多学科协作

总的来说，心律失常患者可以通过多学科协作的方式，在妇产科、麻醉科和心脏科的协作下进行综合安全的管理。

三、关于先天性疾病的特别说明

先天性QT延长综合征 所有的局部麻醉都可应用于局部麻醉，但对于某些围生期常用的药物，如吸入麻醉剂、氯胺酮和硫喷妥钠等应该避免使用。可使用的常用药物有依托咪酯、异丙酚、一氧化二氮和美索比妥、芬太尼、吗啡和咪达唑仑，但应该注意氟哌利多和昂丹西酮与延长QT间期有关。

四、抗凝治疗注意事项

详见第9章。

第九节 产后随访

产后随访主要由心律失常类型决定，妊娠结束后PVC经常得到改善。对于新发妊娠合并孤立性心房颤动，应在产后6～8周后对心率和（或）心律控制进行评估。对于正在抗凝治疗的患者，与患者协商后可以考虑在停止抗凝前进行30天的心电监护以排除无症状心房颤动。对于有可能接受导管消融治疗的患者，如SVT和某些室性心律失常患者，应在产后再次进行评估。

总结

心悸在妊娠期极为常见，在妊娠期心律失常的发生率较高，并且有心脏病病史的孕妇发生率最高。妊娠期鉴别心律失常的症状，如心悸和气短有一定困难，因为这些症状往往与正常妊娠的症状相似。大多数妊娠期心律失常是良性的，不需要治疗。但是所有患者都应该根据症状发生的频率与严重程度、患者的危险因素和妊娠期的体格检查结果进行评估。目标是避免遗漏潜在的有害性心律失常，使其可以在妊娠期得到安全控制。最理想的方法是采用多学科协作，在妇产科、麻醉科和心脏科医师的指导下进行控制。

（申悦竹 郑红梅 译）

参 考 文 献

1. Kroenke K，Arrington ME，Mangelsdorff AD．The prevalence of symptoms in medical outpatients and the adequacy of therapy．*Arch Intern Med*．1990；150（8）：1685-9.
2. Turner AS，Watson OF，Adey HS，Cottle LP，Spence R．The prevalence of disturbance of cardiac rhythm in randomly selected New Zealand adults．*N Z Med J*．1981；93（682）：253-5.
3. Shotan A，Ostrzega E，Mehra A，Johnson JV，Elkayam U．Incidence of arrhythmias in normal pregnancy and relation to palpitations，dizziness，and syncope．*Am J Cardiol*．1997；79（8）：1061-4.

4. Choi HS et al. Dyspnea and palpitation during pregnancy. *Korean J Intern Med*. 2001；16（4）：247-9.

5. Raviele A et al. Management of patients with palpitations：A position paper from the European Heart Rhythm Association. *Europace*. 2011；13（7）：920-34.

6. Mahendru AA，Everett TR，Wilkinson IB，Lees CC，McEniery CM. A longitudinal study of maternal cardiovascular function from preconception to the postpartum period. *J Hypertens*. 2014；32（4）：849-56.

7. Li J-M，Nguyen C，Joglar JA，Hamdan MH，Page RL. Frequency and outcome of arrhythmias complicating admission during pregnancy：Experience from a high-volume and ethnicallydiverse obstetric service. *Clin Cardiol*. 2008；31（11）：538-41.

8. Page RL et al. 2015 ACC/AHA/HRS guideline for the management of adult patients with supraventricular tachycardia. *Heart Rhythm*. 2016；13（4）.

9. Knotts RJ，Garan H. Cardiac arrhythmias in pregnancy. Semin Perinatol. 2014；38（5）：285-8.

10. Fuster V et al. ACC/AHA/ESC 2006 guidelines for the management of patients with atrial fibrillation. *Europace*. 2006；8（9）：651-745.

11. Antonelli D，Bloch L，Rosenfeld T. Implantation of permanent dual chamber pacemaker in a pregnant woman by transesophageal echocardiographic guidance. *Pacing Clin Electrophysiol*. 1999；22（3）：534-5.

12. Al-Yaseen E，Al-Na'ar A，Hassan M，Al-Ostad G，Ibrahim E. Palpitation in pregnancy：Experience in one major hospital in Kuwait. *Med J Islam Repub Iran*. 2013；27（1）：31-4.

13. Drenthen W et al. Predictors of pregnancy complications in women with congenital heart disease. *Eur Heart J*. 2010；31（17）：2124-32.

14. Sanghavi M，Rutherford JD. Cardiovascular physiology of pregnancy. *Circulation*. 130（12），2014；1003-8.

15. Silversides CK et al. Pregnancy outcomes in women with heart disease. *J Am Coll Cardiol*. 2018；71（21）：2419-30.

16. Lee AK，Deyell MW. Premature ventricular contractioninduced cardiomyopathy. *Curr Opin Cardiol*. 2016；31（1）：1-10.

17. Weber BE，Kapoor WN. Evaluation and outcomes of patients with palpitations. *Am J Med*. 1996；100（2）：138-48.

18. Mayou R，Sprigings D，Birkhead J，Price J. Characteristics of patients presenting to a cardiac clinic with palpitation. *QJM*. 2003；96（2）：115-23.

19. Tong C et al. Impact of frequent premature ventricular contractions on pregnancy outcomes. *Heart*. 2018；104（16）：1370-5.

20. Razvi S et al. Thyroid hormones and cardiovascular function and diseases. *J Am Coll Cardiol*. 2018；71（16）：1781-96.

21. Salam AM et al. Atrial fibrillation or flutter during pregnancy in patients with structural heart disease. *JACC：Clin Electrophysiol*. 2015；1（4）：284-92.

22. Lee MS et al. Atrial fibrillation and atrial flutter in pregnant women-a population based study. *J Am Heart Assoc*. 2016；5（4）：e003182.

23. Renoux C，Coulombe J，Suissa S. Revisiting sex differences in outcomes in non-valvular atrial fibrillation：A populationbased cohort study. *Eur Heart J*. 2017；May 14；38（19）：1473-9.

24. Chang S-H et al. Outcomes associated with paroxysmal supraventricular tachycardia during pregnancy. *Circulation*. 2017；135（6）：616-8.

25. Vaidya VR et al. Burden of arrhythmia in pregnancy. *Circulation*. 2017; 135（6）: 619-21.

26. Ertekin E et al. Ventricular tachyarrhythmia during pregnancy in women with heart disease: Data from the ROPAC, a registry from the European Society of Cardiology. *Int J Cardiol*. 2016; 220: 131-6.

27. Nakagawa M et al. Characteristics of new-onset ventricular arrhythmias in pregnancy. *J Electrocardiol*. 2004; 37（1）: 47-53.

28. Brugada Syndrome. www. brugada. org/. Brugada Foundation. 2018. Web. 24 Sept 2019.

29. Rodríguez-Mañero M et al. The clinical significance of pregnancy in Brugada syndrome. *Rev Esp Cardiol（Engl Ed）*. 2014; 67（3）: 176-80.

30. Regitz-Zagrosek V et al. 2018 ESC Guidelines for the management of cardiovascular diseases during pregnancy. *Eur Heart J*. 2018; 39（34）: 3165-241.

31. Seth R et al. Long QT Syndrome and pregnancy. *J Am Coll Cardiol*. 2007; 49（10）: 1092-8.

32. Walker N, Cobbe S, McGavigan A. Paroxysmal bidirectional ventricular tachycardia with tachycardiomyopathy in a pregnant woman. *Acta Cardiologica*. 2009; 64（3）: 419-22.

33. Gandjbakhch E et al. Pregnancy and newborn outcomes in arrhythmogenic right ventricular cardiomyopathy/dysplasia. *Int J Cardiol*. 2018; 258: 172-8.

34. Hodes AR et al. Pregnancy course and outcomes in women with arrhythmogenic right ventricular cardiomyopathy. *Heart*. 2015; 102（4）: 303-12.

35. Hidaka N et al. Short communication: Is intrapartum temporary pacing required for women with complete atrioventricular block? An analysis of seven cases. *BJOG*. 2006; 113（5）: 605-7.

36. Thaman R et al. Cardiac outcome of pregnancy in women with a pacemaker and women with untreated atrioventricular conduction block. *Europace*. 2011; 13（6）: 859-63.

37. Korzets Z et al. Bradycardia as a presenting feature of late postpartum eclampsia. *Nephrol Dial Transplant*. 1994; 9（8）: 1174-5.

38. Wright JM et al. Antiarrhythmic drugs in pregnancy. *Expert Rev Cardiovasc Ther*. 2015; 13（12）: 1433-44.

39. Ishibashi K et al. Arrhythmia risk and β-blocker therapy in pregnant women with long QT syndrome. *Heart*. 2017; 103（17）: 1374-9.

40. Ersbøll A, Hedegaard M, Søndergaard L, Ersbøll M, Johansen M. Treatment with oral beta-blockers during pregnancy complicated by maternal heart disease increases the risk of fetal growth restriction. *BJOG*. 2014; 121（5）: 618-26.

41. Abu-Zeitone A, Peterson DR, Polonsky B, Mcnitt S, Moss AJ. Efficacy of different beta-blockers in the treatment of long QT syndrome. *J Am Coll Cardiol*. 2014; 64（13）: 1352-8.

42. Kim H. Not all beta-blockers are equal in the management of long QT syndrome types 1 and 2: Higher recurrence of events under metoprolol. *J Emerg Med*. 2013; 44（3）: 732-3.

43. Wang YC, Chen CH, Su HY, Yu MH. The impact of maternal cardioversion on fetal haemodynamics. *Eur J Obstet Gynecol Reprod Biol*. 2006; 126（2）: 268-9.

44. Alshawabkeh L, Economy KE, Valente AM. Anticoagulation during pregnancy. *J Am Coll Cardiol*. 2016; 68（16）: 1804-13.

45. Lee SH et al. Effects of pregnancy on first onset and symptoms of paroxysmal supraventricular tachycardia. *Am J Cardiol*. 1995; 76（10）: 675-8

46. Jeejeebhoy FM et al. Cardiac arrest in pregnancy. *Circulation*. 2015; 132（18）: 1747-73.

47. Boule S et al. Pregnancy in women with an implantable cardioverter-defibrillator: Is it safe? *Europace*. 2014; 16（11）: 1587-94.

48. Miyoshi T et al. Safety and efficacy of implantable cardioverter defibrillator during pregnancy and after

delivery. *Cir J*. 2013；77（5）：1166-70.

49. Neelankavil JP，Thompson A，Mahajan A. Managing cardiovascular implantable electronic devices ［CIEDs］during perioperative care. *APSF Newsletter*. 2013；28（2）：32-5.

50. Crossley GH et al. The Heart Rhythm Society［HRS］/American Society of Anesthesiologists［ASA］ Expert Consensus Statement on the Perioperative Management of Patients with Implantable Defibrillators，Pacemakers and Arrhythmia Monitors：Facilities and Patient Management. *Heart Rhythm*. 2011；8（7）：1114-54.

51. Quartieri F et al. Implantation of single lead cardioverter defibrillator with floating atrial sensing dipole in a pregnant patient without using fluoroscopy. *Indian Pacing Electrophysiol J*. 2016；16（2）：70-2.

52. Piccini JP，Allen LA，Kudenchuk PJ，Page RL，Patel MR，Turakhia MP. Wearable cardioverter-defibrillator therapy for the prevention of sudden cardiac death. *Circulation*. 2016；133（17）：1715-27.

53. Duncker D et al. Risk for life-threatening arrhythmia in newly diagnosed peripartum cardiomyopathy with low ejection fraction：A German multi-centre analysis. *Clin Res Cardiol*. 2017；106（8）：582-9.

54. Kaspar G，Sanam K，Gundlapalli S，Shah D. Successful fluoroless radiofrequency catheter ablation of supraventricular tachycardia during pregnancy. *Clin Case Rep*. 2018；6（7）：1334-7.

55. Chen G et al. Zero-fluoroscopy catheter ablation of severe drug-resistant arrhythmia guided by Ensite NavX system during pregnancy. *Medicine*. 2016；95（32）.

56. Martillotti G，Talajic M，Rey E，Leduc L. Long QT syndrome in pregnancy：Are vaginal delivery and use of oxytocin permitted? A case report. *J Obstet Gynaecol Can*. 2012；34（11）：1073-6.

57. Drake E，Preston R，Douglas J. Brief review：Anesthetic implications of long QT syndrome in pregnancy. *Can J Anesth*. 2007；54（7）：561-72.

第17章

血栓栓塞与羊水栓塞

要 点

- 肺栓塞占孕产妇死亡的10%
- 诊断妊娠期肺栓塞的金标准是肺动脉CT血管造影
- 如果伴随全身动脉低血压导致的休克，则被认为是大块肺栓塞（10%）
- 大块肺栓塞的治疗包括系统性溶栓治疗、导管接触性溶栓（catheter-directed thrombolysis，CDT）或紧急血栓切除术
- 每100 000例分娩中有2～6例发生羊水栓塞，其特征是心血管衰竭、弥散性血管内凝血和急性呼吸窘迫综合征引起的顽固性低氧血症

第一节 肺 栓 塞

一、流行病学

肺栓塞（pulmonary embolism，PE）和深静脉血栓形成（deep venous thrombosis，DVT）在妊娠期更容易发生。在一项Meta分析中，妊娠期DVT和PE的发生率分别为1.1%和0.2%。虽然PE发生率较低，但其相关的母婴致残率和致死率高于DVT。尽管继发于血栓栓塞病史的孕产妇死亡率已显著下降，但PE仍然是孕产妇住院费用高、发生严重并发症和住院时间延长的主要原因，占孕产妇死亡的10%（图17.1）。

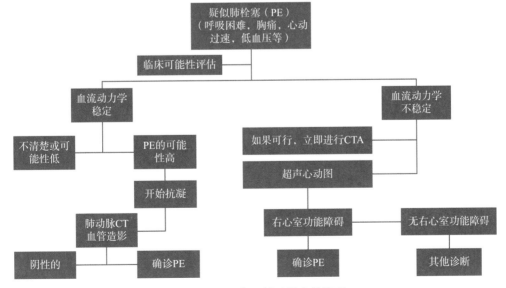

图17.1　妊娠期可疑肺栓塞的管理

二、危险因素

肥胖、高血压、产后出血和遗传性易栓症是妊娠期 PE 的危险因素。事实上，妊娠期间生理和解剖发生变化，如凝血因子增加和下腔静脉（inferior vena cava，IVC）受压导致静脉回流减缓和淤滞，进一步增加了 PE 风险。虽然所有这些因素都会增加 PE 或血栓栓塞事件的风险，但最主要的危险因素是静脉血栓栓塞疾病（venous thromboembolic event，VTE）病史。VTE 发生后，妊娠期复发的风险增加 4 倍，且复发性 VTE 占所有妊娠期 VTE 患者的 1/4。许多发生 VTE 的妇女在妊娠期并没有被诊断为易栓症；然而，这些相关突变肯定会增加血栓形成的风险和可能性。通常，我们不建议常规做易栓症筛查。但对于有多次 VTE 病史、家族史或严重 VTE（如大块肺栓塞）的妇女，推荐易栓症筛查。

三、诊断

呼吸急促和心动过速在正常妊娠中非常常见，因此诊断妊娠期肺栓塞具有挑战性（详见第 3 章）。

四、症状

PE 的典型临床症状和体征包括但不限于低氧血症、呼吸急促、心脏影像学检查的变化、肌钙蛋白的轻度升高和快速型心律失常。常见症状见表 17.1。值得重视的是，肺栓塞的症状既不敏感也不特异，因此产科医师在考虑 PE 时应充分进行鉴别诊断。

表 17.1　肺栓塞的临床表现及辅助检查

症状和体征	辅助检查
呼吸困难（73%）	动脉血气
呼吸暂停（54%）	心电图
心律失常/心动过速（24%）	胸部 CT 血管造影
胸膜炎性胸痛（66%）	通气/灌注扫描
咳嗽（37%）	下肢多普勒
咯血（13%）	超声心动图
喘息（21%）	脑钠肽前体
发热（3%）	或 B 型脑钠肽

五、鉴别诊断

包括肺炎、心肌梗死、子痫前期、心力衰竭和非心源性肺水肿。

六、辅助检查

PE 中，严重的低氧血症很罕见，很多患者血氧浓度＞95%。约 10% 的 PE 患者出现心律失常，一般是快速性心律失常。最常见的快速性心律失常是窦性心动过速，但也可见心房颤动、心房扑动和多源性房性心动过速。

检测动脉血气在临床上是必要的。通常，血气分析会提示呼吸性碱中毒和低氧血症或正常氧合。在肺栓塞中异常升高的实验室指标还有D-二聚体、肌钙蛋白和脑钠肽（brain natriuretic peptide，BNP）。值得注意的是，D-二聚体水平常在妊娠期升高，故妊娠期PE诊断时参考D-二聚体水平是不可靠的。同样，D-二聚体的假阴性情况也有报道，因此D-二聚体检测不能用于PE诊断。

肌钙蛋白和BNP虽然不能用于PE诊断，但可用于PE患者的危险分层。总的来说，约50%的PE患者会出现肌钙蛋白"阳性"或升高。此外，约30%的PE患者表现出右心室功能障碍，导致短期和长期死亡率升高。还可以用BNP水平区分PE低危和高危患者。特别要注意的是，NT pro-BNP水平 > 600 pg/ml的非妊娠患者，继发于PE的短期死亡风险增加。因此，诊断PE时应检测肌钙蛋白和BNP水平。水平的高低可以用来区分低危和高危患者，医师可为高危患者提供额外的影像学检查（如超声）、会诊（心脏专科、血液专科、心脏外科）和更高级别的监护（危重症监护、转院）。

虽然医师可以根据体格检查和实验室结果来辅助诊断PE，但诊断的金标准是肺动脉计算机断层血管造影（computed tomographic angiography，CTA），即使在妊娠期间也是如此。在临床实践中，医师可能会因为担心胎儿受到辐射而不使用CTA；不过这种暴露是非常低的，很少会因为一次CTA而导致胎儿损伤。此外，如果有顾虑，可以通过铅衣遮挡孕妇腹部来保护胎儿。在肾损伤、肾衰竭或严重造影剂过敏的情况下，也可以选择通气灌注扫描；然而，这种成像方式也是有辐射暴露风险的。胎儿CTA辐射暴露低于通气灌注扫描（0.32 ~ 0.64 mGy vs 0.003 ~ 0.1398 mGy）（译者注：CTA辐射量应该高于通气灌注）；母体乳腺的辐射暴露在通气灌注扫描中是较低的（表17.2）。

在确诊PE后，应对其进行恰当的分层管理以帮助选择合适的治疗方案，从而降低孕产妇死亡率。

表17.2 诊断肺栓塞的影像学检查方法的优势和局限性

方法	优势	局限性
CT肺动脉造影 敏感性90% ~ 95%	可检测其他肺部病变如肺炎，肺纤维化	辐射暴露 造影剂过敏
通气/灌注 敏感性随可能性而变化 　低：4%PE风险 　中：15%PE风险 　高：16%PE风险 基于临床可能性的评分变化	没有禁忌证	辐射暴露 结果的不确定性 1小时检测
超声心动图 敏感性30% ~ 40%	没有禁忌证 没有辐射 可诊断右心室功能不全	非金标准 需要确诊性检查

七、肺栓塞的分型

PE的3种类型分别是亚段型、次大块型和大块型。产科临床常见的是亚段型,可以通过充分的抗凝来治疗。然而,次大块型和大块型PE分别占普通人群发病的5%～10%和20%～25%,并且致残率和致死率是增加的。如果PE伴有全身动脉低血压而导致的休克,则被认为是大块型PE。当心电图、超声心动图或CTA上出现右心室功能不全的证据,但全身血流动力学稳定时,则考虑次大块型PE。大块型PE的90天内死亡率可高达50%,次大块型PE的90天内死亡率高达19%。因此,当PE被诊断时,应该进行恰当的分型。

八、肺栓塞的治疗

(一)预防

有专家提出,在妊娠期治疗PE的关键是预防。理想情况下,对每个孕妇都应评估其血栓栓塞事件的个人史和家族史,以明确高危人群。根据ACOG指南,目前没有诊断PE但有危险因素的患者应考虑使用预防剂量、中等剂量或体重调整治疗剂量的低分子肝素(low molecular weight heparin,LMWH)或普通肝素(unfractionated heparin,UFH)。当使用LMWH或UFH时,应根据孕妇的体重、既往疾病史、既往疾病的严重程度(如大块型PE)、易栓症检查(高风险易栓症 vs 低风险易栓症)以及其他可引起高凝的并发症(肾病综合征、溃疡性结肠炎、抗磷脂抗体)等进行剂量调整。

(二)抗凝治疗

诊断为PE的妇女应接受足量抗凝治疗至少3～6个月,产后用药至少6周。虽然很多医师会让患者保持足量抗凝,但是在最初3～6个月到产后阶段,也可将这个剂量减少到中等剂量或预防剂量。LMWH和UFH的治疗剂量分别为1 mg/(kg·12h)和250 U/(kg·12h)。通常,接受LMWH治疗的患者不需要检测抗凝血因子Xa的水平。然而,肾损伤、病态肥胖和抗凝血酶Ⅲ缺乏的患者应在LMWH给药后4～6小时进行抗凝血因子Xa检测。使用LMWH治疗时,抗凝血因子Xa水平应在0.6～1.0 U/ml。使用UFH进行治疗时,用药后6小时的活化部分凝血活酶时间(activated partial thromboplastin time,aPTT)应在正常值的1.5～2.5倍(详见第9章)。

产科医师面临的核心问题之一是围生期的抗凝血药物管理。虽然抗凝治疗并不是阴道分娩或椎管内麻醉的禁忌证,但和麻醉医师沟通协调以及分娩时机的选择是非常重要的。应根据孕妇及产科情况选择分娩时机;为了更好地配合,可在妊娠39周后适时选择引产。一般来说,接受预防剂量LMWH的患者,应在椎管内麻醉前12小时停药;接受体重调整治疗剂量LMWH的患者,应在椎管内麻醉前24小时停药。对于接受UFH治疗的患者,如果用药剂量 > 7500 U/12h,引产或椎管内麻醉前,应至少有12小时的停药时间,同时还要检测凝血功能。

产后恢复足量抗凝治疗的最佳时间尚不清楚。产科医师必须权衡疾病的严重程度与产后出血的风险。为减少出血,推荐阴道分娩4～6小时、剖宫产6～12小时后再恢复抗凝治疗。虽然产后使用LMWH是安全的，但为避免进一步出血也可静脉使用UFH。

华法林是一种维生素K拮抗剂，可以通过胎盘，会增加了胎儿的风险，很少在妊娠期急性VTE和PE的处理中使用华法林。华法林对胎儿的影响包括胎儿畸形（鼻骨发育不良和点状骨骺）、胎儿出血（颅内、腹腔内出血）和胎儿死亡。华法林的致畸性与剂量相关，剂量＜5 mg/d时很少出现胎儿不良结局。虽然华法林在孕期很少使用，但因其对母乳喂养的安全性，它可以在产后使用。

新型口服抗凝剂（new oral anticoagulants，NOAC）在非妊娠人群中使用显示出巨大的前景。在预防和治疗VTE和PE方面，它们比LMWH更受欢迎，因为许多NOAC不需要过度治疗；它们在减少VTE和PE的复发方面也更具优势；与华法林相比，其出血的风险更小。尽管如此，LMWH仍然是妊娠期和产后首选的抗凝血药物。目前还没有关于NOAC与LMWH在妊娠期和产后使用的随机试验。此外，NOAC可在母乳中被检出，但它对胎儿和新生儿的影响尚不清楚。在产后使用NOAC的病例治疗失败的报道中，妊娠和产后即刻的继发性肾脏和肝脏系统的高代谢是引起治疗失败的可能原因。

（三）大块型和次大块型PE的治疗

如前所述，次大块型和大块型PE的死亡率高；在妊娠晚期，这种情况变得更加复杂，病情也更严重。尽管可以使用组织型纤溶酶原激活剂（tissue-type plasminogen activator，tPA）进行系统性溶栓，从而改善肺灌注和右心衰竭，但同样存在风险。事实上，系统性tPA的使用有10%的大出血风险和3%～5%的出血性卒中风险。因此，FDA批准在大块型PE中系统性使用tPA；但对于次大块型PE，tPA的使用仍有争议。此外，由于有紧急分娩和出血的风险，tPA的使用在妊娠期和近期手术（剖宫产）中是"相对"禁忌的。因此，在妊娠期首选其他药物。

在对妊娠患者的系统回顾中，83例重度PE患者接受了系统性溶栓治疗；61例为产前病例，9例接受了导管接触性溶栓（catheter-directed thrombolysis，CDT）或紧急血栓切除术。在这个队列中，80%是大块型PE，20%经历了心搏骤停。在大块型PE患者中，总的存活率为93%，其中产前存活率为96%，产后存活率为85%。系统性溶栓在改善血流动力学方面是有效的，5例死亡妇女在心搏骤停期间或之后接受了溶栓治疗。在接受系统性溶栓治疗孕妇中，约30%发生了大出血，其中产后即刻的风险最大。在产前大块型PE患者中，胎儿和新生儿死亡发生率为12%，自发性早产的发生率为14%。

综述回顾，36例孕妇接受了外科血栓切除术，其中13例发生了心搏骤停。在这一队列中，母亲存活率为84%，大出血发生率为20%。在进行产前取栓时，若未同时进行分娩，胎儿丢失率可达20%。

CDT可以实现即刻的肺灌注，并迅速恢复右心室功能，因此可以作为系统性溶栓和外科取栓术的一种替代治疗方法。文献报道了7例接受CDT并血栓切除术病例。在这7例患者中，有2例治疗效果不佳，需要使用体外膜氧合（extracorporeal membranous oxygenation，ECMO）。然而，母体存活率达100%，1例（20%）发生大出血；胎儿丢失率为25%。

在大块型PE的处理中，医师应考虑系统性溶栓、CDT溶栓、血栓取出及外科血栓切除和ECMO。

上述所有治疗方案都有很高的风险，包括大出血、脑卒中和胎儿丢失。然而，总体结局尚可，母体存活率达90%。在这种情况下，产科专家必须联合多学科团队，包括重症监护医师、心脏外科医师和熟练的介入放射科医师（条件允许的话），充分权衡利弊。

第二节　羊水栓塞

羊水栓塞（amniotic fluid embolism，AFE）是一种罕见、但通常致命的疾病，其特征是心血管衰竭、弥散性血管内凝血（disseminated intravascular coagulopathy，DIC）和急性呼吸窘迫综合征（acute respiratory distress syndrome，ARDS）引起的顽固性低氧血症。AFE的确切发病率尚不清楚，估计每10万例分娩中有2～6例发病。过去缺乏诊断标准，但最近，母胎医学会和羊水栓塞基金会制订了标准。该诊断标准的制订是为了科学研究，但也有助于临床诊断（表17.3）。

表17.3　羊水栓塞的诊断标准

突然出现心肺骤停或难治性低血压，弥散性血管内凝血（评分≥3分）		
血小板计数	＞100 000/ml	0分
	＜100 000/ml	1分
	＜50 000/ml	2分
凝血酶原时间或国际标准化比值	增加＜25%	0分
	增加25%～50%	1分
	增加＞50%	2分
纤维蛋白原	＞200 mg/L	0分
	＜200 mg/L	1分
分娩时或胎盘分娩后30分钟内发病		
分娩时无发热（38℃）		

AFE的真正发病机制尚不清楚；但理论上认为，羊水进入母体循环会引起过敏和超免疫反应，从而导致休克和上述其他后遗症。

本章的其余部分将重点讲述受AFE影响最大的心血管、呼吸和血液系统情况及其治疗方案。

一、心力衰竭

AFE中的心力衰竭是该疾病特有的。在AFE中，由于肺动脉收缩引起急性肺动脉高压，从而导致右心室功能不全、右心衰竭。还有伴随而来的左心室功能不全和左心衰竭。除了严重的心源性休克外，还有来自循环系统大量外周血管麻痹性扩张造成的低血压性休克。

根据ACLS指南，心力衰竭治疗的关键在于紧急、立即分娩和高质量的心肺复苏。当自主循环恢复（return of spontaneous circulation，ROSC）时，必须维持心血管系统的运行。需要联合母胎医学、重症监护、心脏外科和呼吸内科专家进行多学科协作，实现有效的复苏。在急性右心衰竭的处理中，米力农和多巴酚丁胺的正性肌力支持可能会有很大的作用。这两种药物都可以增强右心室收缩，且米力农还有扩张肺动脉的作用，可以降低双心室衰竭的前负荷，从而增加心排血量。然而，必须小心使用这些药物，因为它们可能引起心律失常并导致低血压，这与AFE造成的分布性低血压休克同时存在，会造成致命影响。

同时使用肺血管扩张剂（吸入性前列环素，吸入性一氧化氮，静脉注射前列环素）可以达到效果，因为右心衰竭通常是短暂的，一般仅持续几个小时。这些选择性血管扩张药物可以降低患者肺循环阻力，从而改善右心室的收缩功能。

二、急性呼吸窘迫综合征

AFE患者通常有急性、难治性低氧血症。在影像学上，患者通常有心源性和非心源性肺水肿两种表现。因此，很多患者需要插管，无创通气的方法无法达到效果。在这种情况下，应该由最熟练的操作者进行紧急气管插管。在心搏骤停的情况下，应根据ACLS指南进行通气。根据ARDSnet的指南和系统药物麻醉学理论，当患者ROSC恢复时，可以考虑提供肺保护的通气模式（条件允许的情况下），患者或许从中受益。吸入性一氧化氮可以帮助AFE患者度过ARDS出现的最初48小时，改善低氧血症，降低总体死亡率。

三、出血和弥散性血管内凝血

出血，通常是大出血和DIC存在于大多数AFE病例中。出血通常表现为宫缩乏力，需要切口切开或撕裂，进行大静脉置管。应通过手术和手法压迫控制出血，同时需要大量输血。除大量输血外，氨甲环酸、浓缩的纤维蛋白原制剂和凝血因子Ⅶa也可以使用，但只有出血已经被控制且积极复苏的情况下才可以使用这些药物。

总结

PE和AFE是进展迅速且致死率高的疾病。产科医师不仅要熟悉治疗的标准方案，而且应该了解这两个疾病过程中的抢救治疗，包括血栓切除和机械循环支持。多学科合作，适时提供更高水平的救治，可降低孕产妇致残率和致死率。

（吴晓霞　牛建民　译）

参 考 文 献

1. Meng K，Hu X，Peng X，Zhang Z. Incidence of venous thromboembolism during pregnancy and the puerperium：A systematic review and meta-analysis. *J Matern Fetal Neonatal Med*. 2015；28（3）：245-53.

2. Jacobsen AF，Skjeldestad FE，Sandset PM. Incidence and risk patterns of venous thromboembolism in pregnancy and puerperium—A register-based case-control study. *Am J Obstet Gynecol*. 2008；198（2）：233. e1-e7.

3. ACOG practice bulletin no. 197: Inherited thrombophilias in pregnancy. *Obstet Gynecol*. 2018; 132(1): e18-34.

4. ACOG practice bulletin no. 196: Thromboembolism in pregnancy. *Obstet Gynecol*. 2018; 132 (1): e1-e17.

5. Pabinger I et al. Temporary increase in the risk for recurrence during pregnancy in women with a history of venous thromboembolism. *Blood*. 2002; 100 (3): 1060-2.

6. Agnelli G, Becattini C. Acute pulmonary embolism. *N Engl J Med*. 2010; 363 (3): 266-74.

7. Pollack CV et al. Clinical characteristics, management, and outcomes of patients diagnosed with acute pulmonary embolism in the emergency department: Initial report of EMPEROR (Multicenter Emergency Medicine Pulmonary Embolism in the Real World Registry). *J Am Coll Cardiol*. 2011; 57 (6): 700-6.

8. Stein PD et al. Clinical, laboratory, roentgenographic, and electrocardiographic findings in patients with acute pulmonary embolism and no pre-existing cardiac or pulmonary disease. *Chest*. 1991; 100(3): 598-603.

9. Wan T, Skeith L, Karovitch A, Rodger M, Le Gal G. Guidance for the diagnosis of pulmonary embolism during pregnancy: Consensus and controversies. Thromb Res. 2017; 157: 23-8.

10. Righini M et al. Diagnosis of pulmonary embolism during pregnancy: A multicenter prospective management outcome study. Ann Intern Med. 2018; 169 (11): 766-73.

11. Van der Pol LM, Mairuhu ATA, Tromeur C, Couturaud F, Huisman MV, Klok FA. Use of clinical prediction rules and D-dimer tests in the diagnostic management of pregnant patients with suspected acute pulmonary embolism. *Blood Rev*. 2017; 31 (2): 31-6.

12. El-Menyar A, Asim M, Nabir S, Ahmed MN, Al-Thani H. Implications of elevated cardiac troponin in patients presenting with acute pulmonary embolism: An observational study. *J Thorac Dis*. 2019; 11 (8): 3302-14.

13. El-Menyar A, Sathian B, Al-Thani H. Elevated serum cardiac troponin and mortality in acute pulmonary embolism: Systematic review and meta-analysis. *Respir Med*. 2019; 157: 26-35.

14. Lankeit M et al. Validation of N-terminal pro-brain natriuretic peptide cut-off values for risk stratification of pulmonary embolism. *Eur Respir J*. 2014; 43 (6): 1669-77.

15. Chunilal SD, Bates SM. Venous thromboembolism in pregnancy: Diagnosis, management and prevention. *Thromb Haemost*. 2009; 101 (3): 428-38.

16. Leung AN et al. American Thoracic Society documents: An official American Thoracic Society/Society of Thoracic Radiology Clinical Practice Guideline—Evaluation of Suspected Pulmonary Embolism in Pregnancy. *Radiology*. 2012; 262 (2): 635-46.

17. Piazza G, Goldhaber SZ. Management of submassive pulmonary embolism. *Circulation*. 2010; 122 (11): 1124-9.

18. Sadiq I, Goldhaber SZ, Liu P-Y, Piazza G, Submassive and Massive Pulmonary Embolism Treatment with Ultrasound AcceleraTed ThromboLysis ThErapy (SEATTLE Ⅱ) Investigators. Risk factors for major bleeding in the SEATTLE Ⅱ trial. *Vasc Med*. 2017; 22 (1): 44-50.

19. Kucher N, Rossi E, De Rosa M, Goldhaber SZ. Massive pulmonary embolism. *Circulation*. 2006; 113 (4): 577-82. *Thromboembolism and Amniotic Fluid Embolism*.

20. Bates SM, Greer IA, Middeldorp S, Veenstra DL, Prabulos A-M, Vandvik PO. VTE, thrombophilia, antithrombotic therapy, and pregnancy: Antithrombotic Therapy and Prevention of Thrombosis, 9th ed: American College of Chest Physicians Evidence-Based Clinical Practice Guidelines. *Chest* 2012; 141 (2 Suppl): e691S-736S.

21. Leffert L et al. The Society for Obstetric Anesthesia and Perinatology Consensus Statement on the anesthetic management of pregnant and postpartum women receiving thromboprophylaxis or higher dose anticoagulants. *Anesth Analg*. 2018; 126（3）: 928-44.

22. Freedman RA, Bauer KA, Neuberg DS, Zwicker JI. Timing of postpartum enoxaparin administration and severe postpartum hemorrhage. *Blood Coagul Fibrinolysis*. 2008; 19（1）: 55-9.

23. Yarrington CD, Valente AM, Economy KE. Cardiovascularmanagement in pregnancy: Antithrombotic agents and antiplatelet agents. *Circulation*. 2015; 132（14）: 1354-64.

24. Economy KE, Valente AM. Mechanical heart valves in pregnancy: A sticky business. *Circulation*. 2015; 132（2）: 79-81.

25. Vitale N, De Feo M, De Santo LS, Pollice A, Tedesco N, Cotrufo M. Dose-dependent fetal complications of warfarin in pregnant women with mechanical heart valves. *J Am Coll Cardiol*. 1999; 33（6）: 1637-41.

26. Khamooshi AJ, Kashfi F, Hoseini S, Tabatabaei MB, Javadpour H, Noohi F. Anticoagulation for prosthetic heart valves in pregnancy. Is there an answer? *Asian Cardiovasc Thorac Ann*. 2007; 15（6）: 493-6.

27. Castellucci LA et al. Clinical and safety outcomes associated with treatment of acute venous thromboembolism: A systematic review and meta-analysis. *JAMA*. 2014; 312（11）: 1122-35.

28. Kearon C et al. Antithrombotic therapy for VTE disease: CHEST Guideline and Expert Panel Report. *Chest*. 2016; 149（2）: 315-52.

29. Rudd KM, Winans ARM, Panneerselvam N. Possible rivaroxaban failure during the postpartum period. *Pharmacotherapy*. 2015; 35（11）: e164-8.

30. Hennemeyer C, Khan A, McGregor H, Moffett C, Woodhead G. Outcomes of catheter-directed therapy plus anticoagulation versus anticoagulation alone for submassive and massive pulmonary embolism. *Am J Med*. 2019; 132（2）: 240-6.

31. Konstantinides SV et al. Corrigendum to: 2014 ESC Guidelines on the diagnosis and management of acute pulmonary embolism. *Eur Heart J*. 2015; 36（39）: 2642.

32. Martin C, Sobolewski K, Bridgeman P, Boutsikaris D. Systemic thrombolysis for pulmonary embolism: A review. *P T*. 2016; 41（12）: 770-5.

33. Martillotti G, Boehlen F, Robert-Ebadi H, Jastrow N, Righini M, Blondon M. Treatment options for severe pulmonary embolism during pregnancy and the postpartum period: A systematic review. *J Thromb Haemost*. 2017; 15（10）: 1942-50.

34. Knight M et al. Amniotic fluid embolism incidence, risk factors and outcomes: A review and recommendations. *BMC Pregnancy Childbirth*. 2012; 12: 7.

35. Society for Maternal-Fetal Medicine（SMFM）. Electronic address: pubs@smfm. org, Pacheco LD, Saade G, Hankins GDV, Clark SL. Amniotic fluid embolism: Diagnosis and management. *Am J Obstet Gynecol*. 2016; 215（2）: B16-24.

36. Balazic J, Rott T, Jancigaj T, Popović M, Zajfert-Slabe M, Svigelj V. Amniotic fluid embolism with involvement of the brain, lungs, adrenal glands, and heart. *Int J Legal Med*. 2003; 117（3）: 165-9.

37. Konstam MA et al. Evaluation and management of right-sided heart failure: A scientific statement from the American Heart Association. *Circulation*. 2018; 137（20）: e578-622.

38. Colucci WS, Wright RF, Jaski BE, Fifer MA, Braunwald E. Milrinone and dobutamine in severe heart failure: Differing hemodynamic effects and individual patient responsiveness. *Circulation*. 1986; 73（3 Pt 2）: Ⅲ 175-83.

39. Wasson S, Govindarajan G, Reddy HK, Flaker G. The role of nitric oxide and vasopressin in refractory right heart failure. *J Cardiovasc Pharmacol Ther*. 2004; 9 (1): 9-11.

40. McLaughlin VV, Genthner DE, Panella MM, Rich S. Reduction in pulmonary vascular resistance with long-term epoprostenol (prostacyclin) therapy in primary pulmonary hypertension. *N Engl J Med*. 1998; 338 (5): 273-7.

41. apazian L et al. Neuromuscular blockers in early acute respiratory distress syndrome. *N Engl J Med*. 2010; 363 (12): 1107-16.

42. Acute Respiratory Distress Syndrome Network, Brower RG et al. Ventilation with lower tidal volumes as compared with traditional tidal volumes for acute lung injury and the acute respiratory distress syndrome. *N Engl J Med*. 2000; 342 (18): 1301-8.

43. Gebistorf F, Karam O, Wetterslev J, Afshari A. Inhaled nitric oxide for acute respiratory distress syndrome (ARDS) in children and adults. *Cochrane Database Syst Rev*. 2016; (6): CD002787.

44. Kogutt BK, Vaught AJ. Postpartum hemorrhage: Blood product management and massive transfusion. *Semin Perinatol*.

第18章

妊娠期心内膜炎

要 点

- 妊娠期间，感染性心内膜炎最常见的危险因素是静脉吸毒和先天性心脏病
- 为了早期诊断和治疗，每个发热且有相关危险因素患者应充分鉴别心内膜炎
- 感染性心内膜炎引起的心脏结构和（或）功能受损可能加剧母体心血管失代偿
- 妊娠期心内膜炎与非妊娠高危患者的预防措施相同（表18.7）
- 在没有感染的情况下，不建议在分娩时（阴道或剖宫产）采取措施预防感染性心内膜炎

引言

感染性心内膜炎（Infective endocarditis，IE）定义是心脏瓣膜（天然的或人工的）、心内膜表面或内置心脏装置的感染。据估计，在人群中，IE的每年发病率为（3～10）/10万，与妊娠期发病率报告的相似（图18.1）。IE是一种威胁生命的感染，发病率和死亡率都很高。美国IE的住院率从1998年的28 195例增加到2009年的43 419例，这与普通人群中日益增加的并发症和老龄化一致。虽然大多数妊娠期IE的病例是在产前确诊的，但也可能出现在产后6周或流产后。

妊娠会给心血管系统带来重大改变。与IE相关心脏结构和（或）功能的任何损害都可能加速母体心血管失代偿，增加孕产妇和胎儿死亡风险，分别为22.1%和14.7%。此外，有时可能需要心脏手术，造成的产妇死亡率为1.5%～5%，胎儿死亡率为14%～38%。

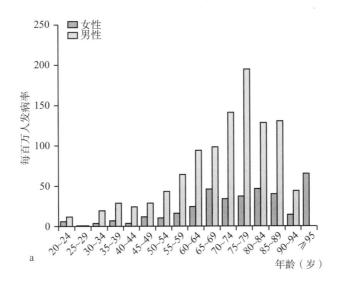

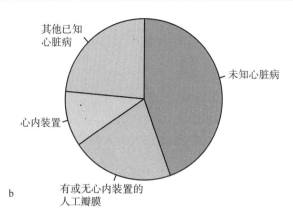

图18.1　感染性心内膜炎的流行病学：在一个由497名成人组成的法国队列中，感染性心内膜炎的发病率，根据年龄和性别（a），以及既往心脏病史（b），75～79岁男性发病率最高，为每百万194例

一、危险因素

虽然IE的危险因素总体上没有变化，但分布随着时间的推移而变化（表18.1），妊娠和非妊娠成人也是如此。过去，风湿性心脏病是IE发病的主要因素，在发达国家，这一比例大幅度下降，现在已经下降到微乎其微。妊娠期间，最常见的危险因素是静脉注射（intravenous，IV）毒品和先天性心脏病（congenital heart disease，CHD），分别占IE发生率的14%～43%和12%～38%。

表18.1　感染性心内膜炎的易感危险因素[a]

人工心脏瓣膜
先天性心脏病
免疫抑制
静脉吸毒
糖尿病
风湿性心脏病

二、病原体

IE的致病微生物在过去20年里也发生了变化。目前，50%的IE是与卫生保健相关的，42.5%是社区获得的，7.5%是医院获得性的。绝大多数IE病例（80%～90%）是由革兰氏阳性球菌、葡萄球菌、链球菌或肠球菌引起的，其中5%为不可识别的微生物，＜2%为多菌感染。金黄色葡萄球菌（26%～38%）和绿色链球菌（19%～43%）是妊娠期IE最常见的病原体（表18.2）。

表 18.2　感染性心内膜炎相关的病原体^a

葡萄球菌	金黄色葡萄球菌，包括耐甲氧西林菌株和凝固酶阴性葡萄球菌（表皮葡萄球菌、吕氏葡萄球菌、头孢菌素葡萄球菌）
链球菌（口腔、胃肠道和泌尿生殖道）	变形链球菌、唾液链球菌、血管紧张链球菌、轻度链球菌、链球菌
肠球菌	粪肠球菌最常见
HACEK	嗜泡沫嗜血杆菌，放线共生放线杆菌，人心杆菌，侵袭埃肯菌，金氏杆菌
真菌	念珠菌属
其他罕见微生物	贝氏柯克西拉菌、布鲁氏菌、巴尔通体、鹦鹉热衣原体、肠杆菌科、痤疮丙酸杆菌、乳酸杆菌、不动杆菌、铜绿假单胞菌、军团菌、支原体、鞭毛虫滋养体

第一节　临床特点

IE 的临床特征是多种多样和非特异性的，大多数情况会造成诊断上的挑战。非特异性症状可能包括低热、寒战、体重减轻、食欲减退或轻微败血症。典型的体格检查特点是新发心脏杂音、裂隙状出血、显微镜下血尿、栓塞或心力衰竭。心电图可表现为新发的传导系统异常。非典型表现更容易发生在老年和免疫功能受损患者中，包括孕妇。为避免延误诊断和治疗，每个发热且有相关危险因素的孕妇应充分鉴别 IE。

第二节　诊　　断

对于有典型病史和奥斯勒征表现的患者，IE 的诊断很简单，包括持续的菌血症或真菌血症、急性瓣膜炎证据、外周血管内栓塞和免疫血管现象。然而，由于大多数病例没有这些典型的症状和体征，对疑似 IE 的初步评估包括快速心脏影像学检查和实验室评估。

1. 从不同的静脉穿刺点取三组血培养，第一次和最后一次取样间隔至少 1 小时。

2. 超声心动图是诊断 IE 的主要检查手段。

（1）所有疑似 IE 患者应首先做经胸超声心动图（transthoracic echocardiogram，TTE）。

（2）经食管超声心动图（transesophageal echocardiogram，TEE）推荐用于 TTE 显示不佳或 TTE 阴性，但高度怀疑 IE 的患者。

大多数妊娠期病例累及二尖瓣或主动脉瓣左叶。IE 的杜克标准是在 1994 年提出的，用来帮助临床医师和研究人员诊断 IE。在 2000 年发布了修改的 Duke 标准，试图减少被归类为可能的 IE 患者数量，这些标准至今仍在使用（**表 18.3～表 18.5**）。

表18.3　感染性心内膜炎的改良 Duke 诊断标准 [a]

确诊 IE

病理学标准

　1.通过对赘生物、栓塞性赘生物或心内脓肿标本的培养或组织学检查出致病微生物

　2.病理性病变；赘生物或心内脓肿经组织学检查证实有活动性心内膜炎改变

临床标准

　1.2个主要标准，或

　2.1个主要标准和3个次要标准，或

　3.5个次要标准

可能的 IE

　1.1个主要标准和1个次要标准

　2.3个次要标准

排除 IE

　1.可解释感染性心内膜炎表现的其他诊断，或

　2.在抗生素治疗≤4天感染性心内膜炎表现完全缓解，或

　3.在抗生素治疗≤4天，手术或活检时无感染性心内膜炎的病理证据，或

　4.不符合上述可能的感染性心内膜炎的标准

表18.4　感染性心内膜炎改良 Duke 主要诊断标准 [a]

IE 血培养阳性

　1.两次独立的血培养有一致的 IE 典型细菌

　2.牛链球菌、草绿色链球菌、HACEK 属、金黄色葡萄球菌或社区获得性肠球菌而无原发病灶

　3.与 IE 一致的微生物血培养持续阳性，定义如下：相隔12小时抽取至少两个血液样本阳性；或全部3个；或
　　超过4个独立血培养的大多数阳性（第一个和最后一个样本至少间隔1小时抽取）

　4.单次血培养中立克次体阳性或逆相位 IgG 抗体效价为1∶800

心内膜受累的证据

超声心动图对 IE 呈阳性［TEE 推荐在有人工瓣膜的患者中使用，根据临床标准至少评定为"可能的 IE"，或复
　　杂的 IE（瓣膜旁脓肿）；TTE 作为其他患者的第一个检查］，定义如下：

　1.瓣膜或支撑结构上、反流喷射路径上或植入材料上的心脏内振荡团块，但无其他解剖学解释；或

　2.脓肿；或

　3.人工瓣膜新的部分裂开

新出现瓣膜反流（增强或原来不明显的杂音改变）

表18.5　感染性心内膜炎改良 Duke 次要诊断标准 [a]

• 易感，易患心脏病，或静脉注射毒品

• 发热，体温＞38℃

• 血管征象、主干动脉栓塞、败血性肺栓塞、真菌性动脉瘤、颅内出血、结膜出血和 Janeway 病变

• 免疫性征象：肾小球肾炎、Osler 结节、Roth 斑和类风湿因子免疫学阳性

• 微生物证据：血液培养呈阳性，但不符合上述主要标准，或血清学证据符合 IE 微生物证据

最近有综述总结了IE的妊娠或产后妇女的母胎结局。72篇文章共计90例IE病例，包括56.7%（$n=51$）妊娠病例，43.3%（$n=39$）产后病例。文献中的所有病例使用修改后的杜克标准。静脉吸毒是IE最常见的危险因素（$n=13$），其次是CHD（$n=11$）和风湿性心脏病（$n=11$）。这些因素发生频率略低于先前报道的在妊娠期的发生率；然而，静脉吸毒和CHD是两个妊娠期IE研究中最常见的可识别因素。最常见的病原体是链球菌（$n=39$）和葡萄球菌属（$n=23$），其中8例培养阴性（8.9%）。其他已知的病原体包括奈瑟菌属（$n=4$）、革兰染色阳性球菌（$n=3$）、大肠埃希菌（$n=3$）、李斯特菌属（$n=2$）、假单胞菌属（$n=2$）、沙门菌属（$n=1$）、立克次体属（$n=1$）、肠杆菌属（$n=1$）、肠球菌属（$n=1$），嗜血杆菌属（$n=1$），其中4种未报告、3种为多种微生物。手术干预治疗有48例，其中7例发生于妊娠期。孕产妇总死亡率为11%（$n=10$），产前和产后死亡率接近（11.5%、10.5%）。16例非葡萄球菌和非链球菌感染的病例死亡率最高（25%），在培养阴性病例中无死亡。其他并发症包括败血性肺栓塞21例（23.3%）、中枢神经系统栓塞11例（12.2%），其他栓塞并发症7例（7.8%）。在51名孕妇中，98%（$n=50$）发生了先天性瓣膜病变，其中二尖瓣最常见（$n=21$）。7例胎儿死亡（13.7%），其中41例分娩存活至出院（80.4%），其余3例流产（$n=2$），1例终止妊娠。详见图18.2。

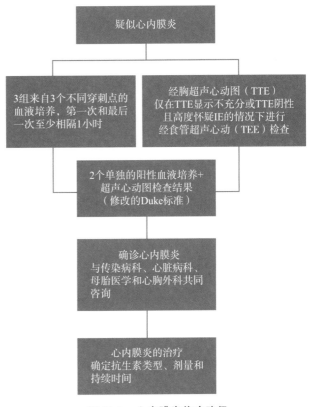

图18.2　心内膜炎临床路径

第三节　预防感染性心内膜炎的基本原则

由于IE发病率和死亡率高，预防IE尤其是抗生素预防已成为人们关注的焦点。健康的心脏组织对菌血症有抵抗力。然而，内皮损伤后，可能发生细菌黏附，导致IE。IE通常发生3个阶段。

1.内皮损伤　菌血症有多种来源，包括口腔（咀嚼、刷牙）、胃肠道或泌尿生殖道，菌血症是初始事件。由于瓣膜硬化、风湿性瓣膜炎或直接细菌活动，细菌能够黏附在受损的内皮细胞上。

2.定植　细菌黏附后，发生定植，继而内皮损伤、血栓形成和出现炎症，形成感染的赘生物、感染性心内膜炎。

3.生物膜 生物膜的形成是IE病生理的一个重要组成部分，形成生物膜的常见IE 微生物包括葡萄球菌、链球菌和肠球菌。生物膜是细菌基质中的多层结构，它为宿主的 防御提供抗性，并降低抗菌效果，从而促进"细菌的持久性"。然而，尽管IE的病理生 理学机制得到了人们的认可，但是IE的指南并没有因此显示出预防IE的有效措施。因 此，随着时间的推移，美国心脏协会（American Heart Association，AHA）的IE预防指 南已经做了一些修改。总的来说，这些修订缺乏明确的IE预防证据，并限制了建议预 防IE的情况（表18.6）。

表18.6 感染性心内膜炎预防指南修订的主要原因

IE更可能是由于频繁接触与日常活动有关的随机细菌，而不是由口腔、胃肠道或胃肠道手术引起的菌血症引起的
预防措施可以预防极少数的IE病例，如果可行，可用于接受口腔、胃肠道或泌尿生殖道手术的个体中
抗生素相关不良事件的风险超过了预防性抗生素治疗的益处（如果可行）
保持最佳的口腔卫生健康可以减少日常活动引起的菌血症发生率，并且比口腔手术中预防性抗生素更为重要， 降低IE风险

来源：Wilson W et al.*Circulation* 2007 October 9；116（15）：1736-54.引用经许可

第四节 需要预防感染性心内膜炎的心脏病

随着时间的推移，需要预防IE的心脏病类型已经发生改变，最新的AHA指南于 2007年发布。自1955年首次发布AHA指南以来，已有10次修订。2007年版指南的目标 是仅在最有可能发生IE和最严重不良风险的患者中采取预防IE措施（表18.7）。

英国抗生素治疗学会也发布了预防IE的指南，指出虽然使用抗生素预防IE的证据 有限，但是预防不应该仅仅根据抗生素，并且提出了建议可以使用抗生素预防的情况， 包括既往IE史、人工心脏瓣膜、外科手术构建的分流管和（或）导管。然而，英国国 家卫生与保健优化研究所（The National Institute for Health and Care Excellence，NICE） 目前不推荐使用任何抗生素预防IE。

表18.7 口腔手术中可合理预防心内膜炎不良结局的高风险心脏疾病

1.人工心脏瓣膜或用于心脏瓣膜修复的人工材料
2.既往患感染性心内膜炎
3.先天性心脏病（CHD）
未修复的发绀型冠心病，包括姑息性分流和导管
在术后6个月内，无论是通过手术还是导管介入，用人工材料或装置完全修复先天性心脏缺损
在用修复补片或装置修复CHD的邻近部位有残余缺陷
（抑制内皮化）
4.患心脏瓣膜病的心脏移植受者

来源：Wilson W et al.*Circulation* 2007 October 9；116（15）：1736-54.引用经许可

第五节 妊娠期间需要预防心内膜炎的手术

目前关于妊娠期预防IE的建议，大体上与非妊娠期患者相似。2007年AHA预防IE指南建议高危孕妇（**表18.7**）接受预防性治疗。

1.涉及牙龈组织或牙周部或口腔黏膜穿孔的牙科手术。然而，这项建议同时还有一项声明，重申缺乏明确的数据来证明这一做法的有效性。

2.有创性呼吸道手术，包括切开或活检呼吸道黏膜，或进行侵入性手术以治疗确定的感染。对于这些情况，作者建议抗生素应覆盖草绿色链球菌。当怀疑为金黄色葡萄球菌时，建议预防措施应覆盖可疑菌。

3.当对感染的皮肤、皮肤结构或肌肉骨骼组织进行外科手术时，合理的做法是使用针对葡萄球菌和链球菌的抗生素。这些建议的局限性是对于那些患者IE风险增加缺乏明确的共识，以及不同组织不同患者那些应接受抗生素预防存在矛盾。由于大多数IE病例与口腔定植菌有关，这可能是由日常活动产生的随机菌血症引起的，因此应强调最佳的牙齿卫生和良好的口腔卫生。

4.对于胃肠道或泌尿生殖道手术，包括经阴道分娩和剖宫产，不建议使用抗生素预防。其他手术操作，如环扎术、羊膜穿刺术、绒毛膜穿刺活检、刮宫、钳刮，目前指南中没有提及，也就是说在没有感染的情况下，这些操作不需要预防。2007年AHA指南建议，在可疑感染肠球菌的胃肠道或泌尿生殖道手术中应用覆盖肠球菌的抗生素，但没有研究明确指出这是否可以预防肠球菌性IE。

5.对于大多数皮肤或未感染的外科手术，也不建议进行IE预防。

2007年AHA指南没有涉及妊娠期IE预防或治疗的具体问题，但这些问题在2017年AHA关于复杂先天性心脏病妇女妊娠管理的科学声明中有所提及。这些建议最近在美国妇产科学会（American College of Obstetrics and Gynecology，ACOG）实践公告中进行了总结。由于阴道分娩和剖宫产都与严重的菌血症无关，因此在没有感染的情况下，不建议在分娩时对患有获得性或先天性结构性心脏病的孕妇（经阴道分娩或剖宫产）进行预防。除此之外，ACOG的实践公告补充了建议，并提出了IE预防可能对心脏不良结局"高危"患者经阴道分娩中有益。高危女性是指患有发绀型心脏病、人工瓣膜或两者兼有的女性。重要的是，这些建议并不在2007年AHA指南或2017年AHA科学声明中；有学者指出，这些情况下使用抗生素仅基于专家共识。如果在这些高危患者分娩时考虑进行抗生素预防IE，ACOG建议在预测经阴道分娩前30～60分钟进行抗生素预防。对于这部分高危女性，预防措施的选择与牙科手术时IE预防的方法相同（**表18.8**）。另一种情况是IE高风险孕妇（详见要点），合并可能导致菌血症的感染（如绒毛膜羊膜炎、子宫内膜炎或肾盂肾炎等）。这种情况下，ACOG建议，如果已经实施的治疗方案中有足够的覆盖率，那么仅治疗潜在的感染，就不需要额外覆盖IE治疗。

表18.8 高危女性感染性心内膜炎抗生素预防方案

治疗	抗生素	方案
静脉治疗	氨苄西林或	静脉注射2g
	头孢唑林或	静脉注射1g
	头孢曲松	静脉注射1g
对青霉素或氨苄西林过敏的静脉治疗	头孢唑林[a]或	静脉注射1g
	头孢曲松[a]或	静脉注射1g
	克林霉素	静脉注射600 mg
口服治疗	阿莫西林	2g
青霉素或氨苄西林过敏的口服治疗	头孢氨苄[a]或	2g
	克林霉素或	600 mg
	阿奇霉素或克拉霉素	500 mg

来源：Adapted from Wilson W et al.*Circulation*.2007 October 9；116（15）：1736-54.

a.头孢菌素不应用于青霉素或氨苄西林过敏患者，有过敏反应史、血管性水肿史或伴有青霉素、氨苄西林或头孢菌素过敏的荨麻疹患者

第六节　感染性心内膜炎的预防方案

如果有必要进行预防，抗生素的选择取决于临床因素，包括患者的相关过敏反应以及当前的药物和抗生素使用情况。预防性治疗应在预期手术前30～60分钟单次给药，但如果有必要，可最多用于手术后2小时。目前推荐的抗生素预防方案总结见**表18.8**。如果患者已经在分娩时接受了另一种适应证的抗生素，那么使用的抗生素通常覆盖了IE的范围。

第七节　妊娠期心内膜炎的处理

目前对妊娠合并IE的诊断和治疗建议与非妊娠妇女没有差别，IE的完整总结不在本章范围，详见AHA关于IE的诊断、治疗和管理的科学声明。

由于目前尚无针对IE孕妇的随机对照数据，管理方案仍基于针对非妊娠成人的循证指南，涉及多个学科，包括母胎医学、传染病学、心脏病学和心血管外科学。如前所述，非妊娠妇女IE的评估、治疗和管理建议和方案目前推荐用于IE孕妇的管理。由于妊娠数据有限，这些已建立的方案没有基于妊娠状态，因此针对孕妇的管理需要个体化平衡。特别是在对非妊娠妇女进行适当干预或手术时评估风险方面，妊娠妇女需要评估母体风险和胎儿风险，以及手术可能会为孕妇带来不同的利弊。

一般来说，一旦确诊IE，基本原则包括以下几点：

1.首选针对确定病原体的杀菌抗生素。

2.肠外抗生素使用的剂量和持续时间取决于确定的病原体和感染部位。

3.大多数患者需要注射6周的抗生素。

4.IE相关并发症的患者可能需要手术治疗，因此必须依赖多学科团队。

考虑到手术对IE的作用存在争议、妊娠期心脏手术风险及妊娠期IE孕妇接受心脏手术数据匮乏，心血管手术在治疗妊娠期IE中具有一定挑战。手术治疗可能适用于某些特定的孕妇。2018年ESC指南建议因急性反流引起的心源性休克或难治性心力衰竭应进行紧急手术，其他个体化治疗情况包括需要瓣膜手术、治疗未受控制的感染及预防栓塞。需考虑的因素包括手术前的胎龄以及如果紧急干预而导致的早产风险、期待治疗可能增加的产妇风险。在大多数复杂的产科情况下，"最佳"治疗计划是根据患者的具体需要而制订的，兼顾上述所有因素。

总结

IE虽然少见，但却是一种严重的心脏并发症，可能增加母婴严重的发病率和死亡率。妊娠期发生IE的主要危险因素是静脉吸毒和先前存在的心脏异常。与非妊娠患者相似，大多数IE孕妇的表现并不明显和直接。因此，诊断可能是难以确定的，需要保持高度的临床怀疑。改良的Duke标准是最常用的，也是推荐的辅助诊断工具。一旦确诊，妊娠期的处理与非妊娠期患者相似，采用包括母胎医学科、感染疾病科、心脏病科和心血管外科等多学科方法。

（李璐瑶　赵扬玉　译）

参 考 文 献

1. Murdoch DR et al. International Collaboration on EndocarditisProspective Cohort Study（ICE-PCS）Investigators. Clinical presentation, etiology, and outcome of infective endocarditis in the 21st century: The International Collaboration on Endocarditis-Prospective Cohort Study. *Arch Intern Med*. 2009; 169: 463-73.
2. Selton-Suty C et al. AEPEI Study Group. Preeminence of *Staphylococcus aureus* in infective endocarditis: A 1-year population-based survey. *Clin Infect Dis*. 2012; 54: 1230-9.
3. Pant S et al. Trends in infective endocarditis incidence, microbiology, and valve replacement in the United States from 2000 to 2011. *J Am Coll Cardiol*. 2015; 65: 2070-6.
4. Bor DH et al. Infective endocarditis in the U. S., 1998-2009: A nationwide study. *PLOS ONE*. 2013; 8: e60033.
5. Nazarian M, McCullough GH, Fielder DL. Bacterial endocarditis in pregnancy: Successful surgical correction. *J Thorac Cardiovasc Surg*. 1976 Jun; 71（6）: 880-3.
6. Montoya ME, Karnath BM, Ahmad M. Endocarditis during pregnancy. *South Med J*. 2003; 96: 1156-7.
7. Shah M, Patnaik S, Wongrakpanich S, Alhamshari Y, Alnabelsi T. Infective endocarditis due to *Bacillus cereus* in a pregnant female: A case report and literature review. *IDCases*. 2015 Oct 17; 2（4）: 120-3.
8. Cox SM, Hankins GD, Leveno KJ, Cunningham FG. Bacterial endocarditis. A serious pregnancy complication. *J Reprod Med*. 1988 Jul; 33（7）: 671-4.
9. Kebed KY, Bishu K, Al Adham RI, Baddour LM, Connolly HM, Sohail MR, Steckelberg JM, Wilson WR, Murad MH, Anavekar NS. Pregnancy and postpartum infective endocarditis: A systematic review. *Mayo Clin Proc*. 2014 Aug; 89（8）: 1143-52.

10. Campuzano K, Roqué H, Bolnick A, Leo MV, Campbell WA. Bacterial endocarditis complicating pregnancy: Case report and systematic review of the literature. *Arch Gynecol Obstet*. 2003 Oct; 268 (4): 251-5.

11. Sepehripour AH et al. Can pregnant women be safely placed on cardiopulmonary bypass? *Interact Cardiovascular Thorac Surg*. 2012; 15: 1063-70.

12. Pomini F et al. Cardiopulmonary bypass in pregnancy. *Ann Thorac Surg*. 1996; 61: 259-68.

13. Weiss BM et al. Outcome of cardiovascular surgery and pregnancy: A systematic review of the period 1984-1996. *Am J Obstet Gynecol*. 1998; 179 (Pt 1): 1643-53.

14. Cahill TJ, Baddour LM, Habib G, Hoen B, Salaun E, Pettersson GB, Schäfers HJ, Prendergast BD. Challenges in infective endocarditis. *J Am Coll Cardiol*. 2017; 69 (3): 325-44.

15. Cahill TJ, Prendergast BD. Infective endocarditis *Lancet*. 2016; 387: 882-93.

16. Correa de Sa D et al. Epidemiological trends of infective endocarditis: A population-based study in Olmsted County, Minnesota. *Mayo Clin Proc*. 2010 May; 85 (5): 422-6.

17. Yuan SM. Infective endocarditis during pregnancy. *J Coll Physicians Surg Pak*. 2015 Feb; 25 (2): 134-9.

18. Das M, Badley AD, Cockerill FR, Steckelberg JM, Wilson WR. Infective endocarditis caused by HACEK microorganisms. *Annu Rev Med*. 1997; 48: 25-33.

19. Brouqui P, Raoult D. Endocarditis due to rare and fastidious bacteria. *Clin Microbiol Rev*. 2001; 14: 177-207.

20. Dickerman SA et al. ICE Investigators. The relationship between the initiation of antimicrobial therapy and the incidence of stroke in infective endocarditis: An analysis from the ICE Prospective Cohort Study (ICE-PCS). *Am Heart J*. 2007; 154: 1086-94.

21. Nihoyannopoulos P et al. Duration of symptoms and the effects of a more aggressive surgical policy: Two factors affecting prognosis of infective endocarditis. *Eur Heart J*. 1985; 6: 380-90.

22. Lodise TP et al. Outcomes analysis of delayed antibiotic treatment for hospital-acquired Staphylococcus aureus bacteremia. *Clin Infect Dis*. 2003; 36: 1418-23.

23. Perez de Isla L, Zamorano J, Lennie V, Vazquez J, Ribera JM, Macaya C. Negative blood culture infective endocarditis in the elderly: Long-term follow-up. *Gerontology*. 2007; 53: 245-9.

24. Baddour LM et al. American Heart Association Committee on Rheumatic Fever, Endocarditis, and Kawasaki Disease of the Council on Cardiovascular Disease in the Young, Council on Clinical Cardiology, Council on Cardiovascular Surgery and Anesthesia, and Stroke Council. Infective endocarditis in adults: Diagnosis, Antimicrobial Therapy, and Management of Complications: A Scientific Statement for Healthcare Professionals from the American Heart Association. *Circulation*. 2015 Oct 13; 132 (15): 1435-86.

25. Durack DT, Lukes AS, Bright DK, Duke Endocarditis Service. New criteria for diagnosis of infective endocarditis: Utilization of specific echocardiographic findings. *Am J Med*. 1994; 96: 200-9.

26. Li JS, Sexton DJ, Mick N, Nettles R, Fowler VG Jr, Ryan T, Bashore T, Corey GR. Proposed modifications to the duke criteria for the diagnosis of infective endocarditis. *Clin Infect Dis*. 2000; 30: 633-8.

27. Lockhart PB, Brennan MT, Sasser HC, Fox PC, Paster BJ, Bahrani-Mougeot FK. Bacteremia associated with toothbrushing and dental extraction. *Circulation*. 2008 Jun 17; 117 (24): 3118-25.

28. Wilson W et al. Prevention of infective endocarditis. *Circulation*. 2007 October 9; 116 (15): 1736-54.

29. Jones TD, Baumgartner L, Bellows MT, Breese BB, Kuttner AG, McCarty M, Rammelkamp CH

（Committee on Prevention of Rheumatic Fever and Bacterial Endocarditis, American Heart Association）. Prevention of rheumatic fever and bacterial endocarditis through control of streptococcal infections. *Circulation*. 1955; 11: 317-20.

30. Rammelkamp CH Jr, Breese BB, Griffeath HI, Houser HB, Kaplan MH, Kuttner AG, McCarty M, Stollerman GH, Wannamaker LW（Committee on Prevention of Rheumatic Fever and Bacterial Endocarditis, American Heart Association）. Prevention of rheumatic fever and bacterial endocarditis through control of streptococcal infections. *Circulation*. 1957; 15: 154-8.

31. Committee on Prevention of Rheumatic Fever and Bacterial Endocarditis, American Heart Association. Prevention of rheumatic fever and bacterial endocarditis through control of streptococcal infections. *Circulation*. 1960; 21: 151-5.

32. Wannamaker LW et al.（Committee on Prevention of Rheumatic Fever and Bacterial Endocarditis, American Heart Association）. Prevention of bacterial endocarditis. *Circulation*. 1965; 31: 953-4.

33. Rheumatic Fever Committee and the Committee on Congenital Cardiac Defects, American Heart Association. Prevention of bacterial endocarditis. *Circulation*. 1972; 46: S3-6.

34. Kaplan EL et al.（Committee on Rheumatic Fever and Bacterial Endocarditis, American Heart Association）. Prevention of bacterial endocarditis. *Circulation*. 1977; 56: 139A-43A.

35. Shulman ST et al.（Committee on Rheumatic Fever and Infective Endocarditis, American Heart Association）. Prevention of bacterial endocarditis: A statement for health professionals by the Committee on Rheumatic Fever and Infective Endocarditis of the Council on Cardiovascular Disease in the Young. *Circulation*. 1984; 70: 1123A-7A.

36. Dajani AS et al. Prevention of bacterial endocarditis: Recommendations by the American Heart Association. *JAMA*. 1990; 264: 2919-22.

37. Dajani AS et al. Prevention of bacterial endocarditis: Recommendations by the American Heart Association. *Clin Infect Dis*. 1997 Dec; 25（6）: 1448-58.

38. Gould FK, Elliott TS, Foweraker J, Fulford M, Perry JD, Roberts GJ, Sandoe JA, Watkin RW, Working Party of the British Society for Antimicrobial Chemotherapy. Guidelines for the prevention of endocarditis: Report of the Working Party of the British Society for Antimicrobial Chemotherapy. *J Antimicrob Chemother*. 2006 Jun; 57（6）: 1035-42.

39. National Institute for Health and Care Excellence（NICE）. *Prophylaxis Against Infective Endocarditis*. National Institute for Health and Clinical Excellence, 2008.（with 2016 update）. http://www.nice.org.uk/CG64.

40. Nishimura RA et al. 2017AHA/ACC focused update of the 2014 AHA/ACC guidelines for the management of patients with valvular heart disease: A report of the American College of Cardiology/American Heart Association Task Force on Clinical Practice Guidelines. *Circulation*. 2017; 135: e1159-95.

41. Canobbio MM et al. Management of pregnancy inpatients with complex congenital heart disease: A scientific statement for healthcare professionals from the American Heart Association. *Circulation*. 2017; 135: e50-87.

42. American College of Obstetricians and Gynecologists. ACOG Practice Bulletin No. 199. Use of prophylactic antibiotics in labor and delivery. *Obstet Gynecol*. 2018; 132: e103-19.

43. Neumann FJ et al. 2018 ESC/EACTS guidelines on myocardial revascularization. *Eur Heart J*. 2019; 40（2）: 87-165.

第19章

妊娠期心脏手术

要 点

- 多学科诊疗对于优化母婴健康至关重要
- 除急诊手术外,女性妊娠期与非妊娠期死亡率相当
- 胎儿死亡率约为33%,并且会在胎龄提前、急诊手术、低体温和体外循环时间延长的情况下有所增加
- 妊娠28周后,通常首选剖宫产,然后进行体外循环
- 术后维持胎儿监护对于发现持续宫缩和早产尤为重要

引言

尽管妊娠期间进行体外循环风险与非妊娠期女性相当,但是胎儿死亡率仍然较高。庆幸的是,妊娠期间需要心脏手术的情况相对较少。然而,随着越来越多育龄女性存在先天性心脏病和潜在的心血管危险因素,如高血压和糖尿病,在未来进行心脏手术的可能性会增加。虽然大多数心血管疾病可以在妊娠期通过药物治疗得到充分缓解,但是对于孕妇和产后妇女来说,同样有许多病情需要急诊手术。

第一节 妊娠期心脏手术

妊娠期间进行心脏手术会给母亲及胎儿带来并发症甚至死亡的风险。目前为止,除急诊手术外,孕妇的手术死亡率与非妊娠期女性相当。尽管先前的研究报告孕产妇死亡率为3%~15%,但是目前死亡率为5%~9%。对于剖宫产后立即接受心脏手术的妇女,虽然在手术过程中通常需要额外的血制品,但通常不会出现子宫出血过多的情况。妊娠期心脏手术的一些常见适应证见表19.1。

表19.1 妊娠期心脏手术的适应证

妊娠期心脏病变	手术适应证
瓣膜病变	伴有症状的重度主动脉瓣狭窄
	伴有症状的重度二尖瓣狭窄
	机械瓣膜血栓形成
	瓣膜性心内膜炎
主动脉病变	急性主动脉夹层
	主动脉瘤进行性扩张
	主动脉瘤严重扩张
CABG术后冠状动脉夹层	心肌梗死伴心源性休克

一、瓣膜疾病

尽管妊娠期间对心脏瓣膜病一般耐受性良好，但在妊娠中期和晚期，随着血流动力学负荷的增加，严重的左侧狭窄病变可能引发症状。这与先天性心脏病关系密切，如二尖瓣、主动脉瓣、Shone复合瓣或风湿性心脏病，严重的人工瓣膜功能障碍也可能出现上述情况。

如果患者暂时不能接受药物或介入治疗，可能需要马上手术来缓解妊娠期或产后出现的症状性心力衰竭。机械心脏瓣膜在整个妊娠期间需要密切监护，以免出现血栓和出血并发症。在下列机械瓣膜形成血栓的情况下，可能需要紧急行瓣膜置换术。

- 如果患者病情不够稳定不能接受溶栓，或者不具有溶栓的适应证。

瓣膜性心内膜炎在妊娠期间出现以下情况同样需要外科干预：

- 面积较大，游离的疣状赘生物。
- 反复出现栓塞。
- 严重的瓣膜破坏导致心力衰竭。
- 存在高度耐药性微生物。
- 脓肿形成。

主动脉病变

主动脉扩张，特别是存在潜在的结缔组织疾病（如马方综合征、Loeys-Dietz综合征、Ehlers-Danlos综合征Ⅳ型、Turner综合征），以及主动脉缩窄和二尖瓣、主动脉瓣狭窄，可能与妊娠期发病率和死亡率显著相关。上述风险在具有其他危险因素的女性中进一步升高，包括主动脉夹层家族史、高血压家族史、主动脉夹层个人史和吸烟史。潜在主动脉病变患者在妊娠期间发生主动脉夹层的情况下可能需要行紧急主动脉修复或置换术。对于妊娠期间发现严重主动脉根部扩张的女性，如果拒绝终止妊娠或妊娠期间发生进行性扩张，可以进行半选择性主动脉根部置换术。

二、冠状动脉旁路移植手术

冠状动脉夹层是妊娠期和产后妇女心肌梗死最常见的原因。通常选择非手术治疗。然而，在心源性休克的情况下，如冠状动脉左主干夹层、心肌梗死发生机械性并发症，或在介入治疗操作失败或出现并发症后，可选择冠状动脉旁路移植术。

虽然动脉粥样硬化性冠心病在育龄妇女中较少见，但它可能发生在有糖尿病、家族性高脂血症、高血压、肥胖或吸烟等危险因素的女性中。在冠状动脉缺血伴有严重的三支病变或介入治疗高危风险（如左主干病变）患者，可以在妊娠期间或分娩后立即选择外科血运重建术。

三、手术时机的选择

（一）妊娠前

理想情况下，应在妊娠前进行包括影像学在内的心血管评估，并考虑在妊娠前进行手术以降低潜在妊娠心血管并发症的风险。该方法还可以降低妊娠期间胎儿暴露于体外循环中的潜在风险。然而，必须权衡预防性手术与手术过程本身、术后长期并发症的内在风险。例如，对于主动脉血流速度≥4.0 m/s或平均压力梯度≥40 mmHg的无症状性重度主动脉瓣狭窄的产前患者进行预防性主动脉瓣置换术是合理的。然而，如果放置生物瓣膜，患者将不可避免地需要在未来再次进行瓣膜手术。如果放置机械瓣膜，妊娠将会因抗凝治疗和华法林所导致胚胎病变的风险而变得复杂化。尽管如此，对于有症状的严重主动脉或二尖瓣狭窄，应进行妊娠前手术干预。

对于升主动脉≥45 mm的主动脉病变、马方综合征相关疾病的患者，同样建议妊娠前进行手术干预。针对其他病变患者，例如存在二叶式主动脉瓣的患者，当主动脉≥50 mm时应进行手术。针对Turner综合征或其他瓣膜面积较小的患者，当主动脉直径指数超过≥27mm/m^{2}时，应在妊娠前进行手术。

（二）妊娠期

如果患者考虑在妊娠期进行心脏手术，最佳手术时机的选择对母亲和胎儿都将是一个挑战。最好采用多学科会诊的解决方式。手术必须根据患者的实际情况、潜在风险、母亲状况和胎儿的孕周进行调整。妊娠期心脏手术的最佳时期是13～28周。

四、多学科团队的作用

妊娠期心脏手术的决策应始终在经验丰富的多学科团队的参与下做出，包括妇产科专家、心脏科专家、产科和心脏麻醉师、心脏外科专家和新生儿专家。

五、手术时机

理想手术时机的选择部分取决于手术的紧迫性。

1.危及生命需要紧急手术干预，如主动脉夹层或机械瓣膜血栓形成，应尽快进行手术。

2.对于非急诊手术，为了胎儿的健康，可能推迟手术，目前已证明胎儿死亡率随着孕周增加而下降。

3.在妊娠约24周胎儿能存活之前，早产或分娩会导致死胎，因此，手术推迟到更接近胎儿生存能力可能对胎儿存活有益。在胎儿能存活后，需要分娩的早产或胎儿窘迫与婴儿发病率相关且死亡率与早产程度成比例。因此，妊娠中晚期接受心脏手术的女性必须考虑早产的后果。

4.对于妊娠晚期的患者，剖宫产后立即进行心脏外科手术的体外循环通常是首选策略，因为胎儿通常发育良好，足以存活。

第二节 心脏外科手术的母婴并发症

15%的孕妇报告有并发症，其中最常见的是持续性心力衰竭（6%）、心律失常（2%）和术后出血（2%）。在接受心脏急诊手术的女性中，产妇并发症更高。胎儿并发症的发生率为12%，其中最常见的是呼吸窘迫综合征（5%）和发育迟缓（3%）。

据报道与心脏手术相关的胎儿死亡风险14%～33%。如果孕妇存在导致流产其他危险因素，或需要急诊手术，或处于妊娠早期，这种风险似乎更高，并且大部分风险与体外循环有关，与麻醉本身无关。

第三节 妊娠期体外循环

体外循环期间的生理变化如下：

1.在体外循环期间，平均动脉压降低，血流搏动性减弱，往往会减少子宫胎盘灌注，并可能导致子宫收缩。子宫血流量并非自身调节，完全取决于产妇血压和子宫血管阻力。动物研究表明，由于严重的血管收缩，非搏动性血流会导致明显的胎盘功能障碍。

2.体温过低会增加胎儿心律失常和酸碱失衡的风险。

3.体外循环期间的体温波动与血管持续性收缩有关。体温越低，胎儿死亡的风险越大。

持续性宫缩是胎儿死亡的最常见原因，可能发生在体外循环和心脏手术结束后。据报道，死胎和婴儿死亡常发生在手术后几天内。持续宫缩导致子宫胎盘血流量减少，导致胎儿缺氧，随后出现胎儿死亡。目前提出的方法之一是在体外循环中稀释黄体酮，体外循环后给予黄体酮用来终止早产，也有关于用镁成功分娩的报道。

第四节 改善体外循环期间胎儿结局

在可能的情况下，如果并非急诊手术，对于妊娠早期的妇女应该推迟到妊娠中期。对于所有接受心脏手术的孕妇，以下建议有助于改善胎儿结局（表19.2）。维持正常体温可降低胎儿死亡率；应最大限度地减少失血并维持正常的血钾浓度（＜5 mmol/L）；避免母体低氧血症和低血糖，降低胎儿发生心动过缓的风险；应尽量减少体外循环时间，并保持血流搏动、高流速［＞2.5L/（min·m²）］和平均动脉压＞70～75 mmHg。理想情况下，血压应该通过体外循环的流速来控制，而不是通过拟交感神经药物来控制，尽管如果需要，可以使用去氧肾上腺素和麻黄碱等拟交感神经药物来控制血压，但是理想情况下，血压应该通过体外循环的流速来控制。妊娠本质上是一种高凝状态，因此抗纤溶药物（如氨甲环酸）仅限于可能出现进行性出血的患者。对于妊娠超过20周的女性，子宫移位推荐采用左侧卧位。对于妊娠超过24周的女性，术前使用类固醇激素促进胎肺成熟是合理的。并建议进行胎儿心率监测，调整血流动力学，使目标胎心率为110～160次/分。由于术后早期胎儿死亡风险较高，建议进行持续、常规的胎儿监护。在早产的情况下，还建议进行术前新生儿咨询。

表19.2　改善妊娠期女性体外循环结局的方法

如何改善结局	
母体	尽可能避免急诊手术
心力衰竭	• 关注出入量变化
	• 合理补液
	• 利尿维持出入量平衡
	• 监测并根据需要补充电解质
心律失常	• 根据需要使用β受体阻滞剂和抗心律失常药物
出血	• 剖宫产用直切切口
	• 在进行体外循环之前确保产妇切口止血
胎儿	• 必要时使用缩宫素
	• 如果可能，将心脏手术推迟到妊娠晚期
胎儿死亡	• 尽可能避免急诊手术
	• 避免体温过低
	• 维持正常的血钾浓度
	• 避免低氧血症
	• 最大限度地减少失血
	• 避免低血糖
	• 最大限度地减少体外循环时间
	• 保持高血流量 $[>2.5 \text{ L}/(\text{min} \cdot \text{m}^2)]$ 和脉搏搏动
早产	• 术中胎心率监测（目标110～160次/分）
	• 术后给予黄体酮
	• 某些情况下的给予镁
	• 避免体温过低
	• 搏动性血流进入子宫
	• 保持适当的平均动脉压（70～75 mmHg）
	• 最大限度地减少体外循环时间
	• 提倡术后服用黄体酮和镁，但数据有限
呼吸窘迫综合征（RDS）	• 术前给予类固醇激素对胎儿有利

第五节　剖宫产联合体外循环手术可能获益的临床方案

剖宫产和心脏手术相结合有时是最适合患者的治疗计划。这通常涉及在心脏手术室进行剖宫产，在子宫切口闭合和腹部伤口包扎后立即实施体外循环。心脏手术胸腔闭合后，检查腹部伤口并在止血后闭合。当患者在胎儿能存活的情况下需要紧急手术干预，应考虑这种联合手术。

1.生产能力　如果胎儿能够存活（妊娠超过24周），则必须权衡将胎儿暴露于体外循环（未分娩）与在心脏手术前立即分娩之间的风险。

2.胎龄　如果胎龄超过28周，则通常胎儿在进行体外循环之前立即分娩的风险要比仍在妊娠期间进行手术的风险低，并且减少了胎儿体外循环的风险。

3.风险与获益　尽管在手术期间可能需要额外的血液制品，但联合手术减少了胎儿体外循环的暴露。总体而言，目前报道这种策略对母亲和胎儿是安全的。

第六节　麻醉注意事项

由于与妊娠相关的生理和解剖变化，妊娠患者插管失败的比率高于一般人群。在气管插管过程中环状软骨经常被施加压力，可视化喉镜的辅助可能有用。孕妇误吸的风险也更高，功能容量降低，每分通气量增加，血氧饱和度可能迅速降低。孕妇解除全身麻醉通常会预先吸氧，除了琥珀酰胆碱或罗库溴铵等肌肉松弛药外，还会使用异丙酚或氯胺酮进行诱导。由于脂溶性，所有吸入麻醉剂和大多数静脉麻醉剂都会穿过胎盘。挥发性麻醉剂还可能减少胎盘血流量，引起子宫松弛。

如框19.1所示，多学科会诊对母亲和胎儿的良好结局起着至关重要的作用。

框19.1　接受心脏手术的妊娠期女性检查

外科手术前
　　多学科会诊
　　　•母胎医学
　　　•心脏病学
　　　•心脏外科学
　　　•产科麻醉
　　　•心脏麻醉
　　　•新生儿学
　　　•护理学
　　胎儿给予类固醇激素（妊娠＞24周）
　　胎儿给予硫酸镁（妊娠＜32周）
外科手术中
　　气道：可视喉镜检查
　　体位：使子宫左侧移位
　　胎心监护
　　提供剖宫产分娩托盘
　　产科医师参与
外科手术后
　　持续的胎儿监护

总结

虽然孕妇可以安全地进行心脏手术，但仅局限于对于药物非手术治疗难以控制的心脏病和存在生命危险且不建议进行介入手术的孕妇。除急诊手术外，妊娠期心脏手术与非妊娠期死亡率相当。通过细致的多学科诊疗，体外循环管理和术中胎心率监测，可以降低胎儿风险。在确定心脏手术时机和剖宫产的必要性时，必须考虑胎龄，因为胎儿在妊娠晚期的结局无疑是更好的。在上述情况下，母亲心脏手术前提早分娩对胎儿来说可能是一个更安全的选择。

（王志家　田轶魁　译）

参 考 文 献

1. Kapoor MC. Cardiopulmonary bypass in pregnancy. *Ann Card Anaesth*. 2014；17：33-9.

2. ACOG Practice Bulletin no. 212：Pregnancy and heart dis-ease. *Obstet Gynecol*. 2019；133：e320-56.

3. Patel A, Asopa S, Tang AT, Ohri SK. Cardiac surgery during pregnancy. *Tex Heart Inst J*. 2008；35：307-12.

4. Jha N, Jha AK, Chand Chauhan R, Chauhan NS. Maternal and fetal outcome after cardiac operations during pregnancy：A meta-analysis. *Ann Thorac Surg*. 2018；106：618-26.

5. John AS, Gurley F, Schaff HV, Warnes CA, Phillips SD, Arendt KW, Abel MD, Rose CH, Connolly HM. Cardiopulmonary bypass during pregnancy. *Ann Thorac Surg*. 2011；91：1191-6.

6. Chambers CE, Clark SL. Cardiac surgery during pregnancy. *Clin Obstet Gynecol*. 1994；37：316-23.

7. Canobbio MM, Warnes CA, Aboulhosn J, Connolly HM, Khanna A, Koos BJ, Mital S, Rose C, Silversides C, Stout K. Management of pregnancy in patients with complex congenital heart disease：A scientific statement for healthcare professionals from the American Heart Association. *Circulation*. 2017；135（8）：e50-e87.

8. O'Sullivan CJ, Buhlmann Lerjen E, Pellegrini D, Eberli FR. Sudden cardiac arrest during emergency caesarean delivery in a 31-year-old woman，due to accelerated structural valve degeneration of an aortic valve bioprosthesis. *BMJ Case Rep*. 2015；2015.

9. Nishimura RA et al. 2014 AHA/ACC guideline for the management of patients with valvular heart disease. Executive summary：A report of the American College of Cardiology/American Heart Association Task Force on Practice Guidelines. *Circulation* 2014；129（23）：2440-92.

10. RegitzZagrosek V et al. ESC guidelines on the management of cardiovascular diseases during pregnancy：The task force on the management of cardiovascular diseases during pregnancy of the European Society of Cardiology（ESC）. *Eur Heart J*. 2011；32：3147-97.

11. Hayes SN et al. Spontaneous coronary artery dissection：Current state of the science：A scientific statement from the American Heart Association. *Circulation* 2018；137：e523-57.

12. Lameijer H, Burchill LJ, Baris L, Ruys TP, RoosHesselink JW, Mulder BJM, Silversides CK, van Veldhuisen DJ, Pieper PG. Pregnancy in women with pre-existent ischaemic heart disease：A systematic review with individualised patient data. *Heart*. 2019；105（11）：873-880.

13. Leifheit-Limson EC, D'Onofrio G, Daneshvar M, Geda M, Bueno H, Spertus JA, Krumholz HM, Lichtman JH. Sex differences in cardiac risk factors, perceived risk, and health care provider discussion of risk and risk modification among young patients with acute myocardial infarction：The VIRGO study. *J Am Coll Cardiol*. 2015；66：1949-57.

14. Hillis LD et al. 2011 ACCF/AHA guideline for coronary artery bypass graft surgery：A report of the American College of Cardiology Foundation/American Heart Association task force on practice guide-

lines. *Circulation*. 2011; 124: e652-735.

15. Weiss BM, Zemp L, Seifert B, Hess OM. Outcome of pulmonary vascular disease in pregnancy: A systematic overview from 1978 through 1996. *J Am Coll Cardiol*. 1998; 31: 1650-7.

16. Callaghan WM, MacDorman MF, Rasmussen SA, Qin C, Lackritz EM. The contribution of preterm birth to infant mortality rates in the United States. *Pediatrics*. 2006; 118: 1566-73.

17. Pomini F, Mercogliano D, Cavalletti C, Caruso A, Pomini P. Cardiopulmonary bypass in pregnancy. *Ann Thorac Surg*. 1996; 61: 259-68.

18. Hawkins JA, Paape KL, Adkins TP, Shaddy RE, Gay WA Jr. Extracorporeal circulation in the fetal lamb. Effects of hypothermia and perfusion rate. *J Cardiovasc Surg (Torino)*. 1991; 32: 295-300.

19. Parry AJ, Westaby S. Cardiopulmonary bypass during pregnancy. *Ann Thorac Surg*. 1996; 61: 1865-9.

20. Kole SD, Jain SM, Walia A, Sharma M. Cardiopulmonary bypass in pregnancy. *Ann Thorac Surg*. 1997; 63 (3): 915-6.

21. ACOG Practice Bulletin no. 209: Obstetric analgesia and anesthesia. *Obstet Gynecol*. 2019; 133: e208-25.

第 20 章

妊娠期心血管用药

要　点

- 妊娠期心血管药物的药动学由于受到其生理变化的影响从而会影响各种药物的代谢和疗效
- 肼屈嗪和硝酸盐可替代血管紧张素转化酶抑制剂治疗妊娠期心力衰竭
- β受体阻滞剂是妊娠期最常用的心脏药物
- 容易穿过血脑屏障的药物通常更容易进入母乳
- 硝苯地平和普萘洛尔在母乳中的药物浓度与母体血浆相似

引言

心血管疾病（cardiovascular disease，CVD）目前是孕产妇死亡的主要原因之一，1%～2%的孕妇会受到影响。在这段时期内充分了解心脏药物的使用是非常重要的，从而能对患者进行恰当的管理。然而，心血管药物的药动学受到妊娠生理变化影响，药物的代谢和疗效经常会发生改变。一般情况下，因为整个妊娠期药物的作用往往是变化的，故妊娠期间心血管疾病的药物治疗是具有挑战性的。大多数心脏问题是需要使用药物的，根据妊娠与心脏病注册研究（the Registry of Pregnancy and Cardiac Disease，ROPAC）的信息统计，多达1/3的妊娠期患有CVD的女性使用了心脏药物，这些药物的使用与宫内胎儿生长受限（intrauterine fetal growth restriction，IUGR）等胎儿风险增加相关的。对妊娠期间使用药物的安全性的许多数据来源于观察性研究和专家意见。需要强调的是，妊娠期间使用药物对母亲和胎儿都有影响，因此应该对药物进行筛选从而规避这些问题。

第一节　药品风险分类

美国食品药品监督管理局（Food and Drug Administration，FDA）以往使用了A、B、C、D和X类妊娠期用药风险分类，其中大多数心血管药物被归类为B类（动物研究中未发现不良影响/无人类相关对照研究）或C类（动物研究中存在不良影响/无人类相关对照研究）。2015年，FDA为妊娠期和哺乳期的各种用药引入了新的风险指南，这一新的分类基于已知数据提供了妊娠和哺乳期总体风险的叙述，并描述了对男女生殖能力的影响。然而，这些指南在5年内分阶段实施。目前，即使大多数医疗机构继续使用如上所述的美国FDA批准的妊娠风险类别，但也应该尽可能地采纳新的分类系统，因为其可能更详细地描述药物对妊娠和哺乳期的影响。

第二节　妊娠期药动学

妊娠期的生理变化影响着许多身体的器官，包括心脏、肝脏和肾脏各系统（表20.1）。其中重要变化包括：

1. 延迟胃排空和运动。
2. 延长小肠转运时间。
3. 胃食管反流。
4. 血浆容积增加和脂肪堆积。
5. 分布容积增加。
6. 白蛋白和血浆结合蛋白降低。
7. 每分通气量增加。
8. 肝脏清除率增加。
9. 肾脏清除率增加。
10. 高凝状态。

表20.1　妊娠期的药理学和血流动力学变化

肾脏	循环系统	血液系统
重吸收增加	血液稀释	纤维蛋白原增加
尿动力减低	结合蛋白减少	血管性血友病因子增加
肾小球滤过率增加	分布容积增加	纤溶系统减少
分泌增加	脂肪组织增加	凝血增加
肾脏清除率增加	血浆增加	蛋白C减少
	红细胞增多	蛋白S减少
		凝血因子增加
胃肠道	肝脏	肺脏
胃部pH升高	肝脏清除率增加	总肺容积减少
吸收减少	肝脏灌注增加	过度换气
肠蠕动降低	酶促活性增加	每分通气量增加

所有这些变化都可能影响药物的分布和清除。例如，肾小球滤过率（glomerular filtration rate，GFR）在妊娠期间增加25%，会导致主要由肾脏代谢的药物清除率增加，体脂量和血容量增加也会影响药物的浓度。这些因素在妊娠期女性用药中都是非常关键的。此外，妊娠期间激素增加或减少某些药物的肝脏代谢是没有明确规律的。还需要注意的是，妊娠是一种与血栓栓塞风险增加有关的高凝状态。

妊娠的动态生理变化明显影响着药动学过程。肝酶系统活性的增加、肾小球滤过率、血容量、蛋白质结合的变化和血清白蛋白水平的降低导致了许多药物药动学的变化。激素诱导的受体和转运表达的改变可能会影响受体位点的药物活性，因而导致妊娠期间机体处理药物具有不可预测性。

一、吸收

孕酮水平升高可延缓小肠的肠蠕动，而恶心和呕吐则可抑制药物的吸收。妊娠期间药物吸收的许多变化，大多仍然是理论上的，没有得到证实。

二、分布容积

妊娠期间血容量和全身容量增加50%，从而增加了亲水性和亲脂性物质的分布容积（volume of distribution，Vd）。当Vd在整个妊娠期间上升时，药物浓度可能会降低，从而需要增加药物剂量。妊娠期间药物的浓度不仅取决于Vd，还取决于不同器官系统（即肺、肾和肝）对药物的清除率。此外，Vd还受与血浆蛋白（如白蛋白）结合的药物量的影响。因此，药物在妊娠期间的净暴露取决于其与Vd之间的相互作用、与血清蛋白的结合程度、摄取率和清除率的相互作用。

三、肝脏清除

肝脏摄取率是指药物经肝从循环中除去的分数。一些药物如普萘洛尔、维拉帕米和硝酸甘油被迅速吸收到肝细胞中，它们的清除率取决于流向肝脏的血流速度。在妊娠期间，肝脏的灌注保持稳定或增加，将导致一些药物代谢更快，这反过来可能需要增加药物剂量。华法林等不受肝脏影响的药物的清除，取决于肝脏的内在活性以及血浆中药物的未结合部分。

四、肾脏清除

在妊娠期间，有效的肾脏血流量增加50% ～ 85%。GFR到早期妊娠末期将增加45% ～ 50%并保持持续上升，直到最后几周可能出现下降趋势。肾小管的功能保持了可变性。

第三节　妊娠期用药

许多心血管药物可以在妊娠期间继续使用，但有一些药物是致畸的，在妊娠期间需要调整。β受体阻滞剂、地高辛和呋塞米等药物妊娠期应用是安全的，而血管紧张素转化酶抑制剂（angiotensin-converting enzyme inhibitor，ACEI）和血管紧张素受体拮抗剂（angiotensin receptor blocker，ARB）在妊娠期间是禁忌的（表20.2）。一旦已证实妊娠，或理想情况下，在准备妊娠之前，应用ACEI或ARB治疗心力衰竭和（或）高血压的患者，由于药物存在潜在致畸风险，需要将这些药物转换为一种更安全的替代药物。表20.3列出了常用的心血管药物。

表20.2 妊娠期间用药禁忌

药物分类	FDA 分类	妊娠安全性	哺乳安全性
醛固酮拮抗剂	可变	禁忌	禁忌
他汀类药物	X	禁忌	禁忌
DOACs	可变	禁忌	禁忌
ERAs	X	禁忌	禁忌
ACEI[a]	D	禁忌	慎用
ARB	D	禁忌	未知

缩写：DOACs＝直接口服抗凝剂；ERAs＝内皮素受体拮抗剂；ACEI＝血管紧张素转化酶抑制剂；ARB＝血管紧张素受体阻滞剂

a. 一些ACEI药物如依那普利、卡托普利和贝那普利在哺乳期是安全的

表20.3 妊娠期常见心脏药物

药物	FDA 分类	致畸作用	胎儿影响	哺乳安全性
抗心律失常药				
胺碘酮	D	无	胎儿甲状腺毒性	禁忌
普鲁卡因	C	无	小心使用	小心使用
索他洛尔	B	无	人类数据存在风险	可能存在风险
利多卡因	B	无	安全	安全
氟卡尼	C	无	有限的人类信息	小心使用
苯妥英钠	C	无	新生儿出血风险	安全
房室结阻滞药				
腺苷酸	C	无信息	安全	小心使用
地高辛	C	无	安全	安全
β受体阻滞剂				
美托洛尔	C	无	潜在生长受限	小心使用
阿替洛尔	D	无	潜在生长受限	小心使用
艾司洛尔		无	胎儿β受体阻滞	未知
拉贝洛尔	C	无	安全	小心使用
卡维洛尔	C	信息有限	潜在生长受限	未知
普萘洛尔	C	无	安全	小心使用
钙通道阻滞剂				
硝苯地平	C	无	安全	安全
氨氯地平	C	无	小心使用	小心使用
地尔硫䓬	C	无	安全	小心使用
维拉帕米	C	无	安全	安全
正性肌力药物				
多巴胺	C	无	安全	可能抑制泌乳素释放
多巴酚丁胺	B	无	安全	未知
去甲肾上腺素	C	无	安全	未知

续表

药物	FDA分类	致畸作用	胎儿影响	哺乳安全性
血管扩张药				
肼屈嗪	C	无	安全	安全
硫酸麻黄碱硝酸	C	无	安全	小心长期使用
甘油	C	无	小心使用	未知
硝酸异山梨酯	C	无	小心使用	未知
硝普钠	C	无	高剂量潜在胎儿氰化物毒性	小心使用
抗血小板药				
阿司匹林	C	无	小心使用	小心使用
氯吡格雷	B	无	小心使用	小心使用
替格瑞洛	C	信息有限	小心使用	未知
抗凝药				
肝素	C	无	安全	安全
依诺肝素	B	无	安全	安全
华法林	D	肢体缺损，鼻发育不全	胎儿出血	安全
阿加曲班	B	无	小心使用	未知
Xa因子抑制剂（利伐沙班或阿哌沙班）		无	透过胎盘，出血风险	无信息
α受体阻滞剂				
α-甲基多巴	B	无	安全	安全
可乐定	C	无	小心使用	未知
利尿剂				
呋塞米	C	无	安全	谨慎
氢氯噻嗪	B	无	小心使用	安全
美托拉宗	B	无	小心使用	未知
托拉塞米	B	无	小心使用	未知
肺动脉高压药				
西地那非	B	无	小心使用	小心使用
曲前列环素	C	无	未知	未知
依前列醇	B	无	小心使用	未知

来源：Halpern DG et al.*J Am Coll Cardiol*.2019；73（4）：457；ACOG Practice Bulletin #212 2019；https://chemm.nlm.nih.gov/pregnancycategories.htm.

FDA分类：A.良好的对照研究未显示胎儿风险。B.动物研究未显示胎儿风险。C.动物研究显示对胎儿有副作用。D.人体研究表明对胎儿有副作用。但是，如果有潜在的好处，则可能需要使用药物。X.人类和动物研究显示胎儿风险或异常超过其潜在益处

缩写：FDA＝美国食品药品监督管理局

第四节 高 血 压

高血压是孕妇最常见的合并症之一，在全球范围内5%～10%的孕妇患有高血压。在美国，妊娠期间的高血压是非常严重的问题，因为它会导致产妇和胎儿的发病率和死亡率增加。产妇并发症包括脑卒中、器官衰竭和胎盘早剥，胎儿并发症可包括早产、生长受限或发育迟缓和胎儿死亡。

妊娠高血压患者需要进行药物管理，但所使用的药物取决于患者的病情及其对胎儿的影响。研究表明，拉贝洛尔、甲基多巴和硝苯地平在妊娠期使用是安全的。利尿剂虽然在非妊娠期患者中经常使用，但治疗妊娠期高血压疾病需要平衡血压控制和足够的胎盘灌注。当应用氢氯噻嗪时，理论上由于血容量减少，存在子宫血流量减少和胎儿生长受限的风险，因此在妊娠期间一般不建议应用。一篇针对11项噻嗪类利尿剂治疗妊娠高血压的随机对照试验研究显示，虽然发展到子痫前期和蛋白尿的风险总体降低（RR = 0.66，$P = 0.001$ 和 RR = 0.86，$P < 0.005$），但对胎儿死亡率或死产率无统计学意义。此外，妊娠之前服用氢氯噻嗪的产妇与未服用药物的产妇相比，并没有发现产妇或胎儿妊娠结局的变化。

β受体阻滞剂是控制高血压的可选择药物。尽管文献指出胎儿暴露于β受体阻滞剂可能与低出生体重有关，但拉贝洛尔仍被认为是一种妊娠期C类的α和β肾上腺素能拮抗剂，其在传统上一直是治疗妊娠期高血压疾病的一线药物。拉贝洛尔已被证明能有效降低轻到中度高血压的产妇血压，降低产妇和胎儿的发病率和死亡率。琥珀酸美托洛尔是妊娠C类选择性β肾上腺素能受体拮抗剂，一项用于妊娠期中度高血压的开放对照试验显示，其对于血压的控制明显优于安慰剂，而且不增加早产或母婴并发症风险。卡维地洛依赖于肾脏清除，这可能导致更多的药物排泄，因此，随着GFR的增加，在妊娠期间需要更高的剂量。阿替洛尔是一种妊娠期D类β肾上腺素能受体拮抗剂，应避免在妊娠中使用，特别是在妊娠早期。

甲基多巴是一种在传统上用于高血压孕妇的妊娠B类α₂受体激动剂。研究结果表明，与安慰剂相比其胎儿发病率和死亡率无明显差异；其产妇高血压的控制效果与拉贝洛尔相比，亦未观察到差异。因此，妊娠期间使用甲基多巴抗高血压既安全又有效。

硝苯地平也是妊娠C类药物，为二氢吡啶类钙通道拮抗剂，有长效和短效制剂可供选择。地尔硫䓬和维拉帕米为非二氢吡啶类钙通道拮抗剂，也属于妊娠C类药物。

硝酸甘油是子痫前期伴肺水肿产妇的首选药物。肼屈嗪已用于妊娠期维持治疗和高血压急症的治疗，硝普钠已被证实增加了胎儿氰化物中毒的风险，因此在可能的情况下应该避免使用。一般来说，根据美国心脏病学会/美国心脏协会（ACC/AHA）工作组关于高血压孕产妇患者管理的临床实践指南建议，如果女性目前已妊娠或计划在不久的将来妊娠，则应将药物改为硝苯地平、甲基多巴或拉贝洛尔。

ACEI是非孕人群中高血压和心力衰竭治疗的主力药物，但在孕妇中，却与肾发育不良、肺发育不全和生长受限等并发症相关。由于约50%的妊娠是计划外的，因而鉴于其对孕妇强烈的副作用，ACEI不应仅避免在已经妊娠的女性中使用，而且应避免在所有未使用避孕措施的育龄女性中使用。ARB类药物如氯沙坦和缬沙坦等，也常用于治疗高血压和心力衰竭，由于类似ACEI可能导致先天性畸形，因而被归类为妊娠期D类药物。

第五节 心力衰竭

心力衰竭是导致孕妇及其胎儿发病和死亡的原因之一，然而由于其非特异性的症状表现，有时很难诊断。孕妇出现的双下肢肿胀、劳力性呼吸困难和疲乏等症状都可以被认为是正常的，因此患者的主诉需要根据心力衰竭指南仔细评估。心力衰竭一旦被诊断，除了致畸药物需要避免应用外，其治疗与未妊娠的患者没有明显区别。心力衰竭治疗的目标是改善预后和症状，应按急性和慢性心力衰竭指南进行治疗。在妊娠期间，ACEI、ARB和肾素抑制剂由于胎儿毒性是禁止使用的。

已证实的能够降低死亡率的药物包括β受体阻滞剂、ACEI、ARB和醛固酮拮抗剂，这些药物包括盐皮质激素受体拮抗剂、血管紧张素受体脑啡肽酶、ACEI、ARB和阿替洛尔。肺充血必要时可以使用利尿剂，但由于它可减少心排血量和胎盘血流量，应尽可能避免应用。

心力衰竭合并肺充血时，如有需要，可使用袢利尿剂和噻嗪类药物治疗；然而，在没有肺充血的情况下，由于利尿剂导致潜在胎盘血流量减少，因此应避免使用。肼屈嗪和硝酸盐可作为ACEI/ARB的替代使后负荷减少。如果需要使用正性肌力药物，可以使用多巴胺和左西孟旦。β受体阻滞剂也可用于妊娠，但应小心调整至耐受剂量。对于所有充血性心力衰竭患者，如果可以耐受，则可使用β受体阻滞剂治疗，首选使用$β_1$受体选择性药物（如美托洛尔），不宜使用阿替洛尔。因为利尿剂可能会减少胎盘血流，只有当出现肺充血时才应使用，其中呋塞米和氢氯噻嗪是最常用的两种药物。醛固酮拮抗剂如螺内酯也应避免使用，因为它可能与孕前期抗雄激素作用相关。依普利酮目前尚缺乏研究数据。

妊娠期急性心力衰竭和心源性休克的治疗，是基于目前的心力衰竭指南。利尿剂如呋塞米、布美他尼和氢氯噻嗪可用于症状性肺水肿，但如前所述，其亦有减少胎盘灌注和引起胎儿电解质失衡的风险。为了减少后负荷，可用肼屈嗪加硝酸盐代替ACE抑制剂和ARB。初始稳定后，应启用β受体阻滞剂，并可考虑使用地高辛。产后，神经激素拮抗可重新启用。对于危重妊娠患者的强心药和血管加压药的使用，目前尚缺乏数据和指南。对于强心支持，多巴胺和多巴酚丁胺已安全地用于妊娠。在产后心肌病的处理中，推荐使用钙敏剂左西孟旦，因为多巴酚丁胺可能与这些患者的心力衰竭进展有关。

地高辛是一种妊娠C类的Na^+-K^+-ATP酶抑制剂，其可直接抑制房室结传导，它在妊娠后期很容易穿过胎盘，但未观察到其对母亲或胎儿的不良影响。地高辛通常应用于β受体阻滞剂、硝酸盐/肼屈嗪及利尿剂治疗中孕妇持续性心力衰竭症状的治疗。

总的来说，文献的回顾指出，当β受体阻滞剂需要应用时，美托洛尔是β受体阻滞剂中最有效和最安全的选择。呋塞米对于心力衰竭的容量控制是有效的，但由于对母亲和胎儿的研究数据有限，其使用应谨慎并需要仔细监测。尽管已应用β受体阻滞剂、硝酸盐/肼屈嗪治疗，血压控制和液体量均处于优化状态，地高辛对持续存在症状的患者也是安全的。应避免使用ACEI、ARB、醛固酮拮抗剂和较新的药物，如沙库巴曲。

第六节　哺乳期的用药安全

所有药物都可以进入母乳，但药物如何顺利进入成熟乳汁取决于以下几个因素。

1. 药物分子量。

2. 脂溶性。

3. 蛋白质结合率。

4. 分布容积。

5. 半衰期。

6. 酸解离常数（pKa）。

通常，容易穿过血脑屏障的药物更容易进入母乳。许多产妇需要在产后继续服用药物来治疗心肌病和高血压，因此必须考虑这些药物可能对母乳喂养的影响。

应告知在哺乳期间服用药物的患者，治疗心脏的药物可以进入母乳，但幸运的是，进入母乳的少量药物的影响通常是微不足道的。被归类为安全的药物相对婴儿剂量应小于10%，大多数心脏药物的相对婴儿剂量小于1%。硝苯地平和普萘洛尔在母乳中的药物浓度与母体血浆相似，其他大多数抗高血压药物在母乳中的药物浓度都很低。

同样重要的是，要注意与每种不同药物类别相关的可能不良反应。如：利尿剂可以减少哺乳期妇女乳汁量，这会导致婴儿脱水和嗜睡。对于服用钙通道阻滞剂或β受体阻滞剂的女性，应评估其婴儿是否困倦、苍白、体重增加、喂养不良及嗜睡。只要定期监测胎儿体重（每4周一次），使用依那普利等ACEI基本是安全的。然而，在哺乳期间使用ARB类药物并没有得到很好的研究，很少有数据能够明确它的影响，故此类药物在产后母乳喂养期间不建议使用。

总结

患有心血管疾病的高危孕妇应加入包括母胎医学、产科、心脏病专家、麻醉、初级保健医护人员和药理学专家在内的多学科小组。特定的一些高血压和心力衰竭药物的使用在妊娠期间是安全的，其在高危患者治疗中发挥着重要作用，降低了孕产妇的死亡率。然而，继续研究评估其他心脏药物在妊娠期间的安全性和有效性，对于扭转美国孕产妇死亡率上升的趋势至关重要。

（张　璐　李　洁　韩　妮　李增彦　译）

参 考 文 献

1. Regitz-Zagrosek V et al. 2018 ESC Guidelines for the management of cardiovascular diseases during pregnancy. *Eur Heart J*. 2018；39（34）：3165-3241.

2. van Hagen IM et al. Global cardiac risk assessment in the registry of pregnancy and cardiac disease：Results of a registry from the European Society of Cardiology. *Eur J Heart Fail*. 2016；18（5）：523-33.

3. Elkayam U et al. High-risk cardiac disease in pregnancy：Part Ⅱ. *J Am Coll Cardiol*. 2016；68（5）：502-516.

4. Kaye AB et al. Review of cardiovascular drugs in pregnancy. *J Womens Health（Larchmt）*. 2019；28（5）：686-697.

5. Halpern DG et al. Use of medication for cardiovascular disease during pregnancy：JACC State-of-the-Art review. *J Am Coll Cardiol*. 2019；73（4）：457-476.

6. Ruys TP et al. Cardiac medication during pregnancy，data from the ROPAC. *Int J Cardiol*. 2014；177（1）：124-8.

7. Pernia S，DeMaagd G. The new pregnancy and lactation labeling rule. *P T*. 2016；41（11）：713-715.

8. Costantine MM. Physiologic and pharmacokinetic changes in pregnancy. *Front Pharmacol*. 2014；5：65.

9. Pieper PG. Use of medication for cardiovascular disease during pregnancy. Nat Rev Cardiol. 2015；12（12）：718-29.

10. Pieper PG et al. Uteroplacental blood flow，cardiac function，and pregnancy outcome in women with congenital heart disease. *Circulation*. 2013；128（23）：2478-87.

11. Anderson GD. Using pharmacokinetics to predict the effects of pregnancy and maternal-infant transfer of drugs during lactation. *Expert Opin Drug Metab Toxicol*. 2006；2（6）：947-60.

12. Feghali M，Venkataramanan R，Caritis S. Pharmacokinetics of drugs in pregnancy. *Semin Perinatol*. 2015；39（7）：512-9.

13. Cheung KL，Lafayette RA. Renal physiology of pregnancy. *Adv Chronic Kidney Dis*. 2013；20（3）：209-14.

14. Hypertension in pregnancy. Report of the American College of Obstetricians and Gynecologists' Task Force on Hypertension in Pregnancy. *Obstet Gynecol*. 2013；122（5）：1122-31.

15. Firoz T et al. Oral antihypertensive therapy for severe hypertension in pregnancy and postpartum：A systematic review. *BJOG*. 2014；121（10）：1210-8；discussion 1220.

16. Frishman WH，Elkayam U，Aronow WS. Cardiovascular drugs in pregnancy. *Cardiol Clin*. 2012；30（3）：463-91.

17. Collins R，Yusuf S，Peto R. Overview of randomised trials of diuretics in pregnancy. *Br Med J（Clin Res Ed）*. 1985；290（6461）：17-23.

18. Molvi SN et al. Role of antihypertensive therapy in mild to moderate pregnancy-induced hypertension：A prospective randomized study comparing labetalol with alpha methyldopa. *Arch Gynecol Obstet*. 2012；285（6）：1553-62.

19. Hogstedt S et al. A prospective controlled trial of metoprolol-hydralazine treatment in hypertension during pregnancy. *Acta Obstet Gynecol Scand*. 1985；64（6）：505-10.

20. Lydakis C et al. Atenolol and fetal growth in pregnancies complicated by hypertension. *Am J Hypertens*. 1999；12（6）：541-7.

21. Cruickshank DJ，Campbell DM. Atenolol in essential hypertension during pregnancy. *BMJ*. 1990；301（6760）：1103.

22. Cockburn J et al. Final report of study on hypertension during pregnancy：The effects of specific treatment on the growth and development of the children. *Lancet*. 1982；1（8273）：647-9.

23. Manninen AK，Juhakoski A. Nifedipine concentrations in maternal and umbilical serum，amniotic fluid，breast milk and urine of mothers and offspring. *Int J Clin Pharmacol Res*. 1991；11（5）：231-6.

24. Lubbe WF. Use of diltiazem during pregnancy. *N Z Med J*. 1987；100（818）：121.

25. Whelton PK et al. 2017 ACC/AHA/AAPA/ABC/ACPM/AGS/APhA/ASH/ASPC/NMA/PCNA Guide-

line for the prevention，detection，evaluation，and management of high blood pressure in adults：Executive Summary：A Report of the American College of Cardiology/American Heart Association Task Force on Clinical Practice Guidelines. *Circulation*. 2018；138（17）：e426-e483.

26. Schaefer C. Angiotensin Ⅱ-receptor-antagonists：Further evidence of fetotoxicity but not teratogenicity. *Birth Defects Res A Clin Mol Teratol*. 2003；67（8）：591-4.

27. Yancy CW et al. 2013 ACCF/AHA guideline for the management of heart failure：A report of the American College of Cardiology Foundation/American Heart Association Task Force on Practice Guidelines. *J Am Coll Cardiol*. 2013；62（16）：e147-239.

28. Hilfiker-Kleiner D et al. A management algorithm for acute heart failure in pregnancy. The Hannover experience. *Eur Heart J*. 2015；36（13）：769-70.

29. Sliwa K，Fett J，Elkayam U. Peripartum cardiomyopathy. *Lancet*. 2006；368（9536）：687-93.

30. Mirshahi M et al. The blockade of mineralocorticoid hormone signaling provokes dramatic teratogenesis in cultured rat embryos. *Int J Toxicol*. 2002；21（3）：191-9.

31. Bauersachs J et al. Current management of patients with severe acute peripartum cardiomyopathy：Practical guidance from the Heart Failure Association of the European Society of Cardiology Study Group on peripartum cardiomyopathy. *Eur J Heart Fail*. 2016；18（9）：1096-105.

32. Widerhorn J et al. Cardiovascular drugs in pregnancy. *Cardiol Clin*. 1987；5（4）：651-74.

33. Newton ER，Hale TW. Drugs in breast milk. *Clin Obstet Gynecol*. 2015；58（4）：868-84.

34. Khairy P et al. Pregnancy outcomes in women with congenital heart disease. *Circulation*. 2006；113（4）：517-24.

35. Earing MG，Webb GD. Congenital heart disease and pregnancy：Maternal and fetal risks. *Clin Perinatol*. 2005；32（4）：913-9，viii-ix.

36. Swan L. Congenital heart disease in pregnancy. *Best Prac Res Clin Obstet Gynaecol*. 2014；28（4）：495-506.

第21章

妊娠期中的心肺复苏

> **要 点**
>
> ● 每10万个住院分娩的孕妇中有8 ~ 8.5例发生心搏骤停
> ● 胸外按压与人工呼吸在产生足够心排血量方面是低效率的
> ● 产妇心搏骤停的鉴别诊断包括羊水栓塞、镁中毒及局部麻醉全身性中毒
> ● 大多数产妇心搏骤停的初始节律是非电击可复律的
> ● 在产妇心搏骤停的5分钟内剖宫产的早期复苏准备应该与产妇复苏同时进行,进而影响分娩

第一节 发 病 率

妊娠期心搏骤停的发生率为1 : 12 000 ~ 1 : 36 000。基于人口的孕产妇心搏骤停发生率的估计显示,北美每100 000例住院分娩病例中有8 ~ 8.5例;这些数据并不区分产前、产时和产后心搏骤停。英国也有类似比率,即每10万人中有6.3人(1 : 16 000)。

一、病因

任何与成人心搏骤停相关的因素都可能与产妇心搏骤停有关,妊娠特异性病因如羊水栓塞、镁中毒和局部麻醉全身性中毒必须进行鉴别。

二、存活率

对1998—2011年美国5600万例住院分娩病例,包括4843例产妇心搏呼吸骤停的病例在内的分析显示,出院患者的总体存活率为59%,约是未妊娠育龄妇女心搏骤停存活率的3倍(19%)。存活率随心搏骤停的病因而变化,据记录镁中毒引起的心搏骤停发生率最高(86%)以及82%是麻醉相关原因导致的。

据报道,虽然在英国因其他原因引起心搏骤停后的产妇存活率不高,但因麻醉并发症引起的存活率却很高(100%)。此外,当心搏骤停发生在家中或在救护车上而不是在医院时存活率要低得多(框21.1)。

框21.1 孕妇心搏骤停的病因和存活率		
原因	孕产妇心搏骤停比例 [占总数百分比(%)]	院内存活率(%)
产科出血	45 ~ 46	43 ~ 73
心力衰竭	13 ~ 32	71 ~ 74

续框

原因	孕产妇心搏骤停比例 [占总数百分比（%）]	院内存活率（%）
羊水栓塞	12 ～ 13	52 ～ 67
脓毒血症	9 ～ 11	47 ～ 60
麻醉并发症	8 ～ 13	82 ～ 100
静脉栓塞[a]	6 ～ 14	12 ～ 53
子痫	6 ～ 7	76 ～ 85
脑血管疾病	4 ～ 5	0 ～ 40
创伤	2 ～ 3	23 ～ 56
肺水肿	2 ～ 5	71 ～ 77
心肌梗死	1 ～ 3	33 ～ 56
镁中毒[b]	1	86
哮喘	1 ～ 2	0 ～ 54
过敏反应	＜1 ～ 2	100
主动脉瘤，夹层，破裂	＜1 ～ 2	0 ～ 25（25% 代表了 4 个报告中的 1 个）
低氧血症[b]	7	100
低血容量[b]	22	62
心脏原因[b]	12	86

备注：四舍五入到最接近的整数；可能和不为1，因为在不同的数据库中差别划分

a. 中的"产科栓塞"类别，其中包括静脉和空气栓塞

b. 类别只出现在一个参考文献中

从美国全国住院患者样本中比较了在医院接受心肺复苏术的妇女，结果显示在同一年龄组中，接受心肺复苏术的孕妇比未接受心肺复苏术的孕妇存活率更高（71% vs 49%）。因外伤或外伤性损伤而导致的心搏骤停，妊娠则无存活优势。在美国心脏协会（AHA）自愿登记的单独分析中，住院产妇心搏骤停的存活率为41%。

三、院外心搏骤停

关于妊娠期院外心搏骤停（out-of-hospital cardiac arrest，OHCA）的有用信息是有限的。在多伦多的 OHCA 数据库中，2010—2014 年 1085 名育龄妇女中共有 6 名产妇在晚期妊娠时发生 OHCA。尽管有 50% 的孕妇恢复了自主循环（return of spontaneous circulation，ROSC），比未妊娠的同龄人高 3 倍，也只有 1 名妇女（17%）和 2 名新生儿（33%）存活出院。一项回顾性研究发现在 2009 年和 2014 年发生 OHCA 的 6 名孕妇中有 2 名存活者，她们在妊娠早期都因为心脏原因发生心搏骤停并在到达医院前恢复自主循环。唯一幸存的胎儿是这些妇女中的一个足月妇女产下的。这些小研究表明妊娠期发生 OHCA 对母亲和婴儿来说预后都很差。未妊娠的年轻人发生 OHCA 预后同样差，生存率为 6% ～ 10%。

第二节　产妇心搏骤停的病因和危险因素

产妇心搏骤停的主要原因总结在框21.2。

1.大多数产妇心搏骤停的起始节律是不可电击复律的，其中50%是无脉搏电活动，25%为心脏停搏。

2.非裔美国女性尽管只占整个美国人口的10%，但在产妇心搏骤停中占较高比例，达25% ~ 35%。

3.产妇心搏骤停的高发生率与先前存在的疾病有关。

4.大多数产妇心搏骤停的病例是在呼吸功能不全和（或）低血压之前发生的。

框21.2　孕妇心搏骤停的病因		
A	麻醉相关	气道损伤
		吸入
		局部麻醉全身性损伤
		高位脊柱
	意外事故	创伤
		坠落
		自杀
B	出血	胎盘早剥
		子宫破裂
		前置胎盘/胎盘植入
		子宫收缩乏力
		胎盘滞留
C	心血管	心律失常
		主动脉夹层或破裂
		心肌梗死
		心肌病
		先天性心脏病
D	药物	合法的（催产素，镁，胰岛素，阿片类药物）
		非法的（阿片类及其他）
		过敏反应
		用药错误
E	栓塞	羊水栓塞
		肺栓塞
		静脉空气栓塞
		脑栓塞

续框

F	发热	感染
G	普遍的 H's&T's	低血容量
		缺氧
		低体温
		氢离子（酸中毒）
		低钾/高钾
		毒物
		心脏压塞
		张力性气胸
		血栓形成（冠状动脉或肺动脉）
H	高血压	子痫前期/子痫
		HELLP综合征（溶血，肝酶升高，血小板减少）
		脑卒中

来源：Jeejeebhoy FM et al.*Circulation*.2015；132：1747-73；Zelop CM et al.Am J Obstet Gynecol.2018；219（1）：52-61.2018；219（1）：52-61.

第三节 妊娠期实施心肺复苏的挑战

传统的心肺复苏（conventional cardiopulmonary resuscitation，CPR）在产生心排血量（cardiac output，CO）方面是低效的，而且这还没有妊娠带来的额外挑战。此外，孕妇发生心搏骤停可能有法律、社会或文化因素在发挥作用。

一、生理学

正常妊娠需要母体各器官系统的生理适应。生长中的子宫、胎儿和胎盘会产生机械力和代谢需求，有可能使心搏骤停和复苏等危重情况复杂化。对妊娠解剖学和生理学的理解对于认识和应对危急情况至关重要（框21.3）。

框21.3 影响产妇复苏的妊娠生理

	生理变化	临床意义
心血管系统	总心排血量增加30%～50%，其中20%进入子宫	分娩后，这部分心排血量从子宫转移到母体循环中，这可能有助于母体复苏
	静脉容量的增加和血管扩张导致全身血管阻力下降	降低血压并导致坠积性水肿
	降低对内源性和外源性血管加压物质的敏感性	可能影响对血管升压素的反应
呼吸系统	胸部前后径增大	可能影响胸外按压的效果
	增加气道水肿和黏膜毛细血管脆性	插管困难
	增加了每分通气量和耗氧量，并降低了功能残气量	氧需要和氧合中断时快速去饱和增加
	由于妊娠期膈肌升高和乳房生长导致胸廓顺应性下降	可能影响胸外按压的效果
	随着二氧化碳、血清碳酸氢盐和缓冲能力的降低发生代偿性呼吸性碱中毒	可能影响复苏期间的酸碱平衡

续框

	生理变化	临床意义
胃肠道	食管下括约肌松弛，减少通过胃和肠的运输时间	吸入风险增加
	减少结合蛋白的产生	蛋白结合药物的游离浓度增加
肾脏	肾血流量和肾小球滤过率增加	可能会影响药物清除率
	降低尿中蛋白质和葡萄糖的管状吸收	低阈值下，尿液中的蛋白质和葡萄糖溢出
	输尿管平滑肌松弛及增大子宫对输尿管盆部的压迫	尿路闭塞
血液学	血液稀释	降低胶体渗透压，降低血细胞比容
神经病学	增加对局部麻醉药的敏感性	可能需要调整麻醉药剂量

妊娠生理学的一个关键点是，妊娠中期由于增大的子宫压迫下腔静脉导致仰卧位心排血量减少，这已经被人们认知了50多年。最近，心脏磁共振成像（magnetic resonance imaging，MRI）研究证实妊娠引起的下腔静脉压迫对妊娠后期的影响，以及从仰卧转为左侧卧位时心排血量的变化。将患者从仰卧位转变成左侧位可使射血分数增加11%，左心室舒张末期容积增加21%，每搏量增加35%，左心房容积增加41%，心排血量增加24%。MRI显示足月妊娠时，仰卧位下腔静脉几乎完全闭塞，这可以通过至少30°或30°以上的侧倾姿势来纠正，这种位置容易导致患者从下垫面滑落。另一种间接方法还显示心排血量的适度变化；然而，这些方法尚未被证实可用于妊娠。

倾斜位置进行CPR会导致无效按压，而仰卧位时心排血量会减少。建议的解决方案包括卡迪夫木楔（Cardiff wooden wedgc）、预制泡沫楔形和"人楔"，即患者被跪着的救援者支持在大腿上（卡迪夫木楔，预成型泡沫楔，以及"人楔"，即患者跪在救援者的大腿上）。美国心脏协会（the American Heart Association，AHA）和欧洲复苏委员会（European Resuscitation Council，ERC）建议另一名救援人员用手移位子宫，用向上和侧压的压力将子宫从左侧拉起或从右侧推起（图21.1，图21.2）。然而与其他大多数指南不同的是心肺复苏术国际共识指南认为没有足够的证据来提出孕妇在CPR中取左侧倾斜位或子宫移位的建议。

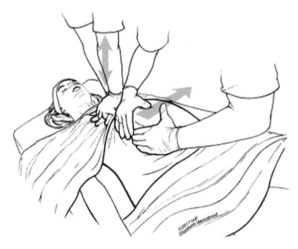

图21.1 患者左侧子宫手动移位的方法（改编自 Kikuchi J Deering S.*Semin perinatol*。2018；42：33-8.引用已经过许可）

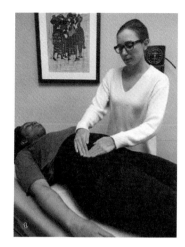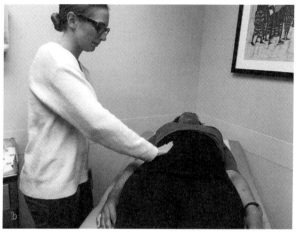

图21.2　手动左子宫移位的方法，从患者的左（a）和右（b）完成

二、胎盘灌注和氧合

在妊娠期间人类子宫动脉直径扩张了近5倍，血管反应性非常有限或没有，这使得胎盘灌注在很大程度上依赖于压力差。氧（O_2）和二氧化碳（CO_2）沿着母体绒毛间血和胎儿血之间的压力梯度在绒毛毛细血管中通过胎盘转移。当二氧化碳进入母体血液中时，其pH的降低有利于O_2的释放，并促进O_2向胎儿的转移。胎儿血红蛋白天生具有较高的氧亲和力，进一步利于摄取。

胎儿对灌注受损和窒息的反应表现为心动过缓和血流再分配，这是一种抵御中度缺氧的代偿性反应。然而，与足月胎儿相比，早产胎儿对血流中断的心血管反应较弱，并且可能存活时间更长，主要是因为其心肌糖原储备更充足。人体研究是不可行的，但胎羊在脐带完全闭塞约12分钟后代偿性反应即失败。当子宫胎盘血流中断时，胎儿显然有受伤和（或）死亡的危险；然而，母亲的CPR是优先的，分娩作为母亲的复苏措施是可取的。

第四节　妊娠患者心搏骤停实施心肺复苏的方法

2010年修订了ILCOR和AHA指南，强调循环（而不是气道或呼吸）是心搏骤停后复苏的第一步，2015年最新的指南重申了这一点。在评估环境安全及患者无反应后，救援者应该寻求帮助，启动紧急反应小组，或者使用AED，或者让其他人去做。当有第二名救助者时，应立即手动移位子宫，但当只有一名救助者时，则需要另一种方法移位子宫。

如果患者没有脉搏，出现呼吸困难或呼吸急促，立即进行CPR，循环30次按压和2次呼吸。坚实的底面是必需的，比如篮板。AHA认为在母体心搏骤停中，基本生命支持（basic life support，BLS）序列中的动作应该同时进行，而不是序贯的，因此在该人群中，通气与除颤的顺序尚不清楚。对于一般成年人来说，如果是电击可复律的节律，则需立即除颤。采用氧气流量≥15 L/min、吸入气中的氧浓度分数（FiO_2）为1.0的气囊式面罩通气，每按压30次通气2次；或插入高级气道（气管内或声门上装置），以每分钟10次的速度进行通气，不需要协调或中断胸外按压（图21.3）。

过去BLS建议A-B-C(气道-呼吸-循环)的顺序，但自2010年以来建议的是C-A-B（循环-气道-呼吸）。当心搏骤停者妊娠时，专家建议顺序为C-A-B-U（循环-气道-呼吸-子宫移位）或C-A-B-D（循环-气道-呼吸-分娩）。可电击复律的节律应除颤。

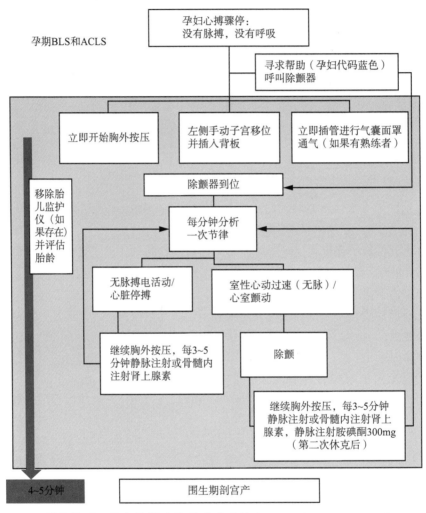

图21.3　心搏骤停后母体复苏的建议算法［改编自 Zelop CM et al.*Am J Obstet Gynecol*。2018；219（1）：52-61.］

第五节　妊娠时心肺复苏应如何调整

目前还没有针对孕妇心搏骤停治疗的随机试验。2011年的一份关于妊娠期心搏骤停的系统综述只涉及与复苏相关的妊娠生理学问题。他们发现了5篇相关文章：2篇关于死前造影术，2篇关于侧向倾斜对胸部按压的影响，还有1篇关于妊娠期间胸部阻抗，从中得出结论：在妊娠期间不应该改变除颤能量需求。

第六节　基本生命支持

一、胸外按压

高质量胸外按压的重要性仍然是国家和国际指南中最优先考虑的问题，因为高质量胸外按压与存活率直接相关。

由于膈肌的抬高，产科麻醉和围生医学协会和欧洲复苏理事会曾建议在妊娠期间将手放在患者胸骨以上的位置。2015年最新的AHA指南不建议将手放在胸骨以上的位置，ILCOR指南也不建议。心脏MRI显示，与产后3个月相比，妊娠晚期妇女的心脏位置没有差异。

胸部按压应以每分钟100～120次的速度进行，按压深度为5～6cm，按压间隙应允许胸壁回弹，这意味着抢救者不能将自己的重量压在患者胸部上；回弹不足将影响右心充盈和冠状动脉灌注。这些建议在妊娠期间不会改变。

二、通气与氧合

在进行CPR时，气道必须保持开放，无论是采用仰面举颏法还是托双下颌法或是用口腔气道；在妊娠期间，由于水肿和鼻黏膜脆弱，避免使用鼻腔气道。

低通气或呼吸暂停会导致孕妇更快地出现低氧血症，因为需氧量增加和功能残气量减少。当既不提供预充氧也不提供被动氧气注入时，SaO_2下降到90%以下只需要4分钟的呼吸暂停（相比之下，非妊娠的成年人则超过7分钟）。氧合和通气的选择如下：

1.气囊瓣膜面罩通气不能保护呼吸道，因此在妊娠期间有吸入的危险。

2.由于解剖学的改变和气道水肿，气管内插管对于孕妇来说更困难，因此必须由最有经验的医师进行。插管时既不需要也不推荐使用环状软骨压迫。

3.如气管插管不易完成，应考虑使用声门上气道装置（如喉罩气道）。

过分注意通气可能会影响高质量的CPR，因此胸外按压应在不中断通气的情况下进行。ILCOR建议，如果没有高级气道，胸外按压应间断＜10秒的时间以进行2次呼吸。指南继续建议，如果没有高级气道，按压通气比率应该是30∶2。一旦有高级气道，应以每分钟10次（每6秒）的速度与胸外按压同时进行通气。CPR期间的理想潮气量是未知的。

一种高流量快速充气装置用于急诊剖宫产的全身麻醉前进行预充氧，被认为有助于延迟氧气去饱和时间。尽管伴有呼吸性酸中毒，呼吸暂停充氧仍是一种既定的无通气维持血氧饱和度方法，并且在经过验证的妊娠生理学计算模型中，使用氧含量为1.0的高流量氧，呼吸暂停时间可延长将近60分钟（SaO_2下降需要的时间降到90%以下的情况所需时间）。因此，通过面罩或高流量鼻呼吸器提供高流量的氧气，对孕妇心搏骤停到获得更安全的呼吸道有一定帮助。

三、除颤

大多数孕妇心搏骤停的起始节律是不可电复律的，无论是无脉搏电活动还是心搏停止。尽管如此，快速的心律分析和有指示的除颤是复苏的重要组成部分。电击前和电击后胸外按压的停顿时间应该限制在5秒以内。电击应该是单一的而不是叠加的，并且具有双相波而非单相波的除颤器是首选。如果知道制造商的推荐能量剂量则首次休克应用该剂量，如果不知道，救助者可以以最大剂量进行初始电击。同样，如果制造商建议在随后电击中使用更多的能量，则应遵循指导原则；如果不知道，则应使用较高能量的后续电击。

目前还没有关于妊娠期各种除颤策略效果的研究。妊娠时胸部阻抗和经心肌电流没有改变，胎儿心脏纤维性颤动阈值尚不清楚，而且传递给母亲的大部分经胸电流也不太可能传递到子宫。

胎儿电子监护仪如果已经到位，则无须为了除颤的电气安全而移开，无论是标准的医院除颤仪还是体外自动除颤仪（automated external defibrillator，AED），都可以在前外侧放置电极片或浆状电极板，注意确保外侧垫子放在左乳房下面。

第七节　高级心脏生命支持

除了BLS干预措施（胸外按压、除颤、通气）外，高级心脏生命支持（advanced cardiac life support，ACLS）还包括额外的监测（如二氧化碳记录仪）、气管插管和药物治疗。尽管已知妊娠期间分布容积、结合蛋白和其他药动学存在变化，但ACLS药物剂量并无不同。ACLS药物对胎盘通道或胎儿影响可能没有作用。这些药物经静脉注射，因此应建立静脉通路，最好是膈肌上方的大口径静脉通路。任何可能导致或加重孕妇心搏骤停的药物如催产素或镁，都应立即停用。如果是镁中毒引起的心搏骤停，应静脉注射钙1 g，通常是10 ml的10%葡萄糖酸钙。

血管升压药作用于中枢神经，而不是外周神经。标准剂量肾上腺素［1 mg/（3～5）min］是心搏骤停患者常用的干预措施，应考虑使用。在成人心搏骤停中使用标准剂量肾上腺素的好处包括恢复ROSC和提高存活率。不建议使用大剂量肾上腺素（0.1 mg/kg及以上）。

抗利尿激素已经较少使用，因为它的效果没有肾上腺素好，且已经从2015年的AHA、ERC和ILCOR指南中删除。

碳酸氢钠不是ACLS的常规部分。适应证可能包括高钾血症或三环类药物过量。它可能引起母体和胎室细胞内酸中毒。

抗心律失常药物用于经一次或多次除颤无效的心室颤动（ventricular fibrillation，VF）或无脉性室性心动过速（ventricular tachycardia，VT）。与有效的心肺复苏和除颤相比，抗心律失常药物并没有增加存活率，但它们可能增加ROSC的可能性。

1.胺碘酮（300 mg）是治疗难治性VF或无脉性VT的一线药物。

2.利多卡因（100 mg）是另一种选择。

注意，这两种药物可以通过胎盘，对胎儿/新生儿有潜在的副作用。胺碘酮可能影响胎儿的甲状腺，胎儿血浆利多卡因水平可能超过母亲，特别是当存在酸中毒时。这两种情况都不能作为母亲心搏骤停时避免用药的理由。

当心搏骤停是由局部麻醉药全身毒性（local anesthetic systemic toxicity，LAST）引起时，可以使用静脉注射脂质疗法，尽管目前还没有针对人类的实验或观察研究，同样不存在妊娠期的研究。产科麻醉和围生医学学会推荐脂肪乳剂作为局部麻醉药引起孕妇心搏骤停的辅助治疗，剂量为1.5 ml/kg 20%脂肪乳剂（脂肪乳），以0.25～0.5 ml/（kg·min）的速度输注。大不列颠和爱尔兰麻醉师协会（AAGBI）和美国区域麻醉和疼痛医学学会（ASRA）建议英国和美国的大多数妇产科都保证脂肪乳剂的现货供应。成功复苏LAST导致的心搏骤停可能需要1小时或更长时间。当怀疑LAST时，必须避免使用利多卡因抗心律失常。

过量使用阿片类药物，无论是处方使用还是非法使用，都可能导致孕妇心搏骤停。据报道有几个病例与分娩时使用芬太尼患者自控镇痛（patient-controlled analgesia，PCA）有关。

第八节 不推荐胎儿评估

复苏的重点是孕妇，而不是胎儿。胎儿监护与孕妇心搏骤停无关，因为胎儿监护不会有助于孕妇心肺复苏，而且很可能会分散小组对正确心肺复苏表现的注意力。

第九节 围生期剖宫产术（复苏性子宫切除术）和5分钟规则

1.如果在子宫大小大于或等于妊娠20周的情况下，母亲最初的复苏措施不成功，AHA建议考虑围生期剖宫产或复苏性子宫切除术。

2.妊娠期复苏指南通常是指5分钟规则或4分钟规则：进行4分钟（或5分钟）的心肺复苏术后仍没有恢复自主循环的情况下进行围生期剖宫产（perimortem cesarean delivery，PMCD），目标是在下一分钟完成分娩。

围生期剖宫产，或者更确切说是"复苏分娩"主要是在最后时刻复苏孕妇。通过排空子宫来减轻对下腔静脉的压迫有可能使心肺复苏恢复到基线作用，这对恢复自主循环和孕妇存活来说可能已经足够了。此外，取出胎儿和胎盘会降低母体对氧气的需求，增加功能残气量和胸壁的顺应性，并将先前分流到子宫的那部分循环容量转移回中央循环。为了强调手术对母亲的影响，一些学者称之为"复苏性子宫切除术"

3.从心搏骤停到分娩的时间越短，孕妇的存活率就越高。英国和德国的研究发现，母亲的存活时间与从心搏骤停开始到分娩的时间呈负相关，呈逐步递增的趋势，但没有明确的断点；50%无伤存活的时间为25分钟。即使在4分钟（或更长时间）的心肺复苏术后没有恢复自主循环，PMCD对孕妇仍然有益。现代心搏骤停后护理在提高孕产妇心搏骤停后无损伤存活率方面的作用尚未探讨。

4.PMCD可能与新生儿的存活率有关。在最近的一项回顾性研究中，新生儿总存活率为76%，完整存活率为57%。产妇心搏骤停后的新生儿存活率受从停搏到PMCD时间的影响：在UKOSS CAPS研究中，在5分钟内进行PMCD有96%的婴儿存活，而在5

分钟以后进行PMCD的存活率为70%。然而，据报道在母亲心搏骤停后30分钟甚至43分钟再进行PMCD，新生儿仍有可能存活。在2016年的调查中，就孕产妇存活率而言，在孕产妇心搏骤停4分钟或5分钟后新生儿存活率没有急剧下降：50%的无受伤新生儿存活率的门槛几乎与孕产妇心搏骤停26分钟时相同。

5.PMCD应该在心搏骤停的地方进行，因为运输会降低手术的成功率。当然，当心搏骤停发生在医院外时，送往医院是必需的。关于在医院外进行PMCD的报道很少，所以这里没有任何建议。PMCD的技术很简单（图21.4）。如果没有产科医师，普通外科医师、家庭医师或急诊医师应该具备必要的外科技能。速度是关键。虽然有人在现场，应该使用带器械的剖宫产托盘，但不应该浪费时间等待，操作者可能只需要一把手术刀就可以进行手术。

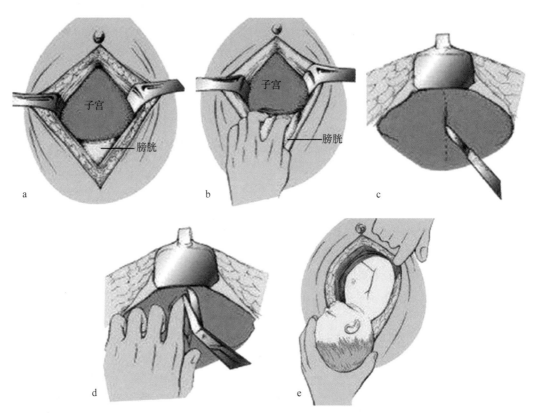

图21.4　经腹和子宫垂直切口剖宫产术。a.从子宫底到耻骨联合的经腹垂直切口；b.暴露子宫前表面及膀胱下部；c.在子宫下段的做一小垂直切口；d.用组织剪将切口向上延展至宫底；e.娩出胎儿（吸出口鼻内液体；钳夹并剪断脐带）（改编自 Healy M et al.*J Emerg Med*.2016；51：172-7。引用已经过许可）

6.腹部消毒准备应该简化或完全取消（"溅落和撞击"）。根据操作者的习惯，可以采用垂直正中切口或腹腔镜切口；子宫可以垂直切开，也可以通过下段横切口切开；理想情况下，分娩将在腹部切开后1分钟内完成。脐带可以夹一个或两个地方，这样婴儿就可以剪掉脐带传递。一旦婴儿出生，就手动解除子宫移位。新生儿复苏小组或医师应该负责新生儿。如果没有有效的血液循环，预计很少或没有母体出血。如果血液循环恢复，出血可能会很严重。在某些情况下，成功复苏的患者需要转移到手术室进行封闭和控制出血。

第十节　体外生命支持

心肺复苏术中的体外生命支持（extracorporeal life support，ECLS）是一种支持灌注的方法，同时可逆性的心搏骤停病因得到纠正。对国际注册数据的分析表明，体外心肺复苏（extracorporeal CPR，ECPR）的使用在 2003—2014 年有所增加，但在这些年中生存率没有改善（27%～30%）。最近关于心肺复苏术的国家和国际指导方针在推荐 ECPR 时十分谨慎，但是允许在选定心搏骤停可逆病因的患者中将 ECPR 用于救治疗法。一些产后 ECPR 病例已被报道，大部分妊娠晚期呼吸窘迫是由于肺栓塞引起的，这导致产妇剖宫产术后在手术室中发生心搏骤停。在这些病例中，ECPR 开始前，心肺复苏术的持续时间惊人地长（45～65 分钟）。母体并发症包括 3 例为凝血障碍伴大量输血，2 例为再切开术，2 例为骨筋膜室综合征、肾功能不全、肝功能不全和败血症。在当时 3 例胎儿活着的病例中，2 例新生儿和 3 例母亲都存活了下来。虽然 ECLS 在孕妇心搏骤停可能有作用，但目前的经验还不足以提出结论性建议。

第十一节　心搏骤停后护理

存活不是心搏骤停后唯一的结果，因为幸存者可能会遭受严重的并发症。心搏骤停后综合征如下：

1.心搏骤停后脑损伤。

2.心肌功能不全。

3.缺血-再灌注损伤后炎症反应。

4.血管调节功能紊乱。

5.凝血改变。

6.体温失调。

7.血流动力学不稳定。

8.高血糖。

9.免疫功能障碍。

10.多器官衰竭。

对心搏骤停后综合征的治疗方案可以降低并发症及提高生活质量。目前推荐的治疗有以下几种：

1.避免/纠正低血压。

2.采取针对性体温管理（低体温治疗）积极预防发热。

3.发现和治疗癫痫。

4.保持 $PaCO_2$ 在生理水平。

5.维持外周血氧饱和度≥94% 的同时避免血氧过高。

在大多数产妇心搏骤停病例中，潜在的病因可通过分娩得到改善，例如，产后出血、子痫及羊水栓塞，因此对心搏骤停后综合征影响较小。

关于产妇心搏骤停幸存者的预后数据有限。UKOSS CAPS研究并报道了38名幸存者的信息，其中42%在住院期间有并发症：16%是神经系统疾病，18%是出血或者凝血问题，5%是肾脏问题，3%是心脏问题。不幸的是，没有关于这些幸存者出院后的资料。有些人已经妊娠了，一切正常，还有一些在产妇复苏时表现良好，但分娩后几周出现了缺氧缺血性脑病。

AHA2015年指南明确表示，"基本上没有说患者的体温控制在32℃至36℃之间是禁忌的。"并建议在心搏骤停自主循环恢复后至少24小时内进行目标体温管理（targeted temperature management，TTM）。针对妊娠期TTM的案例数据仍然有限，但也有一些成功的孕产妇案例。关于在心脏停搏后使用TTM维持妊娠的围生期结局的信息更加有限。在孕产妇低体温时胎心监测可能表现为胎心过缓，但体温回升时可恢复正常。

妊娠不是植入或继续使用植入型心律转复除颤器（implantable cardioverter defibrillator，ICD）的禁忌证。在有限的病例及病例系列报道表明妊娠期间ICD是安全的。大多数报道描述的是在妊娠前植入，但在妊娠期间植入没有特别的困难，也不需要透视检查，仅需应用妊娠影像诊断的一般原则。

第十二节　产妇心搏骤停的预后及远期结果

产妇心搏骤停的远期结果是不明确的。一般来说，发生过心搏骤停的成人通常表现为一定程度的认知损伤、创伤后应激及焦虑或抑郁。现已有危险评分和图表可以用来预测成人住院心搏骤停后神经系统状况良好的存活率。尽管它没有在孕妇中得到验证，但较年轻且无既往病史的孕妇预后较好，这表明在医院心搏骤停后存活的孕妇并不比其他成年人差。

第十三节　产妇心搏骤停后新生儿的结局及影响胎儿存活的因素

胎盘灌注需要足够的产妇心排血量，因此在CPR期间，产妇心搏骤停引起胎心过缓甚至胎心停止并不少见。

当施行复苏性剖宫产术时，婴儿存活率与产妇发生心搏骤停到分娩所经过的时间成反比。仅少数病例在推荐的4～5分钟施行PMCD，但是据计算，即使在22分钟内，仍有50%的可能性存活，并且有报道称，从心搏停止到PMCD的间隔时间在30～43分钟，新生儿仍可存活。

新生儿存活率也在很大程度上取决于出生时的胎龄以及新生儿复苏和重症监护的可用性，这使得较早的文献或资源不足地区的病例很难纳入。最大的产妇心搏骤停数据集很少有关于新生儿结局的信息。UKOSS CPAS的研究提供了66名心搏骤停产妇的58名婴儿信息。在这58名婴儿当中，12名是死胎，5名在新生儿期死亡，因此围生期死亡率是29%。这些幸存的婴儿出生时的体重均较高，表明他们是妊娠晚期出生的。32%的活产婴儿中有神经系统、呼吸系统和感染并发症的报道，但没有进一步的分析，也没有提供从新生儿重症监护病房出院后的预后信息。

第十四节　制度规划

成人医院应制订适当的产妇心肺骤停和复苏计划。至少，员工应该知道如何呼叫产妇心搏骤停负责团队，如何进入程序，并拥有可用的必须设备（样本清单见框21.4）。

框21.4　孕妇面临心搏骤停时的清单（人员和设备）

人员
☐ 麻醉师
☐ 产科医师　　　产科小组
☐ 分娩护士
☐ 内科医师，重症监护室医师或急诊医师：code leader
☐ 其他医师
☐ 护士：急诊或重症监护　　　心搏骤停小组
☐ 呼吸治疗师
☐ 记录员
☐ 新生儿科医师或儿科医师小组
☐ 具有新生儿专业知识的护士
设备
☐ 上传程序（产妇与新生儿复苏）
☐ 气道管理用品
☐ 除颤仪或AED
☐ 备有紧急药物的急救车
☐ 剖宫产托盘
☐ 婴儿保温箱
☐ 新生儿复苏用品

一、模拟和演练

为提高产科急诊的应对能力，团队培训是非常必要的。对产科团队在模拟产妇心搏骤停过程中的表现进行回顾时，来自斯坦福大学的学者们发现，在完成重要任务方面存在显著缺陷：尽管所有团队成员都通过了ACLS认证，但没有一个团队正确执行了所有推荐的干预措施。小组更有可能在基本的成人复苏（坚硬的表面、除颤、正确的通气和按压频率）失败和在胎儿快速分娩时成功。令人惊讶的是，只有不到50%的团队在CPR中实施了子宫左移位。

二、早期预警和快速团队反应

有既往病史及合并症的女性，包括精神病患者是孕产妇死亡的高危者。在英国，间接的产妇死亡（妊娠相关的生理变化使病情加重）约占全部孕产妇死亡的2/3，其中心脏病和败血症最为常见。对美国孕产妇死亡的回顾发现，63%是可预防的。共同点如下：

1. 漏诊或误诊。
2. 延误护理或无效治疗。

3.未能寻求专业咨询。

4.人员或保健服务者培训不足。

5.缺乏政策来确定或分流妊娠/产后妇女。

6.保健服务者之间缺乏协调和（或）沟通。

无论潜在情况如何，所有妇女在妊娠、分娩和产后期间都有发生紧急事件的风险。对462例住院产妇心搏骤停的分析显示，36%的产妇在心搏骤停前出现呼吸功能不全，33%出现低血压或灌注不足症状。大多数发生院内心搏骤停的成人在前1～4小时会出现一个或更多异常的重要生命体征，强调了临床体征的重要性。皇家妇产科学院建议对所有妊娠/产后妇女常规使用产科早期预警评分。美国全国孕产妇安全协作网也提出了类似的建议。他们提出的产妇早期预警标准包括：

1.低血压（收缩压＜90 mmHg）。

2.高血压（收缩压＞160 mmHg或舒张压＞100 mmHg）。

3.异常心率（＜50次/分或＞120次/分）。

4.异常呼吸频率（＜10次/分或＞30次/分）。

5.氧饱和度（＜95%）。

6.少尿。

7.精神状态改变。

至今，孕产妇早期预警系统还没有被证实可以预防孕妇心搏骤停或提高生存率。

如果患者出现心搏骤停以外的临床恶化，快速反应小组及医疗急救团队的床边应急反应是非常重要的。有一些发表的关于"产科急诊队"的报道，但其中大多数似乎侧重于产科急诊；只有2%～3%的团队来自产妇心脏或呼吸异常团队。AHA赞同在诊断产妇心搏骤停时，同时启动产妇（产科和紧急护理医疗队）和新生儿复苏医疗队，并将这些小组"捆绑"。

总结

孕产妇心搏骤停虽然很罕见，但却是一件威胁到母体和胎儿生命的紧急事件，所以医院和院前护理必须准备好。为了优化产妇复苏，需要对基本和高级生命支持进行一些修改，如手动移位子宫、早期复苏性子宫切除术或围生期剖宫产术；然而，除颤和使用药物的顺序并没有变化。气道管理可能是极具挑战性的，算法和核查表可能有用。模拟演练和团队培训对于维持知识和一些用于发生频率低、风险高的情况下（如孕产妇心搏骤停）的技能至关重要。早期预警系统和快速反应小组作为预防孕产妇心搏骤停手段的作用需要进一步研究。

（吴琳琳　牛建民　译）

参 考 文 献

1. Mhyre JM，Tsen LC，Einav S，Kuklina EV，Leffert LR，Bateman BT. Cardiac arrest during hospitalization for delivery in the United States，1998-2011. *Anesthesiology*. 2014；120（4）：810-81.

2. Balki M，Liu S，Leon JA，Baghirzada L. Epidemiology of cardiac arrest during hospitalization for

delivery in Canada: A nationwide study. *Anesth Analg*. 2017; 124: 890-7.

3. Beckett VA, Knight M, Sharpe P. The CAPS Study: Incidence, management and outcomes of cardiac arrest in pregnant women in the UK: A prospective, descriptive study. *BJOG*. 2017; 124: 1374-81.

4. Topjian AA et al. for the American Heart Association National Registry of Cardiopulmonary Resuscitation Investigators. Women of child-bearing age have better in-hospital cardiac arrest survival outcomes than equal aged men. *Crit Care Med*. 2010; 38: 1254-60.

5. Mogos MF, Salemia JL, Spooner KK, McFarlin BL, Salihu HM, Differences in mortality between pregnant and non-pregnant women after cardiopulmonary resuscitation. *Obstet Gynecol*. 2016; 128: 880-8.

6. Lavecchia M, Abenhaim HA. Cardiopulmonary resuscitation of pregnant women in the emergency department. Resuscitation. 2015; 91: 104-7.

7. Zelop CM et al. Characteristics and outcomes of maternal cardiac arrest: A descriptive analysis of Get with the guidelines data. *Resuscitation*. 2018; 132: 17-20.

8. Lipowicz AA et al. on behalf of the Rescu Investigators. Incidence, outcomes and guideline compliance of out-of-hospital maternal cardiac arrest resuscitations: A population-based cohort study. *Resuscitation*. 2018; 132: 127-32.

9. Maurin O et al. Maternal out-of-hospital cardiac arrest: A retrospective observational study. *Resuscitation*. 2019; 135: 205-11.

10. McNally B et al. Centers for Disease Control and Prevention. Out-of-hospital cardiac arrest surveillance—Cardiac Arrest Registry to Enhance Survival (CARES), United States, October 1, 2005-December 31, 2010. *Morbid Mortal Weekly Rep*. 2011; 60 (8): 1-25.

11. Jeejeebhoy FM et al. on behalf of the American Heart Association Emergency Cardiovascular Care Committee, Council on Cardiopulmonary, Critical Care, Perioperative and Resuscitation, Council on Cardiovascular Diseases in the Young, and Council on Clinical Cardiology. Cardiac arrest in pregnancy: A scientific statement from the American Heart Association. *Circulation*. 2015; 132: 1747-73.

12. Zelop CM, Einav S, Mhyre JM, Martin S. Cardiac arrest during pregnancy: Ongoing clinical conundrum. *Am J Obstet Gynecol*. 2018; 219 (1): 52-61.

13. Brooks SC et al. Part 6: Alternative techniques and ancillary devices for cardiopulmonary resuscitation: 2015 American Heart Association guidelines update for cardiopulmonary resuscitation and emergency cardiovascular care. *Circulation*. 2015; 132 (suppl 2): S436-43

14. Burkle CM, Tessmer-Tuck J, Wijdicks EF. Medical, legal, and ethical challenges associated with pregnancy and catastrophic brain injury. *Int J Gynecol Obstet*. 2015; 129: 276-80.

15. Kerr MG, Scott DB, Samuel E. Studies of the inferior vena cava in late pregnancy. *Brit Med J*. 1964; 1: 532-3.

16. Rossi A et al. Quantitative cardiovascular magnetic resonance in pregnant women: Cross-sectional analysis of physiologic parameters throughout pregnancy and the impact of the supine position. *J Cardiovasc Magnetic Resonance*. 2011; 13: 31.

17. Higuchi H, Takagi S, Zhang K, Furui I, Ozaki M. Effect of lateral tilt angle on the volume of the abdominal aorta and inferior vena cava in pregnant and nonpregnant women determined by magnetic resonance imaging. *Anesthesiology*. 2015; 122: 286-93.

18. Lee AJ, Landau R. Aortocaval compression syndrome: Time to revisit certain dogmas. *Anesth Analg*. 2017; 125: 1979-85.

19. Lee SWY, Khaw KS, Ngan Jee WD, Leung TY, Critchley LAH. Haemodynamic effects from aortocaval compression at different angles of lateral tilt in non-labouring term pregnant women. *Br J Anaesth*. 2012; 109: 950-6.

20. McNamara H, Barclay P, Sharma V. Accuracy and precision of the ultrasound cardiac output monitor (USCOM 1A) in pregnancy: Comparison with three-dimensional transthoracic echocardiography. *Br J Anaesth*. 2014; 113: 669-76.

21. Mangos JG, Pettit F, Preece R, Harris K, Brown MA. Repeatability of USCOM®-measured cardiac output in normotensive nonpregnant and pregnant women. *Pregnancy Hypertens*. 2018; 12: 71-4.

22. Rees GA, Willis BA. Resuscitation in late pregnancy. *Anaesthesia*. 1988; 43: 347-9.

23. Butcher M, Ip J, Bushby D, Yentis SM. Efficacy of cardiopulmonary resuscitation with manual displacement of the uterus vs lateral tilt using a firm wedge: A manikin study. *Anaesthetsia*. 2014; 69: 868-71.

24. Goodwin AP, Pearce AJ. The human wedge. A manoeuvre to relive aortocaval compression during resuscitation in late pregnancy. *Anaesthesia*. 1992; 47: 433-4.

25. Lavonas EJ et al. Part 10: Special circumstances of resuscitation. 2015 American Heart Association guidelines update for cardiopulmonary resuscitation and emergency cardiovascular care. *Circulation*. 2015; 132 (suppl 2): S501-18.

26. Truhlaf A et al. on behalf of the cardiac arrest in special circumstances collaborators. European Resuscitation Council Guidelines for Resuscitation 2015. Section 4. Cardiac arrest in special circumstances. *Resuscitation*. 2015; 95: 148-201.

27. Soar J et al. Advanced Life Support Chapter Collaborators. Part 4: Advanced life support. 2015 International Consensus on cardiopulmonary resuscitation and emergency cardiovascular care science with treatment recommendations. *Resuscitation*. 2015; 95: e71-20.

28. Burton GJ, Fowden AL. The placenta: A multifaceted, transient organ. *Phil Trans R Soc B*. 2015; 370 (1663): 20140066.

29. Nye GA et al. Human placental oxygenation in late gestation: Experimental and theoretical approaches. J Physiol. 2018; 596: 5523-34.

30. Bennet L. Sex, drugs and rock and roll: Tales from preterm fetal life. *J Physiol*. 2017; 195: 1865-81.

31. Berg RA et al. Part 5: Adult basic life support: American Heart Association guidelines for cardiopulmonary resuscitation and emergency cardiovascular care. *Circulation*. 2010; 122 (suppl 3): S685-705.

32. Kleinman ME et al. Part 5: Adult basic life support and cardiopulmonary resuscitation quality: 2015 American Heart Association guidelines update for cardiopulmonary resuscitation and emergency cardiovascular care. *Circulation*. 2015; 132 (suppl 2): S414-35.

33. Nolan JP et al. Post-cardiac arrest syndrome: Epidemiology, pathophysiology, treatment, and prognostication. A scientific statement from the International Liaison Committee on Resuscitation; the American Heart Association emergency cardiovascular care ommittee; the council on cardiovascular surgery and anesthesia; the Council on Cardiopulmonary, Perioperative, and Critical Care; the Council on Clinical Cardiology; the Council on Stroke. *Resuscitation*. 2008; 79: 350-79.

34. Field JM et al. Part 1: Executive summary: 2010 American Heart Association guidelines for cardiopulmonary resuscitation and emergency cardiovascular care. *Circulation*. 2010; 122 (suppl 3): S640-56.

35. Lipman S et al. The Society for Obstetric Anesthesia and Perinatology consensus statement on the man-

agement of cardiac arrest in pregnancy. *Anesth Analg*. 2014；118：1003-16.

36. Jeejeebhoy FM et al. Management of cardiac arrest in pregnancy：A systematic review. *Resuscitation*. 2011；82：801-9.

37. Katz V，Balderston K，DeFreeze M. Perimortem cesarean delivery：Were our assumptions correct? *Am J Obstet Gynecol*. 2005；192：1916-20.

38. Dijman A et al. Cardiac arrest in pregnancy：Increasing use of perimortem caesarean section due to emergency skills training? *BJOG*. 2010；117：282-7.

39. Nanson J，Elcock D，Williams M，Deakin CD. Do physiological changes in pregnancy change defibrillation energy requirements? *Br J Anaesth*. 2001；87：237-9.

40. Kupas DF，Harter SC，Vosk A. Out-of-hospital perimortem cesarean section. *Prehosp Emerg Care*. 1998；2（3）：206-8.

41. Bloomer R，Reid C，Wheatley R. Prehospital resuscitative hysterotomy. *Eur J Emerg Med*. 2011；18：241-2.

42. Bowers W，Wagner C. Field perimortem cesarean section. *Air Medical J*. 2001；20（4）：10-1.

43. Gatti F et al. Out-of-hospital perimortem cesarean section as resuscitative hysterotomy in maternal posttraumatic cardiac arrest. *Case Rep Emergency Med*. 2014；2014：121562.

44. Lenz H，Stenseth LB，Meidell N，Heimdal HJ. Out-of-hospital perimortem cesarean delivery performed in a woman at 32 weeks of gestation：A case report. *A A Case Rep*. 2017；8：72-4.

45. Tommila M，Pystynen M，Soukka H，Aydin F，Rantanen M. Two cases of low birthweight infant survival by prehospital emergency hysterotomy. *Scan J Trauma Resusc Emerg Med*. 2017；25：62.

46. Grasner JT et al. on behalf of EuReCa ONE Collaborators. EuReCa ONE—27 Nations，ONE Europe，ONE Registry. A prospective one month analysis of out-of-hospital cardiac arrest outcomes in 27 countries in Europe. *Ressuscitation*. 2016；105：188-95.

47. Girotra S et al. and collaboration with CARES Surveillance Group and the HeartRescue Project. Regional variation in out-of-hospital cardiac arrest survival in the United States. *Circulation*. 2016；133（2）：2159-68.

48. Herlitz J et al. Characteristics and outcome amongst young adults suffering from out-of-hospital cardiac arrest in whom cardiopulmonary resuscitation is attempted. *J Intern Med*. 2006；260：435-41.

49. Perkins GD et al. on behalf of the Adult basic life support and automated external defibrillation section Collaborators. European Resuscitation Guidelines for Resuscitation 2015. Section 2. Adult basic life support and automated external defibrillation. *Resuscitation*. 2015；95：81-99.

50. Perkins GD et al. on behalf of the Basic Life Support Chapter Collaborators. Part 3：Adult basic life support and automated external defibrillation. 2015 International Consensus on cardiopulmonary resuscitation and emergency cardiovascular care science with treatment recommendations. *Resuscitation*. 2015；95：e3-e69.

51. Vanden Hoek TL et al. Part 12：Cardiac arrest in special situations：2010 American Heart Association guidelines for cardiopulmonary resuscitation and emergency cardiovascular care. *Circulation*. 2010；122：S829-61.

52. Holmes S，Kirkpatrick IDC，Zelop CM，Jassal DS. MRI evaluation of maternal cardiac displacement in pregnancy：Implications for cardiopulmonary resuscitation. *Am J Obstet Gynecol*. 2015；213：401. e1-5.

53. McClelland SH，Bogod DG，Hardman JG. Apnoea in pregnancy：An investigation using physiological modeling. *Anaesthesia*. 2008；63：264-9.

54. Link MS et al. Part 7：Adult advanced cardiovascular life sup-port：2015 American Heart Association

guidelines update for cardiopulmonary resuscitation and emergency cardiovascular care. *Circulation*. 2015; 132（suppl 2）: S444-64.

55. Hengen M et al. Transnasal humidified rapid-insufflation ventilator exchange for preoxygenation before cesarean delivery under general anesthesia: A case report. *A A Case Rep*. 2017; 9: 216-8.

56. Pillai A, Chikhani M, Hardman JG. Apnoeic oxygenation in pregnancy: A modeling investigation. *Anaesthesia*. 2016; 71: 1077-80.

57. Brown O, Davidson N, Palmer J. Cardioversion in the third trimester of pregnancy. *Aust NZ J Obstet Gynaecol*. 2001; 41: 241-2.

58. Kronick SL et al. Part 4: Systems of care and continuous quality improvement. 2015 American Heart Association guidelines update for cardiopulmonary resuscitation and emergency cardiovascular care. *Circulation*. 2015; 132（suppl 2）: S39-415.

59. Soar J et al. on behalf of the Adult advanced life support Collaborators, European Resuscitation Council Guidelines for Resuscitation 2015. Section 3. Adult advanced life support. *Resuscitation*. 2015; 95: 100-47.

60. Bartalena L, Bogazzi F, Braverman LE, Martino E. Effects of amiodarone administration on neonatal thyroid func-tion and subsequent neurodevelopment. *J Endocrin Invest*. 2001; 24: 116-30.

61. Mitani GM, Steinberg E, Lien EJ, Harrison EC, Elkayam U. The pharmacokinetics of antiarrhythmic agents in pregnancy and lactation. *Clin Pharmacokinet*. 1987; 12: 253-91.

62. Williamson RM, Haines J. Availability of lipid emulsion in obstetric anaesthesia in the UK: A national questionnaire survey. *Anaesthesia*. 2008; 63: 385-8.

63. Toledo P et al. Availability of lipid emulsion in United States obstetric units. *Anesth Analg*. 2013; 116: 406-8.

64. Association of Anaesthetists of Great Britain & Ireland. London, 2010. AAGBI Safety Guideline. Management of severe local anaesthetic toxicity. https://www.aagbi.org/sites/default/files/la_toxicity_2010_0.pdf. Accessed 1/25/19.

65. American Society of Regional Anesthesia and Pain Medicine（ASRA）. Pittsburgh, PA, 2011 Checklist for treatment of local anesthetic systemic toxicity. https://www.asra.com/content/documents/asra_last_checklist.2011.pdf. Accessed 1/25/19.

66. Kinney MA et al. Emergency bedside cesarean delivery: Lessons learned in teamwork and patient safety. *BMC Res Notes*. 2012 Aug 6; 5: 412.

67. Marr R, Myams J, Bythell V. Cardiac arrest in an obstetric patient using remifentanil patient-controlled analgesia. *Anaesthesia*. 2013; 68: 283-7.

68. Katz VL, Dotters DJ, Droegemueller W. Perimortem cesarean deliver y. *Obstet Gynecol*. 1986; 68: 571-6.

69. Royal College of Obstetricians and Gynaecologists. *Maternal Collapse in Pregnancy and the Puerperium*. Green-top Guideline no. 56. RCOG; London UK; January 2011. https://www.rcog.org.uk/globalassets/documents/guidelines/gtg_56.pdf. Accessed 1/4/19.

70. Benson MD, Padovano A, Bourjeily G, Zhou Y. Maternal collapse: Challenging the four-minute rule. *EBioMedicine*. 2016; 6: 253-7.

71. Einav S, Kaufman N, Sela HY. Maternal cardiac arrest and perimortem caesarean delivery: Evidence or expert-based? *Resuscitation*. 2012; 83: 1191-200.

72. Kamei H et al. Resuscitative hysterotomy in a patient with peripartum cardiomyopathy. *J Obstet Gynaecol Res*. 2018; 45（3）: 724-8.

73. Rose CH et al. Challenging the 4-to 5-minute rule: From perimortem cesarean to resuscitative hysterot-

omy. *Am J Obstet Gynecol*. 2015；213：653-6.

74. Battaloglu E，Porter K. Management of pregnancy and obstetric complications in pre-hospital trauma care：Pre-hospital resuscitative hysterotomy/perimortem caesarean section. *Emerg Med J*. 2017；34：326-30.

75. Kazandi M et al. Post-mortem Caesarean section performed 30 minutes after maternal cardiopulmonary arrest. *Aust NZ J Obstet Gynaecol*. 2004；44：351-3.

76. Capobianco G et al. Perimortem cesarean delivery 30 minutes after a laboring patient jumped from a fourth-floor window：Baby survives and is normal at age 4 years. *Am J Obstet Gynecol*. 2008；198：e15-6.

77. Wu SH，Li RS，Hwu YM. Live birth after perimortem cesarean delivery in a 36-year-old out-of-hospital cardiac arrest nulliparous woman. *Taiwan J Obstet Gynecol*. 2019；58：43-5.

78. Drukker L et al. Perimortem cesarean section for maternal and fetal salvage：Concise review and protocol. *Acta Obstet Gynecol Scand*. 2014；93：965-72.

79. Healy M et al. Care of the critically ill pregnant patient and perimortem cesarean delivery in the emergency department. *J Emerg Med*. 2016；51：172-7.

80. Richardson AC，Schmidt M，Bailey M，Pellegrino V A，Rycus PT，Pilcher DV. ECMO cardiopulmonary resuscitation（ECPR），trends in survival from an international multicentre cohort study over 12 years. *Resuscitation*. 2017；112：34-40.

81. Takacs ME，Damisch KE. Extracorporeal life support as salvage therapy for massive pulmonary embolus and cardiac arrest in pregnancy. *J Emerg Med*. 2018；55：121-4.

82. Leeper WR，Valdis M，Arntfield R，Guo LR. Extracorporeal membrane oxygenation in the acute treatment of cardiovascular collapse immediately post-partum. *Interact Cardiovasc Thorac Surg*. 2013；17：898-9.

83. Fernandes P，Allen P，Valdis M，Guo L. Successful use of extracorporeal membrane oxygenation for pulmonary embolism，prolonged cardiac arrest，post-partum：A cannulation dilemma. *Perfusion*. 2015；30：106-10.

84. McDonald C，Laurie J，Janssens S，Zazulak C，Kotze P，Shekar K. Successful provision of inter-hospital extracorporeal cardiopulmonary resuscitation for acute post-partum pulmonary embolism. *Int J Obstet Anesth*. 2017；30：65-8.

85. Callaway CW et al. Part 8：Post-cardiac arrest care：2015 American Heart Association Guidelines update for cardio-pulmonary resuscitation and emergency cardiovascular care. *Circulation*. 2015；132（suppl 2）：S465-82.

86. Banerjea MC，Speer CP. Bilateral thalamic lesions in a newborn with intrauterine asphyxia after maternal cardiac arrest—A case report with literature review. *J Perinatol*. 2001；21：405-9.

87. Rittenberger JC，Kelly E，Jang D，Greer K，Heffner A. Successful outcome utilizing hypothermia after cardiac arrest in pregnancy：A case report. *Crit Care Med*. 2008；36（4）：1354-6.

88. Wible EF，Kass JS，Lopez GA. A report of fetal demise during therapeutic hypothermia after cardiac arrest. *Neurocrit Care*. 2010；13（2）：239-42.

89. Chauhan A et al. The use of therapeutic hypothermia after cardiac arrest in a pregnant patient. *Ann Emerg Med*. 2012；60：786-9.

90. Oguayo KN，Oyetayo OO，Stewart D，Costa SM，Jones RO. Successful use of therapeutic hypothermia in a pregnant patient. *Tex Hear Inst J*. 2015；42（4）：367-71.

91. De Santis V，Negri M. Successful use of targeted temperature management in pregnancy after out-of-hospital cardiac arrest. *Am J Emergency Med*. 2016；34：122. e3-e4.

92. Oami T, Oshima T, Oku R, Nakanishi K. Successful treatment of pulmonary embolism-induced cardiac arrest by thrombolysis and targeted temperature management during pregnancy. *Acute Med Surg*. 2018; 25 (5): 292-5.

93. Nelissen ECM, de Zwaan C, Marcus MAE, Nijhuis JG. Maternal cardiac arrest in early pregnancy. *Int J Obstet Anesth*. 2009; 18: 60-3.

94. Schuler PK et al. Pregnancy outcome and management of women with an implantable cardioverter defibrillator: A single centre experience. *Europace*. 2012; 14: 1740-5.

95. Miyoshi T et al. Safety and efficacy of implantable cardio-verter-defibrillator during pregnancy and after delivery. *Circulation J*. 2013; 77: 1166-70.

96. Salman MM, Kemp HI, Cauldwell MR, Dob DP, Sutton R. Anesthetic management of pregnant patients with cardiac implantable electronic devices: Case reports and review. *Int J Obstet Anesthesia*. 2018; 33: 57-66.

97. Doyle NM, Monga M, Mongtomery B, Dougherty AH. Arrhythmogenic right ventricular cardiomyopathy with implantable cardioverter defibrillator placement in pregnancy. *J Matern Fet Neonat Med*. 2005; 18: 141-4.

98. American College of Obstetricians and Gynecologists (ACOG) Committee on Obstetric Practice. No. 723. *Guidelines for Diagnostic Imaging during Pregnancy and Lactation*. ACOG; Washington, DC; October 2017.

99. Haydon G, van der Riet P, Maguire J. Survivors' quality of life after cardiopulmonary resuscitation: An integrative review of the literature. *Scand J Caring Sci*. 2017; 31: 6-26.

100. Chan PS et al. for the Get with the Guidelines-Resuscitation Registry Investigators. A validated prediction tool for initial survivors of in-hospital cardiac arrest. *Arch Intern Med*. 2012; 172 (12): 947-53.

101. Lipman SS et al. Deficits in the provision of cardiopulmonary resuscitation during simulated obstetric crises. *Obstet Gynecol*. 2010; 203: 179. e1-5.

102. Nair M, Nelson-Piercy C, Knight M. Indirect maternal deaths: UK and global perspectives. *Obstet Medicine*. 2017; 10 (1): 10-5.

103. Building U. S. Capacity to Review and Prevent Maternal Deaths. *Report from nine maternal mortality review committees*, 2018. http: //reviewtoaction. org/Report_from_Nine_MMRCs. Accessed 1/1/19.

104. Andersen LW et al. for the American Heart Association's Get With The Guidelines Resuscitation Investigators. Resuscitation. 2016; 98: 112-7.

105. Mhyre JM et al. The maternal early warning criteria: A proposal from the National Partnership for Maternal Safety. *Obstet Gynecol*. 2014; 124: 782-6.

106. Lyons PG, Edelson DP, Churpek MM. Rapid response systems. *Resuscitation*. 2018; 128: 191-7.

107. Gosman GG et al. Introduction of an obstetric-specific medical emergency team for obstetric crises: Implementation and experience. *Am J Obstet Gynecol*. 20 08; 198: 367. e1-e7.

108. Richardson MG, Domaradzki KA, McWeeney DT. Implementing an obstetric emergency team response system: Overcoming barriers and sustaining response dose. *Joint Comm J Quality Pat Safety*. 2015; 41: 514-21.

109. Talbot L, Maclennan K. Physiology of pregnancy. *Anaesthesia Intens Care Med*. 2016; 17: 341-5.

110. Ewy GA. The mechanism of blood flow during chest compressions for cardiac arrest is probably influ-

enced by the patient's chest configuration. *Acute Med Surg*. 2018；5：236-40.

111. Farinelli CK，Hameed AB. Cardiopulmonary resuscitation in pregnancy. *Cardiol Clin*. 2012；30：453-61.

112. Marx GF，Murthy PK，Orkin LR. Static compliance before and after vaginal delivery. *Br J Anaesth*. 1970；42：1100-4.

113. Kikuchi J，Deering S. Cardiac arrest in pregnancy. *Semin Perinatol*. 2018；42：33-8